MÉMOIRES DE L'ACADÉ

DES

SCIENCES, BELLES-LETTRES ET ARTS DE CLER.

Deuxième Série

FASCICULE QUINZIÈME

LES

HOPITAUX

DE RIOM

PAR

LE Dʳ EDMOND GRASSET

CLERMONT-FERRAND

LOUIS BELLET, IMPRIMEUR-ÉDITEUR

Avenue Carnot, 4

1900

MÉMOIRES DE L'ACADÉMIE

DES

SCIENCES, BELLES-LETTRES ET ARTS

DE

CLERMONT-FERRAND

DEUXIÈME SÉRIE

Fascicule quinzième

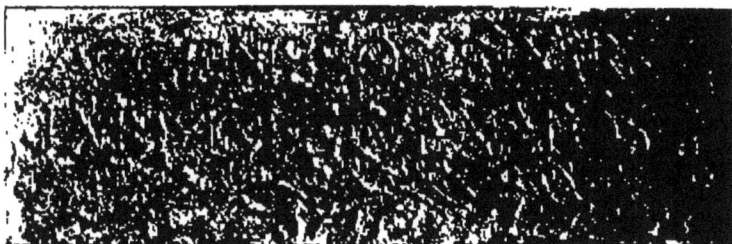

Pl. I. - Inscription relevée sur une pierre provenant de l'ancienne Léproserie de Riom.

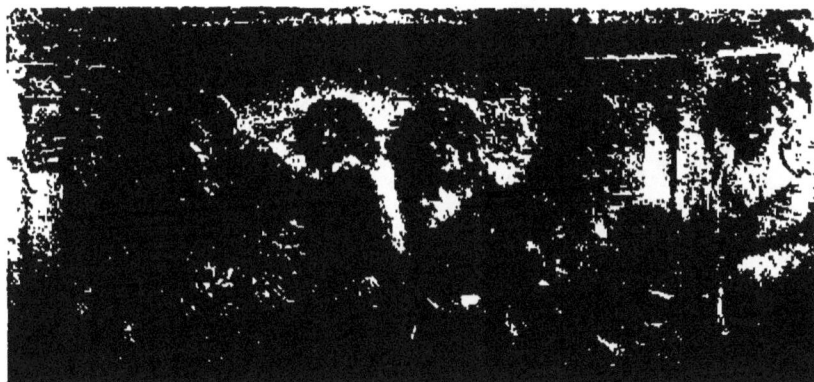

Pl. II. - Bas-relief provenant de l'ancienne Léproserie de Riom.

LES

HOPITAUX

DE RIOM

PAR

LE Dᴿ EDMOND GRASSET

⟆⟅⟆⟅⟆

CLERMONT-FERRAND

LOUIS BELLET, IMPRIMEUR-ÉDITEUR

Avenue Carnot, 4

1900

AVANT-PROPOS

Il est au musée de Riom un tableau qui attire l'attention des visiteurs, c'est le *Défilé des gueux,* d'un de nos artistes les plus vrais, les plus sincères, notre compatriote Alphonse Cornet. Au fond, une longue muraille triste, vestige d'anciens remparts, percée d'une seule ouverture que l'on croirait une bouche d'égoût ; dans cette ouverture est assise une pauvre femme décharnée, tenant entre ses bras un enfant chétif auquel elle tend une mamelle vide de lait. C'est la faim, c'est la douleur, c'est la misère elle-même que l'artiste a représentée ; au-dessus du réduit où elle trône on lit ces mots : *Ave, regina, miseri te salutant* ; et tout le long du grand mur défile la théorie des miséreux ; on y voit le vieillard aux ulcères mal protégés et l'enfant malingre, avide de pain ; on y voit le chanteur en habit râpé et la fille galante, le cul-de-jatte et l'athlète forain, le tondeur de chiens et le montreur d'ours, et bien d'autres encore dont les traits sont connus des juges correctionnels. N'étaient la forme de certaines coiffures ou la coupe encore reconnaissable de certains vêtements, ces malheureux ne sont d'aucune époque déterminée, ils sont de tout temps. En eux on revoit le gladiateur du cirque romain, le diseur de ballades du moyen âge, la ribaude et le lépreux, tous ceux qui ont faim, tous ceux qui souffrent. Et à l'esprit reviennent les vers du poète :

> *Pallentesque habitant morbi, tristisque senectus,*
> *Et metus, et malesuada fames, et turpis egestas.*

Ce que Virgile a exprimé en vers impérissables, ce que notre compatriote Cornet a peint pour le musée de Riom, c'est la misère. Et la misère est de toutes les civilisations, de tous les âges. L'homme qui doit gagner son pain à la sueur de son front trouve sur cette terre des ennemis de toutes sortes qu'il doit combattre. Parmi ces adversaires il en est un plus redoutable que tous, c'est la douleur; la maladie et la vieillesse sont des douleurs; la faim est aussi une douleur, surtout la faim chronique qui, aux époques de disette, aigrit les esprits et crée les révolutions.

Aucun système politique ou religieux n'a pu promettre la disparition de la douleur, et par suite l'extinction du paupérisme semble irréalisable. Mais si la solution radicale de ce problème semble une utopie, du moins voit-on la charité venir en aide à celui qui souffre, donnant du pain à l'affamé, des soins au malade, un asile à l'infirme ou au vieillard.

Les pouvoirs publics n'ont pas laissé toute liberté à la charité privée qui manque généralement d'organisation; pendant de longs siècles « la mendicité était tellement entrée dans nos mœurs qu'elle fonctionnait régulièrement comme une sorte d'institution consentie » (1). Nombreuses furent les ordonnances royales contre les vagabonds et les gens sans aveu, persévérants furent les efforts des communes et des hôpitaux pour imposer du travail aux paresseux habitués à mendier. « Pauvreté n'est pas vice, dit avec raison notre vieux proverbe; mais entre l'indigence qui est un malheur pour celui qu'elle atteint, et la mendicité qui est un délit pour celui qui l'exerce, il y a une différence essentielle dont on ne tient pas assez souvent compte » (2).

Les bons résultats que l'*Assistance par le travail* donne depuis quelques années confirment pleinement cette conviction de bien des personnes charitables, que la misère vraiment intéressante est moins celle qui sollicite des secours que celle qui demande du travail (3). Nous verrons ce mode de charité employé à Riom dès le xviii° siècle; aujourd'hui il semble le seul remède efficace contre l'invasion non seule-

(1) Max. du Camp, *Paris*, IV, p. 6.
(2) Max. du Camp, *Paris*, IV, p. 3.
(3) Comte d'Haussonville, *Socialisme et Charité*, p. 469.

ment des villes mais aussi des campagnes par les vagabonds
que la prison n'effraye point.

Nous n'avons point la prétention de faire l'histoire de la
charité à Riom ; les documents que nous avons pu consulter
ne nous permettent pas d'entreprendre un aussi vaste travail ;
mais, en nous bornant aux hôpitaux, nous avons pu comprendre combien d'efforts soutenus pendant des siècles, combien
de généreuses actions ont donné à notre ville une réputation
bien connue de charité.

Dès le xiie siècle on trouve à Riom la Léproserie de Saint-
Lazare et l'Hôtel-Dieu.

La Léproserie ou Infirmerie de Saint-Lazare reçut des
lépreux jusqu'au xviie siècle, époque où elle fut supprimée, la
lèpre ayant disparu.

L'Hôtel-Dieu, qui fut le véritable hôpital de Riom, comprenant une salle d'hommes et une salle de femmes malades,
subsista jusqu'en 1831. Les services supprimés furent établis
dans de meilleures conditions dans les vastes bâtiments de
l'Hôpital-Général.

L'Hôpital-Général fut fondé en 1658 et destiné à recevoir
tous les pauvres de la ville, de manière à supprimer la mendicité. Le but était de faire du mendiant un salarié en lui
appliquant la maxime du droit romain : *Do ut facias*. Dans
l'hôpital même fut installée une manufacture de siamoises et
autres étoffes qui fabriqua jusqu'à la Révolution. A ce service
important, les administrateurs adjoignirent un Refuge pour
les filles de mauvaise vie (1673-1690) ; ce refuge de l'Hôpital-
Général fut remplacé par une maison spéciale dite Hôpital du
Refuge (1687-1790) qui disparut à la Révolution. Enfin à
l'Hôpital-Général on organisa un service des enfants assistés,
un service des aliénés et un dépôt de mendicité.

Les pauvres atteints d'affections incurables, relégués dans
les tours de la ville ou dans une maison du faubourg de
Layat (1), furent réunis en 1736 dans un hôpital spécial,

(1) Cet hôpital du faubourg de Layat est mentionné par Chabrol (*Cou-*

l'Hospice de Saint-Jéan-des-Abandonnés. Il n'est pas sans
intérêt de rappeler que des hôpitaux provisoires, ou plutôt des
baraques d'isolement, furent établis en 1585 à Planchepaleuil
et en 1631 au Maréchat, pendant les épidémies de peste qui
ravagèrent la ville (1). Enfin les pauvres non hospitalisés
reçurent de tout temps les secours des *Dames de la Miséricorde*,
directrices de la *Maison de l'aumosne*.

A l'aurore de la Révolution, Riom comptait donc quatre
hôpitaux : l'Hôtel-Dieu, l'Hôpital-Général, le Refuge et Saint-
Jean-des-Abandonnés. Le Refuge fut supprimé en 1790.
Enfin au xixᵉ siècle l'Hôpital-Général devint le seul hôpital
de la ville ; les services de l'Hôtel-Dieu y furent transportés
en 1831, ceux des Incurables en 1843 ; actuellement (1898) il
reçoit les malades (hommes et femmes), les infirmes (hommes
et femmes) et les malades militaires. Les aliénés et les femmes sur le point d'accoucher ne sont pas reçus et sont dirigés
sur l'Asile ou sur la Maternité de Clermont. L'Hôpital comprend en outre deux orphelinats, un de filles, un de garçons.
Le budget total de l'Hôpital s'élève à environ 100.000 francs.

Quant aux malades non hospitalisés, ils relèvent de l'assistance médicale gratuite. Cette institution, qui jusqu'en
1895 ne coûtait que 800 francs à la ville, a entraîné en 1897
une dépense de 6.000 francs.

Les indigents proprement dits, non malades, sont secourus par le Bureau de bienfaisance, installé dans l'ancien hospice de Saint-Jean-des-Abandonnés. Le budget du bureau
est d'environ 25.000 francs, dépensés en soupes, bons d'aliments, vêtements, etc. Un orphelinat de filles est annexé au
bureau de bienfaisance.

C'est donc une somme de plus de 130.000 francs qui se
dépense annuellement dans Riom pour soutenir la lutte con-

---

tumes) qui déclare ignorer à quelle époque il fut fondé et quand il disparut.
Il en est fait mention dans les registres de la ville, en 1588 ; on y envoya
trois jeunes estropiés étrangers.

(1) Gomot, *La Peste noire.* — Bouchereau et Grasset, *Topographie
médicale de Riom*, p. 113.

tre la faim et la maladie. Encore à cette somme viennent s'ajouter les contributions souvent considérables de personnes charitables soit isolées, soit groupées en Société de Saint-Vincent-de-Paul. Aussi le renom de charité de notre ville est-il incontesté. En entreprenant nos recherches sur l'histoire de nos hôpitaux, nous avons pu voir combien, pendant des siècles, a été tenace la volonté des hommes de bien qui ont dépensé sans compter leur fortune, leur temps, leur intelligence à créer des hôpitaux, à les entretenir, à soulager les diverses souffrances, à donner du travail aux miséreux, à supprimer la paresse et la mendicité. A tous, aux donateurs qui ont créé, aux administrateurs qui ont sagement géré le bien des pauvres, et aussi au personnel médical pour son dévouement sans bornes, à tous nous adressons humblement un souvenir reconnaissant, un hommage respectueux. Les noms de ces hommes au cœur généreux ne nous sont pas tous parvenus ; nous publierons cependant ceux que nous avons pu recueillir dans les archives de l'Hôpital.

Ce travail sera divisé en deux parties : La première consacrée à l'Hôpital-Général, le seul hôpital actuel de Riom ; la seconde réservée aux anciens hôpitaux : Léproserie de Saint-Lazare, Hôtel-Dieu, Refuge et Hôpital de Saint-Jean-des-Abandonnés.

Le source principale des documents recueillis est le dépôt des archives hospitalières. Les registres des délibérations de l'Hôpital-Général sont au complet, depuis l'origine ; ces registres sont au nombre de 17.

Le	1er	s'étend du	26 août 1657	au	15 avril 1658 ;
le	2e	—	d'avril 1658	à	septembre 1660 ;
le	3e	—	octobre 1660	—	novembre 1666 ;
le	4e	—	décembre 1666	—	avril 1672 ;
le	5e	—	mai 1672	—	octobre 1676 ;
le	6e	—	novembre 1676	—	décembre 1683 ;
le	7e	—	janvier 1684	—	décembre 1689 ;
le	8e	—	janvier 1690	—	décembre 1695 ;
le	9e	—	janvier 1696	—	septembre 1707 ;

le 10ᵉ s'étend de   septembre 1707 à   décembre 1753 ;
le 11ᵉ   —   juin 1754   — 19 vendém. an V ;
le 12ᵉ   —   10 pluviôse au V   —   novembre 1822 ;
le 13ᵉ   —   novembre 1822 —   février 1826 ;
             et de juin 1835   —   juillet 1844 ;
le 14ᵉ   —   février 1826   —   juin 1835 ;
le 15ᵉ   —   juillet 1844   —   décembre 1862 ;
le 16ᵉ   —   février 1863   —   décembre 1875 ;
le 17ᵉ   —   janvier 1876   à   nos jours.

Dans les archives nous avons aussi trouvé 1° un « inventaire des papiers, titres et documents appartenant à l'Hôpital-Général de la Charité de cette ville de Riom »; cet inventaire, commencé en 1693, a été remis à jour en 1720 ; 2° un registre consacré spécialement aux délibérations concernant les enfants trouvés et s'étendant de 1786 à l'an V ; 3° un grand nombre d'actes de donation originaux, postérieurs à la Révolution, les actes antérieurs ayant été détruits en 1793 ; 4° de nombreux registres d'entrées et registres de dépenses. Enfin dans ces mêmes archives se trouve le premier registre (peut-être le seul) qui ait été tenu des entrées et délibérations de l'Hôtel-Dieu ; nous y avons recueilli des documents précieux sur cet établissement entre l'année 1748 et l'an IV. Ces divers registres sont tous en fort bon état, bien tenus et d'une lecture facile.

Les archives hospitalières constituent le fonds principal de notre étude; les autres sources auxquelles nous avons puisé sont les archives départementales et les archives communales de Riom ; nous remercions bien cordialement M. Rouchon, archiviste départemental, M. Combaud, aide-archiviste, et M. François Boyer, auteur de l'inventaire des archives de Riom, du précieux concours qu'ils nous ont donné et des encouragements qu'ils nous ont prodigués. Nous adressons aussi à M. de Vissac l'expression de notre reconnaissance pour la bienveillance avec laquelle il nous a largement ouvert les portes de sa riche bibliothèque où nous avons trouvé des documents originaux que nous signalerons.

Limitée aux pièces des archives hospitalières et à quelques autres documents qui s'y rattachent, cette étude n'a d'autre prétention que de faire connaître les origines, le développement et le fonctionnement des hôpitaux de Riom. Comment avons-nous été appelé à faire ces recherches ? Nous le dirons simplement en rappelant un souvenir personnel qu'on nous pardonnera d'évoquer.

En 1887, il nous est arrivé d'être atteint au régiment d'une diphtérie grave et de passer quelques jours *comme malade* à l'Hôpital. Quelques années plus tard, en 1892, nous avons été nommé médecin-adjoint de ce même hôpital. On s'étonnera peu de l'affection que nous portons à cet établissement que nous avons appris à connaître comme malade, que nous connaissons chaque jour davantage comme médecin. Aujourd'hui nous publions ce que nous avons trouvé dans les archives hospitalières ; ce n'est ni une œuvre littéraire, ni un mémoire d'érudition, mais simplement l'exposé de ce qu'ont vu les yeux d'un médecin, de ce qu'a senti le cœur d'un Riomois.

LES

HOPITAUX DE RIOM

PREMIÈRE PARTIE

—

HOPITAL GÉNÉRAL DE LA CHARITÉ

I

Misère générale pendant la première moitié du xviie siècle. — La peste. — Insuffisance de secours. — L'Hostel-Dieu. — Les Dames de l'aumosne. — Disette de 1653. — Etablissement de l'Hôpital-Général de la Charité. — Lettres patentes du Roy, janvier 1658.

Deux fléaux, la peste et la guerre, causent d'affreux ravages sur toute la France, pendant la première moitié du xviie siècle.

La royauté cherche à remédier aux désastres ; mais les caisses sont vides et les agents du fisc ont recours aux dernières violences pour percevoir les impôts.

« Partout le désespoir éclate en révolte. Ici les va-nu-pieds, là les croquants. On fait des rébellions de toute part, dit un intendant d'Auvergne, et je suis sans autorité pour y remédier. — A Yssoire, on a jeté les commis dans une de ces chaudières pleines de chaux vive où les corroyeurs mettent leurs peaux de bœufs en poils pour les peler, et dont ces pauvres commis sont sortis à demi-bouillis. Clermont, Brioude,

Aurillac sont en état de révolte.... Et pour comble de malheurs, pendant que l'Etat exige si violemment le paiement des impôts, lui ne paye pas ses dettes.... Et ce qui ajoutait à la détresse c'est qu'il n'y avait plus de riches » (1).

Un homme surgit du peuple, et au milieu de ce chaos réussit à pourvoir aux besoins des provinces les plus éprouvées, la Lorraine, la Picardie et la Champagne. Vincent de Paul, que le lieutenant général de Saint-Quentin proclama le Père de la Patrie, sut grouper les bonnes volontés et canaliser ce qui restait de richesses. A son appel les comités se multiplient, et dans l'espace de quelques années on voit s'élever les églises et les hôpitaux : Saint-Sulpice (1646), Port-Royal (1648), Saint-Roch (1653), l'Oratoire (1655), Notre-Dame des Victoires (1656), enfin l'hospice de la Salpétrière (1657).

Vincent de Paul eut le génie de l'organisation de la charité. Son principe était le suivant : « Le recensement des pauvres fait et chacun d'eux recevant des secours en proportion de leurs misères, *défense est faite aux pauvres de mendier et aux habitants de leur rien donner* ». Centraliser les aumônes, créer des hôpitaux avec l'argent recueilli, y enfermer tous les pauvres, tel est le programme qu'il traça et que tous les gouvernements ont tâché de suivre ; il voulait, *en disciplinant la charité, supprimer la mendicité.*

Les ordonnances de Louis XIV (1656, 1700), de Louis XV (1720, 1724, 1750), de Louis XVI (1767, etc.), sont toutes inspirées par saint Vincent. Nous verrons plus loin qu'elles étaient bonnes en elles-mêmes, et que c'est pour ne les avoir pas exécutées rigoureusement que la mendicité n'a pu être supprimée.

Un grand souffle de charité parcourut la France. Non seulement Paris, mais Avignon, Rouen, Angers, Nantes, Orléans, Caen, créent des hôpitaux (1655). L'Auvergne ne fut pas étrangère à ce mouvement.

Comme toutes les villes de la province, Riom fut à plusieurs

(1) Mgr Bougaud, *Histoire de saint Vincent de Paul*, II, p. 12.

reprises ravagée par la peste ; les épidémies les plus meur-
trières sévirent en 1585 et en 1631, entraînant chaque fois la
mort d'environ le quart des habitants et laissant la cité dans
la plus grande détresse. La Sénéchaussée avait été transférée,
tout commerce était supprimé, le nombre des pauvres s'ac-
crut et la charité privée répandit à profusion les aumônes
sans parvenir à relever la richesse publique. Nous ne décri-
rons pas ici les remarquables mesures d'hygiène prises par
les médecins d'alors contre le terrible fléau ; l'isolement dans
des baraquements, la désinfection des locaux et des linges
furent pratiqués avec une sévérité qu'on ne connaît pas de
nos jours. C'est en conformité avec ces préceptes de l'hygiène
que les consuls, cherchant à doter la ville d'eau potable en
abondance, examinèrent les eaux de Saint-Genès et entrè-
rent en pourparlers avec le seigneur du lieu. Le captage et
l'adduction furent traités en 1645.

Mais la peste n'était pas le seul fléau redoutable. Par suite
des guerres qui marquèrent le début du règne de Louis XIV,
les troupes sillonnaient la France en tous sens. Riom reçoit
pendant quelque temps le régiment de cavalerie du cardinal
Mazarin (1649), puis le régiment de cavalerie du duc d'Orléans (1651). Les soldats, prétextant qu'ils ne sont pas payés
eux-mêmes, ne payent pas leurs hôteliers ; chacun en ville
cherche à invoquer un motif pour échapper au logement des
gens de guerre dont l'inconduite et l'immoralité réclament
souvent châtiment. L'hiver de 1652 à 1653 est remarquable
par sa rigueur, et au printemps les vivres ne cessent d'augmenter de prix. Les carrefours et les églises regorgent de
pauvres mendiants.

Qu'est l'assistance publique à cette époque ? Elle est ré-
duite à l'Hôtel-Dieu qui ne peut recevoir que des malades, et
à l'Œuvre de l'Aumône. L'infirmerie ou maladrerie de Saint-
Lazare, qui d'ailleurs était réservée aux lépreux, était depuis
1629 entre les mains des PP. de l'Oratoire qui en touchaient
les revenus.

Cette Œuvre de l'Aumône que l'on retrouve dans les archi-

ves de la ville jusqu'en 1266, avait une organisation analogue
à celle des sociétés de Saint-Vincent-de-Paul qui existent de
nos jours. Elle recevait des dons soit en argent soit en nature
(blé, etc.), que ses membres, les Dames de la Miséricorde,
distribuaient à certains jours de fête, tels que la Toussaint,
la Sainte-Croix, etc.; elle dirigeait l'*Œuvre de la tunique des
pauvres* qui consistait en distribution de vêtements et hardes
faite chaque année à Noël.

Les Dames de la Miséricorde firent preuve en 1653 du plus
grand zèle à soulager les infortunes que la disette créait partout ; elles secondèrent les consuls dans leurs efforts pour
secourir les pauvres. L'expulsion des pauvres étrangers est
d'abord ordonnée et on ne leur fait plus l'aumône qu'aux portes de la ville. Dans chaque quartier de la cité on fait des quêtes à domicile ; des distributions régulières de vivres ont lieu
de mars à juillet. Les pauvres valides sont employés à la
réparation des routes.

La dépense totale fut de 10.881^l 17^s. La quête générale
avait produit 9.967^l 15^s 9^d. Certains habitants que l'on jugeait
n'avoir pas suffisamment donné aux quêtes, furent contraints
de loger quelques pauvres.

En somme, grâce aux Dames de l'Aumône et à l'énergie des
consuls qui eurent recours à des mesures de rigueur, les pauvres purent être secourus, mais le besoin d'un hôpital devenait évident à tous.

*
* *

Le 13 août 1657 le Conseil de la ville reçoit la proposition
faite par les consuls pour l'établissement d'un hôpital général, et décide qu'elle sera faite à l'assemblée générale pour y
être délibérée.

« Le 26 août est tenue ladite assemblée générale des habitans
de Riom, convoquée à son de trompe et cry public dès le
jour d'hyer et encore ce matin par les carrefours de la ville
et tenue dans la maison de ville. Les consuls, par la voix du
sieur de la Clède, premier consul, exposent « que plusieurs

» personnes de mérite et de considération les étant venues
» trouver et leur ayant fait ouverture et proposé que pour
» l'honneur de Dieu et sa plus grand gloire, et à l'exemple
» de plusieurs bonnes villes du Royaume et par exprès d'au-
» cunes villes de cette province, il serait nécessaire d'établir
» en cette ville un hôpital général afin de pourvoir à la
» nourriture et subsistance des pauvres et par ce moyen ôter
» la mendicité et l'oisiveté et d'empêcher tous les désordres
» qui viennent de ces deux souvent, établir des manufactu-
» res, porter les pauvres à la crainte de Dieu et à une vie plus
» réglée, faire de bons artysans, de bons citoyens et de bons
» crestiens et donner une ample moisson à toutes les per-
» sonnes de piété pour exercer les œuvres de myséricorde
» dans les lieux charitables et travailler à leur salut et propre
» satisfaction en procurant le salut des autres..... a été
» délibéré, conclu et arrêté unanimement sans nul autre
» advis contraire que la ville donne son consentement et
» agrément à l'établissement d'un *Hospital Général charitable*
» en icelle ville et que pour chercher les moyens d'y parvenir
» et l'établir il sera nommé deux notables personnes de cha-
» que corps de la ville.... » Ont été nommés MM. Blich,
lieutenant-général; Arnoux, conseiller; Bernard, président;
Legay, lieutenant-criminel; Marie, advocat; Astier, advocat;
Chaduc, bourgoys; Rollet, bourgoys; Tixier, notaire royal;
Muset-Rochefort, procureur; Rose, marchand, et Bourlin,
marchand-apotiquaire. »

La commission se met à l'œuvre; le 5 septembre elle se
réunit avec les consuls et décide unanimement « que ce bel
œuvre doit être commencé par des prières à Dieu et à invoquer le Saint-Esprit »; elle fera dire le dimanche suivant
« une grand messe solennelle à Saint-Amable, annoncée par
une des deux grosses cloches » et prie le Chapitre de Saint-
Amable de nommer deux de leur corps pour assister et opiner
aux assemblées pour l'établissement de l'hôpital.

Le 12 septembre, M. Courtin, doyen de Saint-Amable, et
M. Dufloquet, chanoine et bayle, nommés par le Chapitre, se

joignent à la commission. On décide de demander le consentement de l'Evêque, d'obtenir des lettres patentes du Roy et de choisir le lieu pour édifier les bâtiments.

Le 16 septembre, les membres chargés de chercher un emplacement favorable « n'ont point jugé ni trouvé de lieu
» plus propre et plus commode que au faux bourg de la porte
» appelée de l'Hospital, au logis des trois pigeons qui a avec
» ses dépendances yssue vers le communal du ruisseau de la
» Prade ». Ce choix est ratifié et des pourparlers sont engagés avec les sœurs de Sainte-Claire de Clermont, propriétaires du logis des trois pigeons. Elles cèdent leur propriété moyennant 3.600ᵗ et 50ᵉ de dédommagement aux locataires. La fin de l'année 1657 se passe à dresser le projet de lettres patentes à soumettre au Roy ; après plusieurs modifications, elles sont envoyées à Paris et Louis XIV les signe en janvier 1658.

Ces lettres sur parchemin, scellées de deux grands sceaux de cire verte sur lacqs de soye, signées *Louis*, et plus bas *par le Roy, de l'Oménie,* et à costé *visa Séguier*, furent enregistrées au Grand Conseil, en la Cour de Parlement et au greffe de la Sénéchaussée d'Auvergne et Siège Présidial. Ces formalités de vérification et enregistrement coûtèrent 300ᵗ, bien que l'on eût fait agir pour les obtenir aux meilleures conditions possibles ; les 300ᵗ furent envoyées à M. de la Clède, alors à Paris, qui put remettre les originaux aux administrateurs, le 26 mai.

Voici la teneur de ces lettres :

LETTRES PATENTES DU ROY
POUR L'ÉTABLISSEMENT DE L'HOSPITAL GÉNÉRAL DE LA CHARITÉ DE RIOM

« *Louis par la grâce de Dieu, Roy de France et de Navarre ;*
» A tous présens et avenir, *Salut ;* La divine Providence ayant
» fait voir qu'il ne luy est rien impossible, et que par une Po-
» lice réglée sur les maximes de l'Evangile, l'on pouvoit
» remédier à la vie scandaleuse et au libertinage de la plus-
» part des Pauvres mandians, et les tirer des désordres que
» leur causent l'oysiveté et la faineantise, et empêcher que

» désormais ils ne courent vagabons par les Provinces, et
» dans les ruës des villes, et ne rendent plus d'importunité
» dans les églises, en les renfermans en des lieux où ils soient
» non seulement logés, nourris, mais encore instruis dans
» les mystères de la religion, et y apprendre un mestier pour
» gagner leur vie : et comme le renfermement des pauvres a
» esté fait avec grand succès dans notre bonne ville de Paris :
» A cet exemple les habitans de nôtre ville de Riom en Au-
» vergne, portés par un mouvement de piété envers les pau-
» vres, qui sont en grand nombre dans ladite Province,
» esperent que par la charité et les biens-faits de ceux qui
» ont du zèle pour la gloire de Dieu, il y aura fond suffisant
» pour l'établissement et subsistance d'un Hôpital Général,
» en y unissant et joignant l'aumône qui se fait, ou doit
» estre faite aux pauvres par l'aumônier de l'abbaye de Mau-
» zat, Ordre de S. Benoist, dépendant par aggrégation de
» l'ordre de Cluny, proche et joignant le faux-bourg de ville
» de Riom, qui attire la pluspart des mandians audit lieu de
» Mauzat : Et voulant aussi de nôtre part contribuer à une
» si pieuse et devote entreprise,

    » *A ces causes,* de l'avis de nôtre conseil, qui a veu les
» actes d'assemblée de ville, des 26 aoust et 12 septembre
» derniers : Ensemble le consentement des grands vicaires
» du sieur Evesque de Clermont, du 14 dudit mois de sep-
» tembre, et nôtre certaine science, pleine-puissance et au-
» thorité royale, Nous avons par ces présentes signées de
» nôtre main, dit, statué, ordonné, disons, statuons, ordon-
» nons, voulons et nous plaît, que tous les pauvres mandians
» de la ville et faux-bourgs de Riom, et du village de Mauzat
» soient enfermés en un lieu de ladite ville, tel qu'il sera
» choisi par ceux ausquels la direction dudit hôpital est com-
» mise, auquel lieu les pauvres seront employés aux manu-
» factures, et autres ouvrages de travail, selon l'ordre et
» manière qu'il sera jugé à propos.

    » Voulons que ladite maison soit nommée à l'avenir l'*Hos-*
» *pital Général de la Charité de Riom,* que l'inscription en soit

» mise avec l'écusson de nos armes sur le portail de ladite
» maison, duquel nous voulons estre le protecteur et conser-
» vateur, sans qu'il dépende en façon quelconque de nôtre
» grand Aumônier, ni d'aucuns de nos officiers ; mais qu'il
» soit totalement exempt de supériorité, visite, et jurisdiction
» des officiers de la générale réformation, et autres de la
» grande Aumônerie, et de tous autres, ausquels nous en
» interdisons toute connoissance et jurisdiction en quelque
» façon et manière que ce soit.

» Approuvons la nomination qui a esté faite par les habi-
» tans de ladite ville pour l'établissement dudit Hôpital Gé-
» néral.

» Voulons qu'à l'avenir les administrateurs ne soient point
» perpétuels et qu'ils soient seulement pour deux ans : Et
» seront iceux nommés par le corps commun de ladite ville,
» à la manière et au jour accoûtumé, que les intendans de
» l'ancien hôpital sont éleus, ou autrement, ainsi et en tel
» nombre qu'il sera avisé par ledit Corps de ville ; Et pour le
» gouvernement spirituel dudit hôpital, il y sera pourveu par
» ledit sieur Evesque de Clermont.

» Faisons deffences à toutes personnes de quelle qualité et
» condition qu'elles soient, valides ou non valides, habitant la
» ville et faux-bourgs de Riom, et village de Mauzat d'aller
» par les églises ou par les ruës, publiquement ou en secret, à
» peine de prison pour la première fois et pour la seconde ·
» d'estre rasés et bannis.

» Que si aucuns pauvres vont mandier dans les maisons,
» enjoignons aux propriétaires et locataires, leurs domesti-
» ques ou autres, de les retenir jusqu'à ce que lesdits admi-
» nistrateurs en soient avertis, pour les faire constituer
» prisonniers par leurs officiers.

» Faisons paraillement inhibitions et deffences à toutes
» personnes de quelque qualité qu'elles puissent estre, de
» faire aucune questes dans les églises ou dans les maisons
» pour lesdits pauvres, ou pour autres, sous quelque prétexte
» que ce soit, sinon par permission des administrateurs dudit

» Hôpital Général, dans lesquelles deffences n'entendons com-
» prendre les questes ordinaires pour l'Hôtel-Dieu et les pri-
» sonniers, ni les questes des Religieux mandians. Nous
» donnons et attribuons ausdits administrateurs et à leurs
» successeurs, tout le pouvoir et authorité de direction, cor-
» rection et châtiment sur lesdits pauvres enfermés : Et pour
» cet effet, leur permettons avoir en ladite maison de l'Hô-
» pital, poteaux, carcans et prisons ; A la charge néantmoins
» que si lesdits pauvres commettent quelques crimes, qui
» méritent peine afflictive, de les mettre és mains du Lieu-
» tenant Criminel du Siège Présidial dudit Riom, pour à la
» requeste du substitut de nôtre Procureur général leur estre
» le procès fait et parfait jusques au foüet et bannissement
» en dernier ressort ; Et en cas de plus grande peine, voulons
» qu'il soit deferé à l'appel.

» Et quant aux pauvres qui seront trouvés mandier par les
» ruës, églises de ladite ville, faux-bourgs, et village de Mauzat :
» pourront lesdits administrateurs les faire constituer prison-
» niers és prisons dudit Hopital, ou és Tours de ladite ville à
» ce destinées, et les retenir pour tel temps qu'ils aviseront.

» Deffendons à toutes personnes de quelque qualité et
» condition qu'elles puissent estre, de dôner l'aumône aux
» pauvres mandians dans les ruës, églises, ou ailleurs, no-
» nobstant tous motifs de compassion, nécessité présente, ou
» autre prétexte que ce soit, à peine de trois livres d'amende
» applicable au profit dudit Hôpital Général, au paiement
» de laquelle ils seront contraints par toutes voyes deuës
» et raisonnables. Deffendons aussy aux propriétaires, loca-
» taires et à tous autres, de loger, retirer, ny retenir chés
» eux après la notification faite des présentes, les pauvres
» mandians et tous vagabons, à peine de cent livres d'amen-
» des pour la première fois, et trois cens livres pour la se-
» conde, et de plus grande en cas de récidive, le tout appli-
» cable audit Hôpital, pour raison de quoy ils seront convenus
» et poursuivis devant le Lieutenant Général de ladite ville
» de Riom, auquel nous en attribuons la connoissance :

» Et pour empêcher lesdits pauvres de mandier, permet-
» tons auxdits administrateurs d'élire tel nombre d'archers
» qu'ils jugeront nécessaire, ausquels archers donnons pou-
» voir de signifier et publier par le ville et faux-bourgs,
» commandemens et ordonnances du bureau dudit Hôpital,
» donner assignations, et faire exploits de commandement
» de payer les deniers et choses qui seront leguées et aumô-
» nées, recevoir les pauvres passans qui se présenteront aux
» portes de ladite ville et faux-bourgs, les conduire et faire
» donner passade.

» Permettons ausdits administrateurs de mettre ausdites
» portes un ou deux archers, qui seront maintenus par les
» bourgeois et habitans de ladite ville et faux-bourgs d'icelle
» le plus proches des portes, pour en cas de violence de
» la part des pauvres passants, leur estre donné ayde et
» assistance, à peine de trente sols d'aumône contre les
» refusans, qui sera applicable audit Hôpital Général.

» Deffendons à toutes personnes de quelque qualité et
» condition qu'elles puissent estre, de molester, injurier, ni
» maltraiter lesdits archers dudit bureau qui sont employés
» pour prendre ou conduire, renvoyer, chasser, et accompa-
» gner les pauvres, à peine d'estre emprisonné sur le champ,
» et d'estre procédé contr'eux criminellement à la requeste
» desdits administrateurs, et aux pauvres de faire aucune
» résistance sous peine d'estre punis, ainsi que les adminis-
» trateurs aviseront.

» Enjoignons aux habitans de prester main-forte auxdits
» Archers, lorsque les pauvres feront résistance, ou qu'ils
» seront empéchés de les conduire par quelque personne
» que ce soit. Auront lesdits Archers des casaques avec croix,
» ou autre marque particulière, afin qu'ils puissent estre
» connus, et leur permettons de porter épée et halebarde pour
» leur deffense, s'il est jugé nécessaire par les administra-
» teurs nonobstant les deffenses portées par nos ordonnan-
» ces. Enjoignons ausdits Archers de faire une exacte per-
» quisition sur les pauvres mandians, à peine d'estre chas-

» sés et punis, sans qu'ils puissent prétendre aucune chose
» des pauvres, ny d'autres personnes, ni les favoriser, ni
» souffrir, ny aussi les maltraiter en quelque façon que ce
» soit.

» Voulons qu'il soit fait visite de trois en trois mois au
» moins en ladite ville, village de Mauzat et autres lieux, où
» les pauvres et vagabons ont coûtume de se retirer et loger,
» par les consuls de ladite ville, ou administrateurs dudit
» hôpital, qui se feront accompagner des habitans des lieux
» qu'ils visiteront, pour en chasser lesdits pauvres, vagabons
» et gens sans aveû, ou les faire constituer prisonniers si ce
» sont gens de mauvaise vie, pour leur estre fait leur procés
» par le Lieutenant Criminel du Siège Présidial, à la re-
» queste du substitut de nôtre Procureur Général suivant
» les rigueurs des ordonnances.

» Voulons que les licts, pailliasses, matelats et couvertures
» dans lesquels auront couché lesdits pauvres et vagabons,
» soient enlevés et appliqués au profit dudit Hôpital Général,
» sans espérance de répétition.

» Enjoignons aux administrateurs d'avoir un soin parti-
» culier de l'exécution du présent article et de faire exécuter
» par les voyes de la justice les peines cy-dessus ordonnées
» contre les propriétaires et locataires, qui auront retiré et
» logé lesdits pauvres et vagabons. Et d'autant que l'expé-
» rience a fait connoître que les principaux manquemens, qui
» ont esté en l'exécution des desseins, que l'on avoit cy-
» devant eù d'enfermer lesdits pauvres, ont procédé des
» deffauts d'établissement suffisant et de la subsistance né-
» cessaire.

» Voulons que tous les dons et legs faits par contracts,
» testamens, et autres dispositions, les adjudications d'a-
» mendes, aumônes faites en la ville et faux-bourgs dudit
» Riom et village de Mauzat en termes généraux aux pauvres,
» sans aucune autre désignation, dont l'employ n'aura point
» esté fait jusques à présent, quoy que les dispositions et
» adjudications précèdent ces présentes de quelque temps

» que ce soit et de toutes celles qui se feront cy-après, soient
» et appartiennent audit Hôpital Général, lesquelles à cet
» effet pourront estre vendiquées par les administrateurs,
» ausquels en tant que besoin est ou seroit, nous en avons
» fait don comme de choses non réclamées.

» Donnons audit Hôpital Général toutes les maisons, lieux,
» droits, et revenus affectés aux pauvres pour le soulage-
» ment d'iceux perceptibles dans nôtre ville et faux-bourgs
» de Riom, qui sont à présent, ou se trouveront cy-après
» abandonnées et usurpées, ou employées en autre usage
» que celuy de leur fondation ; et mesme ceux qui sont à
» présent, ou qui se trouverôt destitués de légitimes admi-
» nistrateurs tant de l'un que l'autre sexe, soit de nôtre fon-
» dation ou autre.

» Voulons que toutes les aumônes de fondation, soit ar-
» gent, pain, vin, ou autrement, dont les communautés
» séculières et mesme les particulières de ladite ville et
» faux-bourgs de Riom et village de Mauzat sont chargés
» envers les pauvres soient et appartiennent audit Hôpital
» Général ; mesme l'aumône fondée en l'Abbaye de Mauzat,
» que nous avons uny et incorporé audit Hôpital Général.

» Permettons ausdits administrateurs de mettre troncs,
» bassins et petites boëtes en toutes les églises, carrefours et
» lieux publics de nôtre ville et faux-bourgs dudit Riom,
» et qu'ils puissent mettre lesdites boëtes aux magazins et
» boutiques des marchands, aux hostelleries et lieux des
» coches, aux marchés publics, hales et foires, et en tous
» lieux où l'on peut estre excité à faire la charité, mesme
» aux occasions de baptesmes, mariages, convoys, enterre-
» mens, services et autres de cette qualité.

» Accordons audit Hôpital le quart des amendes de police,
» toutes condamnations d'aumônes pour les délicts et mal-
» versations qui seront jugés en ladite ville et faux-bourgs,
» et le quart de toutes les marchandises qui nous seront
» déclarées acquises et confisquées.

» Voulons aussi que tous nos officiers tant de Judicature

» que de Finance et tous autres offices qui seront receuës és
» Justices et Juridictions de ladite ville de Riom et ressort
» d'icelle, à leur réception et installation donnent audit Hôpi-
» tal quelque somme modique, suivant la taxe qui en sera
» faite par les compagnies de nosdits officiers, chacune en ce
» qui les regardera, eû égard à la qualité desdits officiers,
» lesquels officiers sur les rolles qui en seront dressés, seront
» contraints au paiement desdites taxes; Faisant très expres-
» ses inhibitions et deffences aux greffiers desdites justices,
» de délivrer aucune matricule ou acte de réception, que la
» quittance du receveur dudit Hôpital Général ne leur soit
» préalablement mis entre les mains, à peine d'en répondre
» en leurs propres et privés noms, et de nullité desdits ma-
» tricules des perceptions.

» Voulons aussi que tous apprentifs de mestiers lors de
» leur brevet d'apprentissage, les maistres de leur chef
» d'œuvre, expérience ou jurande, soient tenus de donner
» quelque somme modique audit Hôpital Général, et en rap-
» porter la quittance auparavant que lesdits brevets d'ap-
» prentissage, ou lettres de maîtrise leur soient délivrées, le
» tout selon le rolle et taxe qui en sera fait par nôtre Lieute-
» nant général de ladite ville et faux-bourgs, suivant la con-
» noissance desdits arts et métiers qui luy en est attribué
» par nos ordonnances et arrest de nôtre Cour du Parlement.

» Voulons pareillement que dans ladite ville et faux-bourgs
» nul marchand ne puisse louer boutique de marchandise,
» de quelque qualité et nature qu'elle soit, qu'il n'aye au
» préalable payé audit Hôpital quelque somme modique,
» suivant la taxe qui en sera faite par nôtre dit Lieutenant
» général, soient lesdits marchands en corps de jurande ou
» non.

» Déclarons appartenir à l'Hôpital Général, à l'exclusion
» des héritiers collatéraux, tous les meubles des pauvres
» qu'ils y auront apportés, ou qu'ils y pourront gagnés, en
» cas de déceds, soit audit Hôpital Général, ou en l'Hôtel-
» Dieu de ladite ville, auquel Hôtel-Dieu voulons les pauvres

» malades estre portés pour y estre traîtés et médicamentés,
» sans que pour cela, en cas de décods desdits pauvres audit
» Hôtel-Dieu, il puisse estre prétendu aucun droit aux meu-
» bles desdits pauvres, fors des habits et hardes, dont ils
» seront vestus, lors qu'ils seront transférés audit Hôtel-
» Dieu, et ne pourront lesdits pauvres disposer de leursdits
» meubles par donation entre vifs, testament ou autrement,
» sinon du consentement des administrateurs dudit Hôpital
» Général, à peine de nullité. Et quant aux meubles qui
» pourront leur estre écheus depuis qu'ils auront esté enfer-
» més, n'appartiendront audit Hôpital, ainsi en pourront
» disposer : Et en cas qu'il leur soit arrivé des facultés suffi-
» santes pour vivre hors la mendicité, avec le travail qu'ils
» pourront faire, seront tenus de se retirer dudit Hôpital sans
» pouvoir mandier en quelque façon et manière que ce soit.

» Permettons ausdits administrateurs de recevoir tous
» dons, legs et gratifications universelles et particulières,
» soit par testament, donation à cause de mort, donation
» entre vifs et par quelques autres actes que ce soit, en faire
» les acceptations, recouvrements et poursuites nécessaires.

» Permettons aussi d'acquérir; échanger, vendre ou alié-
» ner, par les administrateurs, tous héritages tant en fiefs,
» que roture et franc-aleu, avec les droits de justice et juris-
» diction, censives, ou autres, en quelques lieux et en quel-
» que qualité qu'ils puissent estre, rentes foncières ou consti-
» tuées, acquerir de nôtre domaine de quelque persône que
» ce soit, d'ordonner et disposer de tous les biens dudit Hô-
» pital, selon qu'ils jugeront estre à propos pour le plus grand
» avantage d'iceluy, sans qu'il en soit responsables, n'y tenus
» de rendre compte à quelque personne que ce soit ; Leur
» donnons pouvoir de transiger, compromettre avec peine,
» composer et accorder de tout ce qui dépendra des biens et
» effet, meubles et immeubles dudit Hôpital Général, et de
» tous les procès et différens qui peuvent estre, et qui pour-
» ront cy-après estre meus, sans aucune exception, lesquels
» compromis nous validons, comme s'ils estoient faits entre

» majeurs pour leur propre intérest; Comme aussi de prendre
» des terres et héritages de proche en proche pour la néces-
» sité ou commodité dudit Hôpital Général, en payant par
» eux la juste valeur, suivant l'estimation qui en sera faite,
» en cas que les propriétaires voisins fissent refus d'en trai-
» ter à l'amiable. Nous avons amorty et amortissons par ces
» présentes, en tant que besoin est ou seroit, ladite maison
» de l'Hôpital Général, et tous les lieux et domaines qui en
» dépendent en quelques lieux et endroits qu'ils puissent
» estre scitués, et mesme dés à présent les autres maisons,
» places, rentes et autres immeubles qui y ont esté et pour-
» ront estre donnés, legués ou laissés audit Hôpital Général,
» et qui seront acquis par les administrateurs à l'avenir,
» sans que pour raison de ce ils soient tenus nous payer au-
» cun droit d'amortissement, ny mesme payer aucune indem-
» nité, lots et ventes, troisième lots, ny milots, quints et re-
» quints, rachat ny relief, pour ce qui est ou sera en nôtre
» domaine, nonobstant toutes aliénations ou engagements,
» sans aussi payer francs-fiefs ny nouveaux acquets, ban, ny
» arrière-ban, taxes, ni autres droits quelconques qui nous
» sont ou pourront estre deûs dont nous les déchargeons en
» tant que besoin est ou seroit, et en avons fait dés à présent,
» comme pour lors et dés lors comme à présent, don audit
» Hôpital Général, encore que le tout soit icy particulière-
» ment exprimé, ni encores écheu nonobstant toutes lois et
» ordonnances à ce contraires, ausquels pour ce regard nous
» dérogeons.

» Seront néantmoins tenus les administrateurs indamniser
» les seigneurs particuliers des lieux par Nous amortis, si
» aucuns se trouvent mouvans, relevans ou tenans d'eux, et
» leur payer tous les droicts qui leur sont deus; moyennant
» quoy ne pourront lesdits seigneurs de fiefs les contraindre
» d'en vuider leurs mains, nonobstant la Coustume d'Auver-
» gne, ou autre à ce contraires, où lesdits héritages pour-
» ront estre scituez, ausquelles coustumes pour ce regard,
» nous avons dérogé et dérogeons par ces présentes. Et pour

» témoigner que nous désirons l'aduenement de l'establisse-
» ment et subsistance dudit Hôpital Général, et y exciter à
» nostre exemple les habitans de ladite ville, estans d'ailleurs
» certain de la piété de nostre très honorée Dame et Mère,
» qui jouït de nostre domaine dudit païs d'Auvergne, et
» qu'elle aura agréable nostre intention, Nous avons fait et
» faisons don et remise jusques à la quantité de vingt septiers
» de bled, et trente livres d'argent, qui nous pourroient estre
» deus en directe, à cause de nostre dit domaine sur les
» héritages qui seront donnez audit hôpital à quelque tiltre
» que ce soit, ou acquis par ledit Hospital ;

» Donnons droict et pouvoir ausdits administrateurs de
» poser et mettre des bancs et tables les jours de foires et
» marchez, et mesme les autres jours, sur le pavé du milieu
» de la grande ruë des Taules et de la grande ruë du Palais,
» pour les marchands, tant de la ville, qu'estrangers, pour
» vendre et débiter toutes sortes de marchandises et denrées,
» et prendre et percevoir les loyers desdits bancs et tables ;
» avec deffenses à toutes personnes d'y apporter aucun em-
» peschement à peine de cent livres d'amende.

» Comme aussi permettons de faire faire et fabriquer dans
» l'estendue des lieux de l'Hôpital Général, toutes sortes de
» manufactures, et les faire vendre et débiter dans ledit Hô-
» pital sans estre sujets à visite, ni de payer aucun droict.
» Et d'autant que nostre dite ville de Riom, il n'y a que les arts
» de boulangerie et de cordonnerie qui soient jurez, pour
» gratifier davantage ledit Hôpital Général et obliger un cha-
» cun de contribuer à l'avancement d'un si beau dessein,
» Nous voulons qu'à l'avenir nul cabaretier, patissier, ser-
» rurier et autres gens de mestier de quelque qualité qu'ils
» puissent estre, ne puissent ouvrir maison, louer boutique,
» mettre enseigne ou bannière, ou tel autre signal, qu'au
» préalable il n'ait payé au receveur dudit Hôpital Général,
» une somme modique, suivant la taxe qui en aura esté faite
» par nostredit Lieutenant Général, en présence du substitut
» de nostre Procureur Général et des Consuls de ladite ville.

» Et parce qu'il est important, pour les manufactures, que
» lesdits administrateurs y appellent des artisans, qui mons-
» trent ausdits pauvres leur art et mestier, afin que ceux qui
» auront esté choisis s'y portent avec plus d'affection ; Nous
» voulons et ordonnons qu'après avoir travaillé six ans, et
» qu'ils auront été reconnus avoir bien instruit lesdits pau-
» vres en leur art et mestier, ils puissent estre présentez par
» lesdits administrateurs audit Lieutenant Général audit
» Riom et substitut de nostre Procureur Général, selon que
» par les arrests et règlemens la connoissance des dits
» arts et mestiers leur est attribuée, pour estre receus mais-
» tres esdits arts et mestiers, ausquels ils auront vaqué et
» instruit lesdits pauvres, comme reputez suffisants et ca-
» pables.

» Comme aussi voulons que lesdits administrateurs leur
» puissent présenter lesdits pauvres qui auront ainsi esté
» instruits esdits arts et métiers et y auront servy pareil
» temps de six ans pour estre pareillement receus maistres
» en iceux arts et mestiers, tenus et reputez suffisans et ca-
» pables, sans faire par eux ny par ceux qui les auront ins-
» truits, aucun chefd'œuvre, banquet, don et frais en tel cas
» accoustumez, en conséquence jouïront des priviléges, fran-
» chises et libertez d'iceux arts et métiers, sans toutesfois
» que de ceux qui auront esté instruits desdits pauvres ou
» des autres, il en puisse estre présenté plus d'un de chaque
» art et mestier chacun an. Et à l'égard de ceux qui n'au-
» ront esté présentez pour estre maistres, et qui auront
» ainsi servy six ans, et receu instruction desdits arts et mes-
» tiers, voulons qu'ils soient reputez compagnons, de mesme
» que ceux qui auront travaillé chez les maistres, sans payer
» aucune chose, ny mesme droict de boëte, ny d'entrée, le
» tout sous le certificat arresté au bureau dudit Hôpital, et
» signé au moins de cinq administrateurs et du commis
» greffier, dont nous chargeons leur honneur et conscience.
» Que si ledit Hôpital Général venoit à estre surchargé des
» enfans qui y seront receus, pourront les administrateurs

» les mettre en mestier chez les maistres, aux meilleures
» conditions qu'il se pourra pour lesdits enfans, sans que les
» administrateurs soient tenus de payer aucune chose pour
» les brevets ou petites lettres d'apprentissage qui seront
» délivrées ausdits enfans :

» Voulons que le corps des Chirurgiens de ladite ville de
» Riom, donne un compagnon de leur corps, capable de servir
» audit Hôpital, et y assister les pauvres, officiers et domes-
» tiques d'iceluy, pour les indispositions communes desdits
» pauvres, et les maladies ordinaires desdits officiers. Et au
» deffaut de donner un compagnon par les Maistres Chirur-
» giens ou Lieutenans d'iceux, permettons ausdits adminis-
» trateurs d'en faire choix d'un de la ville, ou d'ailleurs, pour
» demeurer audit Hôpital, ou proche d'iceluy, ainsi qu'ils avi-
» seront; lequel après avoir servy ledit Hôpital durant le
» temps de six ans, gagnera sa maistrise et joüira des mes-
» mes droits et priviléges des autres Maistres, lesquels seront
» tenus de le recevoir, comme reputé suffisant et capable sur
» le certificat qui luy sera donné au bureau, signé au moins
» de cinq administrateurs et du greffier ou secrétaire, sans
» faire par luy aucun chef-d'œuvre ny banquet, dons et frais
» pour parvenir à ladite réception et où lesdits Maistres
» différeroient de le recevoir, luy permettons par ces pré-
» sentes de tenir boutique avec bassins; et voulons qu'il
» joüisse du jour qu'il aura esté présenté ausdits Maistres
» ou Lieutenants, pour estre receu, des droits de séance et
» de tous autres, tout ainsi que s'il avait esté receu par
» ledit corps : faisant deffence ausdits maîtres de l'empê-
» cher ny troubler en ladite maistrise et exercice de la chi-
» rurgie, à peine de trois cents livres d'amende. Et pour
» favoriser et gratifier l'établissement et subsistance dudit
» Hôpital Général, avons icely Hôpital et pauvres enfermés,
» affranchis, exemptés et déchargés, exemptons et déchar-
» geons de tous subsides, impositions, ou droits d'entrée,
» tant à Riom qu'ailleurs, par eau et par terre, des ports,
» péages, octroy de ville, barrages, ponts, passages, traite

» foraine, et gabelles mises et à mettre, et de toutes autres
» choses généralement quelconques, dont ils pourront estre
» tenus pour leurs vivres, et de toutes autres choses néces-
» saires ou utiles, qui seront portées et conduites dans l'Hô-
» pital Général, pour la nourriture, entretenement, secours
» et assistance desdits pauvres, officiers et domestiques de
» ladite maison, sur les certificats des administrateurs jusques
» au nombre de trois au moins ; quoy qu'il soit dit qu'ils se-
» ront payés par les privilégiés et non privilégiés, exempts et
» non exempts ; A quoi pour ce régard, nous avons dérogé
» en considération des pauvres.

» Nous déchargeons et déclarons aussi ledit Hôpital Géné-
» ral, et lieux qui seront cy-après unis, exempts de tous
» droits du guet, garde, fortifications, fermetures de ville et
» faux-bourgs, et généralement de toutes contributions pu-
» bliques et particulières, telles qu'elles puissent estre, quoy
» que non exprimées, pour de tous lesdits droits, priviléges
» et exemptions, joüir par ledit Hôpital Général, entièrement
» et sans réserve.

» Deffendons très expressément à tous nos Fermiers, Re-
» ceveurs, ou autres, de prendre ou exiger aucune chose, à
» peine de restitution du quadruple et de tous dépens, dom-
» mages et intérests, tant contre les commis ou autres, qui
» les auront receus en leurs propres et privés noms, que
» contre les fermiers et associés et leurs cautions, conjointe-
» ment ou séparément au choix des administrateurs ; exemp-
» tons aussi ledit Hôpital Général et les lieux qui en dépen-
» dront, ensemble des maisons, fermes ou maistairies qui y
» appartiendront, de tous les logemens, passages et contri-
» butions de gens de guerre en quelques lieux et provinces
» qu'ils soient scitués et pour quelque cause que ce soit, dans
» les villes, bourgs, villages et hameaux. Et serviront ces
» présentes de sauve gardes particulières, avec deffences
» très expresses aux généraux et lieutenants généraux de nos
» armées, mareschaux de camp, capitaines, lieutenans et
» autres officiers, commissaires et conducteurs des troupes

» et soldats, d'y loger; et aux lieutenans, eschevins, consuls,
» syndics et autres, de délivrer aucun billet de logemens,
» taxes, aydes et contributions.

» Enjoignons à nos gouverneurs des provinces, villes et
» châteaux d'y tenir la main, le tout à peine de désobéïssance
» et d'estre procédé extraordinairement contre eux et de les
» rendre solidairement responsables en leurs propres et pri-
» vés noms, tant de restitution de ce qui aura esté pris,
» enlevé ou receu, que de tous dépens, dommages et inté-
» rests. Pourquoi nous permettons aux administrateurs de
» faire informer et de faire dresser procès-verbaux, et d'en
» faire des poursuites en tels lieux et ainsi qu'ils aviseront;
» Et afin que personne n'en prétende cause d'ignorance,
» seront mis sur les portes desdites maisons, fermes ou mais-
» tairies, les panonceaux de nos armes, contenans les sauve-
» gardes et exemptions, avec les choses cy-dessus.

» Deffendons à tous salpestriers d'entrer dans les maisons
» et fermes ou maistairies dépendans dudit Hôpital Général,
» pour y cueillir ny chercher du salpestre, à peine de puni-
» tion corporelle.

» Voulons que toutes les expéditions dont ledit Hôpital Gé-
» néral aura besoin à nôtre grand et petit sceau, et en toutes
» justices et jurisdictions ordinaires et extraordinaires, luy
» soient gratuitement délivrées, sans mesme qu'il soit donné
» aucune chose pour la façon et minutte, parchemin ny grosse,
» signature et scel des actes; quoy que les autres exempts et
» privilégiés en puissent estre tenus.

» Enjoignons aux greffiers de toutes les justices ordinaires
» et extraordinaires de la ville et faux-bourgs de Riom,
» d'envoyer au bureau dudit Hôpital Général, les extraicts des
» jugements et sentences, et autres où il y aura adjudication
» d'amende ou aumône, et quelque application au profit dudit
» Hôpital Général, de les délivrer gratuitement, à peine d'en
» répondre par les négligeans ou refusans en leurs propres
» et privés noms, et de tous dépens, dommages et intérêts.

» Voulons pareillement que les curés, vicaires, notaires ou

» autres, qui auront receu des testamens ou autres actes où
» il y aura des legs, en envoyent pareillement les extraicts
» audit bureau, sous pareilles peines ; et leur enjoignons d'a-
» vertir les testateurs de faire quelques legs audit Hôpital
» Général, et de faire mention dans ledit testament, que l'a-
» vertissement en aura esté fait, à peine de quatre livres
» parisis d'amende. Envoyeront pareillement lesdits notaires
» audit bureau, les extraicts des compromis et des contracts,
» où il y aura stipulation des peines qui pourront estre ven-
» diquées par ledit Hôpital Général. Pourront lesdits admi-
» nistrateurs agir esdits noms, et intervenir comme bon leur
» semblera, pour la demande, condamnation et payement des
» peines qui auront esté stipulées par les compromis et autres
» actes, expressément ou tacitement au profit dudit Hôpital
» Général, contre ceux qui se trouveront y avoir contrevenu
» et pour toutes les autres choses où ledit Hôpital Général
» pourra avoir intérest, directement ou indirectement.

» Deffendons à tous notaires, huissiers ou sergens, de
» faire aucunes sommations, offres, significations ou ex-
» ploicts concernans ledit Hôpital Général, ailleurs qu'au
» bureau d'iceluy, avec deffence de les faire aux administra-
» teurs en particulier, ni en leurs maisons, à peine de nullité.

» Voulons que lesdits administrateurs s'assemblent toutes-
» fois et quantes que bon leur semblera au bureau dudit
» Hôpital, ou en autres lieux, ainsi qu'ils trouveront plus à
» propos, pour y proposer, délibérer et résoudre les affaires
» concernans ledit Hôpital Général et pauvres, ainsi qu'ils
» aviseront.

» Pourront avoir un greffier ou secrétaire, ou autres offi-
» ciers du bureau, tels qu'ils jugeront nécessaires, tant pour
» leur service du dedans que du dehors, tous lesquels seront
» destituables à la volonté desdits administrateurs.

» Voulons que le receveur dudit Hôpital Général soit du
» nombre desdits administrateurs, qu'il ait voix délibérative,
» for ès choses qui concernent sa recepte, lequel receveur
» ne pourra faire aucun payement que par résolution du bu-

» reau où auront assisté au moins cinq des administrateurs,
» aura un soin particulier et fera une exacte recherche de
» tous les droits et revenus dudit Hôpital, et de tous dons,
» legs, amendes et autres choses qui seront aumônées pour
» en tenir compte, lequel compte il rendra tous les ans en
» présence des administrateurs ou de cinq d'iceux qui seront
» commis par ledit bureau, si bon luy semble, pour l'arresté
» dudit compte estre par ledit bureau approuvé et ratifié.

» Voulons que la dépense, et particulièrement celle de
» bouche, qui se fera audit Hôpital, soit arrestée par cha-
» que semaine sur un registre particulier de la dépense dudit
» Hôpital, qui sera signée par ceux qui assisteront audit
» bureau.

» Pourront lesdits administrateurs faire tous les régle-
» ments de police ou statuts non contraires à ces présentes,
» pour le gouvernement et direction dudit Hôpital Général,
» tant audedans d'iceluy, soit pour la subsistance desdits
» pauvres ou pour les mettre en leur devoir, qu'au dehors
» pour empêcher la mandicité publique ou secrette, et la
» continuation de leurs désordres.

» Lesquels règlemens ou statuts qui seront faits par les-
» dits administrateurs, voulons être gardés, observés et en-
» tretenus par tous ceux qu'il appartiendra. Et afin que
» lesdits administrateurs ne puissent être distraits d'un ser-
» vice si important à l'honneur de Dieu, voulons qu'ils soient
» pendant qu'ils seront administrateurs, exempts tant de
» tutelles, curatelles, que gardes aux portes, collectes et
» généralement de toutes charges publiques de quelque qua-
» lité qu'elles soient, quoy que non icy exprimées et spé-
» cifiées.

» *Si donnons en mandement* à nos amez et feaux Conseil-
» lers les généraux tenans nòtre Cour de Parlement à Paris,
» Chambre des Comptes, Cour des Aydes, nòtre Sénéschal
» d'Auvergne ou son Lieutenant, et gens tenans le Siège
» Présidial de nòtre ville de Riom, chacun endroit soy, que
» ces présentes ils fassent lire, enregistrer, garder, observer

» et entretenir selon leur forme et teneur, à la diligence de
» nôtre Procureur Général, auquel nous enjoignons d'y tenir
» la main.

» Mandons à nos amez et feaux Conseillers, les Présidens,
» Trésoriers Généraux de France à Riom, de faire pareille-
» ment enregistrer cesdites présentes, et faire joüir ledit
» Hôpital des droits d'amortissement, exemption des francs-
» fiefs et nouveaux acquests, dons des droits à nous deus
» et réunis audit Hôpital Général par ces présentes, l'en
» faire joüir et user, cessans et faisans cesser tous troubles
» et empéchemens, dérogeans expressément à tous édicts,
» ordonnances et règlemens contraires à cesdites présentes,
» et aux dérogatoires des dérogatoires. Car tel est notre
» plaisir.

» Donné à Paris au mois de janvier, l'an de grâce mil six
» cens cinquante-huit. Et de nôtre règne le quinzième. Signé,
» LOUIS, *et plus bas*, par le ROY, DE LOMENIE. Et à costé
» *visa*, SEGUIER. *Et au-dessous*, pour servir aux lettres d'é-
» tablissement d'un Hôpital Général des pauvres en la ville
» de Riom. »

II

Recensement des pauvres de Riom et Mauzat. — Ouverture de l'Hôpital le 12 avril 1658. — Autorisations religieuses. — Indulgences. — Règlement intérieur.

Pour le *renfermement* des pauvres on usa à Riom des procédés employés à Paris pour l'organisation de la Salpétrière. L'édit créant l'Hôpital Général de Paris datait du 4 mai 1656. On publia dans toutes les églises que le 7 mai 1657, l'Hôpital serait ouvert pour les pauvres qui voudraient y entrer, et le même jour on fit un *cry public* qui défendait aux mendiants de ne jamais plus demander l'aumône ; le 14, les archers de l'Hôpital enfermèrent tous les mendiants qu'ils rencontrèrent. Il en entra ainsi 5,000 sur 40,000 qui emplissaient les rues de la capitale ; « les autres disparurent comme par enchantement, aimant mieux leur vie indépendante, licencieuse, désordonnée, et aux grandes salles bien ouvertes préférant les cours des Miracles, que, hélas ! on ne sut pas fermer (1). » La chasse fut cependant donnée aux mendiants récalcitrants ; on en trouve la preuve dans la relation d'un voyage que firent à Paris les hollandais Villiers en cette même année 1657 ; ils virent que l'on examinait attentivement toutes les personnes passant sur le Pont-Neuf. « Cet examen, disent-ils, et visite se fait pour chasser tous les vagabonds et filous de la ville, et si l'on en vient à bout, comme on a fait des gueux et des pauvres, ce sera l'une des cinq merveilles de ce règne qui sont : la défense des duels, le désarmement des laquais, le renfermement des pauvres et la poursuite des p.... qu'on envoie pour peupler les Canadas (2). »

A Riom, on procéda comme à Paris.

(1) Mgr Bougaud, *loc. cit.*
(2) Maxime du Camp. *Paris*, III, p. 62.

Les administrateurs font aménager *le logis des trois pigeons* et s'occupent même d'agrandir ce modeste local en demandant l'achat du Jeu de boules voisin et en manifestant l'intention de faire céder par leurs propriétaires les maisons, granges et jardins situés dans l'enclos de la maison.

En mars 1658 ils font dresser un estat des pauvres mendiants aux portes des églises pour déterminer ceux qui devront être enfermés ; ils font aussi une suite générale en tous les quartiers et fauxbourgs, ainsi qu'à Mozat, et de leur enquête il résulte que 52 pauvres de l'un et l'autre sexe demandent à être enfermés. Ce chiffre peut paraître minime ; il supporte cependant la comparaison avec celui de 5,000 des pauvres enfermés à la Salpétrière.

Ces 52 pauvres sont reçus dans le logis où l'on a seulement quelques meubles donnés par des bienfaiteurs sur demande affichée aux carrefours de la ville, le 20 mars 1658.

Enfin le 12 avril, jour de N.-D. de Pitié, M. Amilhon, prêtre, nommé chapelain, bénit la chapelle provisoire et la maison que l'on dédie à Notre-Dame de Pitié ; la première messe est célébrée, suivie de bénédiction ; « et l'inscription en ces mots HOSPITAL GÉNÉRAL DE LA CHARITÉ DE RIOM avec les armes du Roy au-dessus de ladite inscription, sont mis au-dessus du portail de ladite maison à la rue. »

Tels sont les détails que nous relevons dans les registres sur l'inauguration de l'Hôpital Général. En voici d'autres que nous avons trouvés dans une brochure publiée deux ans plus tard, en 1660, et qui renferme en plus de ces renseignements, un texte des Lettres Patentes légèrement différent de celui que nous avons publié, et le Règlement de l'Hôpital, identique à celui que nous relevons sur les délibérations (1).

---

(1) *Lettres Patentes pour l'establissement de l'Hospital Général de la Charité de Riom. Ensemble l'Œconomie et Règlement qui s'observe dans ledit Hopital.* A Riom, Costerauste, MDCLX. Un exemplaire de cette brochure appartient à M. Fayolle, greffier en chef du Tribunal. Les Archives départem. possèdent, outre cette édition, une autre édition de P. Thomas, imprimeur à Riom, même date.

HOSPITAL GÉNÉRAL

« On ne veut pas cacher plus long temps, au public, les
» moyens dont la Providence s'est servie pour l'établisse-
» ment et la subsistance de l'Hôpital Général; on feroit injure
» à ses bontés, si on ne manifestoit pas les routes et les ad-
» dresses par lesquelles elle a disposé suavement toutes cho-
» ses, et les a conduites fortement pour l'accomplissement de
» ce grand œuvre, estimé si difficile à la prudence du siècle,
» et mesme en cette ville : Bien qu'elle n'aye suivy en cela
» que l'exemple et la piété de tant d'autres qui l'ont précédée,
» et que son heureuse témérité eût pour excuse, aussi bien
» que pour modèle, les villes les plus considérables de ce
» royaume. L'on ne veut donc plus retenir la vérité dans
» l'injustice, en rompant un silence, qui lui serait désavanta-
» geux, l'on fait part au public de ses desseins et de son
» œconomie.

» Il n'est pas nécessaire, à présent, de dire aucune chose
» pour la recommandation de l'Hôpital, ny pour en persuader
» la possibilité; la connoissance qu'en a cette ville, et cette
» sainte curiosité qu'icy a conduit tous nos citoyens, pour y
» admirer les effets de la charité publique, parlent assés
» d'elle-mesme, sans qu'il soit besoin de rien adjoûter à l'ap-
» plaudissement et à l'admiration de tant de personnes.

» Il suffit donc de dire que les pauvres sont actuellement
» enfermés, et que depuis le 13 avril 1658, ils sont pourveus
» abondamment d'instructions chrétiennes, dont ils avoient
» un très grand besoin (estant, la pluspart, dans l'ignorance
» de nos mystères) et de ce qui est nécessaire pour leur
» nourriture, pour leurs vestements et pour leur entretien ;
» c'est ce qui est connû de toute cette ville, et qui a autant
» de témoins, comme elle a de citoyens.

» La satisfaction de cet œuvre est générale, tant pour la
» charité que pour la police : Mais comme peu de personnes
» vont à en examiner la conduite, et pénétrer dans le fonds
» de la dépense et de ses charges, l'on veut manifester la
» manière en laquelle cet établissement a esté fait, et quels

» sont les moyens de la subsistance, afin que chacun, en par-
» ticulier, connoisse que sa charité est bien employée, et
» qu'il soit excité de contribuër à l'entretien de l'Hôpital,
» dans la manière qu'il jugera la plus convenable ; ce qui
» sera d'autant plus facile à découvrir, qu'on sera exactement
» informé des choses qui luy sont nécessaires pour le sou-
» lagement des pauvres qui y sont enfermés.

» Ce dessein, qui va à sanctifier les pauvres, digne de la
» ferveur des premiers siècles et de la pureté de l'esprit du
» christianisme, a été inspiré en cette ville, par des personnes,
» dont la piété charitable a crû estre obligée de nous procurer
» cet avantage, et qui voyant que le succès de la ville de Paris
» asseuroit que l'Hôpital pouvoit estre étably dans toutes les
» autres villes, ont estimé que le zèle que la nôtre a toûjours
» témoigné pour les bonnes choses, la porteroit, avec facilité,
» à l'accomplissement d'un ouvrage qui lui seroit si utile, et
» qui dans les temps deviendroit presque nécessaire.

» Les suites ont justifié que la bonne estime qu'ils avoient
» conceuë de nôtre ville estoit bien fondée ; en effet, cette
» proposition luy ayant esté faite par ses magistrats, elle l'a
» embrassée avec joye, et dans une assemblée générale,
» composée d'un grand nombre de ses habitans, il ne s'en
» est pas trouvé un seul qui y aye résisté ; par un concours
» de volonté tous ont donné leur consentement à cette entre-
» prise ; ils ont choisi d'entr'eux des personnes pour y tra-
» vailler, au nom de la ville, et qui, par une application par-
» ticulière, peussent satisfaire à l'inclination générale qui a
» parû pour l'exécution de ce grand dessein.

» D'abord les commissaires, qui ont esté nommés, ont mis
» la main à l'œuvre ; ils ont résolu des assemblées fixes et
» fréquentes ; ils ont demandé l'approbation et la bénédiction
» de monseigneur l'Evesque, et l'ont receuë par monsieur
» son grand vicaire ; ils ont visité divers lieux, pour en trou-
» ver un qui fût propre pour y loger les pauvres ; ils ont
» écrit en plusieurs villages, où les établissemens estoient
» déjà faits, pour en recevoir des mémoires et apprendre par

» leurs instructions les moyens de vaincre quantité de diffi-
» cultés qui pouvoient survenir dans la suîte ; ils ont aussi
» travaillé à minutter des lettres patentes, pour établir
» l'Hôpital de l'autorité de sa Majesté, et pour en obtenir les
» droits, les immunités, les exemptions et les privilèges ;
» enfin, ils n'ont point épargné leurs soins et leurs diligences,
» pour faire réüssir avantageusement le dessein dont on leur
» a donné la conduite.

» Ce n'est pas tout d'un coup que tant de choses sont exé-
» cutées, les règles et les forces de la prudence humaine ont
» leur pouvoir et leur activité limités : et à moins que du
» secours d'un agent secret, et de considérer que c'est
» un effet de Providence, il y a sujet de s'étonner que le
» succés en aye esté si prompt : Qu'on aye pû accomoder
» des parties qui plaidoient pour la propriété de la maison
» qu'on avoit choisie, et qui est effectivement l'Hôpital Gé-
» néral ; Qu'on aye en suîte des seuretés pour traiter avec
» une communauté religieuse, qui avoit par deux fois repris
» cette maison ; Qu'on en aye réglé le prix, demandé l'appro-
» bation du supérieur, fait le contract dans les formes, dé-
» logé celuy qui y estoit, et surmonté quantité de choses
» qu'on n'exprime pas en détail et qui ont néantmoins beau-
» coup retardé le zèle de ceux qui se sont employés ; et la
» difficulté sera encores jugée bien plus grande, si on fait
» réflexion que ces choses ont esté conduites et achevées sans
» aucun fonds apparent ny certain, si pourtant on peut man-
» quer de certitude quand on a l'apuy de la Providence.

» C'est aussi par un de ses soins particuliers que l'exécu-
» tion a esté réservée, dans le temps plus saint de l'année,
» et auquel la vérité de ces paroles a esté reconnuë en cette
» ville, que c'est un temps propre pour les bonnes choses,
» *tempus acceptabile, dies salutis.* Pour ce que le premier
» dimanche de caresme, résolution ayant esté prise d'enfer-
» mer les pauvres avant la semaine sainte, les choses ont esté
» conduites avec tant de soin et tant de diligence, et elles ont
» réüssi avec tant de facilité, que le succès a surpassé les

» espérances, et que tout s'est trouvé en estat pour enfermer
» les pauvres le samedy veille des Rameaux.

  » Pour le faire avec plus d'ordres, il a falû dans ce peu de
» temps embrasser plusieurs moyens ; la maison a esté mise
» en état, l'on y a préparé une chapelle, disposé deux gran-
» ges, pour estre les deux appartemens des pauvres ; l'on a
» fait diverses suîtes pour connoître le nombre des mendians,
» leur estat, leur sexe, leur âge et leurs inclinations ; l'on a
» ramassé les divers meubles que la charité des particu-
» liers a envoyé dans le magazin de Jésus-Christ ; l'on a
» pourveu aux lits, aux vestemens, au linge et ustensils de la
» cuisine.

  » C'est dans ces provisions que la charité a commencé à se
» déclarer, et que beaucoup de bonnes âmes ont ouvert leurs
» cœurs et délié leurs bourses, pour aider aux fondemens
» d'une œuvre qui va à santifier l'estat le plus parfait du chris-
» tianisme et le plus conforme aux vérités évangéliques. Les
» commissaires ont receu ces contributions avec joye ; ils
» ont reconnû le nécessaire de la vefve mélé avec le superflu
» du riche ; ils ont veu les mouvemens différens de cette
» puissance qui opère sur nous, avec tant de force et avec
» tant de douceur ; tout le monde a voulu y avoir part, qui en
» argent, d'autres en bled, quelques-uns en meubles, d'au-
» tres en leur travail ; enfin, il n'est personne qui ne se soit
» intéressé dans le succès de l'Hôpital Général.

  » La chapelle a esté bénite la veille de l'enfermement et
» elle a esté dédiée, aussi bien que toute la maison, à Nôtre-
» Dame de la Pitié, dont la feste se rencontroit favorablement
» en ce jour, et dans le temps auquel l'Eglise célèbre les dou-
» leurs et les souffrances de la mère de Dieu ; elle a esté in-
» voquée et saluée, dans l'Hôpital, comme la mère des pau-
» vres, dont l'état et la condition se trouve dans l'humiliation
» et dans les souffrances : Aussi la dévotion de la Sainte
» Vierge leur est extrémement recommandée ; et outre qu'ils
» luy sont dévoüés par la bénédiction de leur maison, et par
» la dédication publique qui a esté faite, il se rencontre qu'ils

» luy appartiennent par une destination et par une cérémonie
» particulière.

» L'enfermement des pauvres a esté fait sans violence et
» sans désordre ; ils s'y sont rendus avec joye et y ont esté
» établis avec douceur, et bien qu'on n'aye commencé à les
» recevoir qu'après midy, l'on y a néantmoins eû la consola-
» tion de les voir souper avec ordre, silence et modestie ; et
» ils ont pratiqué le reste de ce jour les actions qui leur sont
» ordonnées avec autant de règle que s'ils avoient esté for-
» més dés long-temps ; et ils ont expérimenté dans ce mesme
» jour la douceur qu'il y a d'estre assemblés pour vivre une
» vie chrestienne et se tirer du désordre et du libertinage.

» Il faut avoüer que l'on a guère veu de spectacles plus
» saints et plus touchants que celuy qui a parû le dimanche
» des Rameaux, une nouvelle sorte d'hommes a présenté ses
» acclamations à Jésus-Christ, et comme après un déluge de
» graces, l'on a admiré beaucoup de nouveautés ; l'on n'a point
» veu de mendicité dans la ville, point de murmure, d'irre-
» verence et d'importunité dans les églises ; les pauvres ont
» esté renouvellés en leur vie, en leurs contenances, en leurs
» habits, en leur demeure ; l'ordre, la paix et la dévotion a
» parû parmi eux, où elle n'avoit plus esté : Ils ont assisté dés
» ce jour aux cérémonies de l'église, qu'ils n'avoient consi-
» dérées la pluspart que pour les profaner ; ils ont admiré la
» différence de l'estat auquel ils sont d'avec celuy qui l'avoit
» précédé ; et voyant sur eux les effets de la charité publi-
» que, ils ont adoré la bonté de Dieu, qui a eû tant de soin de
» leurs nécessités, et qui a produit ces mouvemens qui leur
» donnent les moyens et la facilité de travailler à leur salut.

» C'est la règle de tous les agens, de fournir aux estres
» qu'ils produisent ce qui est nécessaire pour leur conserva-
» tion, et il ne suffit pas de faire de grandes choses, si en
» même temps on ne trouve les moyens pour les soûtenir :
» ceux qui ont esté préposés à la conduite de l'Hôpital Général,
» ont pensé à sa subsistance dans le temps qu'ils l'ont étably ;
» et lors mesme qu'ils enfermoient les pauvres, ils ont fait

» beaucoup de réglemens pour les faire vivre dans la disci-
» pline et pour établir l'ordre dans la maison, ils ont prescrit
» le jour, la forme des bureaux, la manière en laquelle les
» choses y doivent estre traîtées, les qualités des pauvres qui
» y sont receus et qu'ils ont estimé devoir maintenir dans
» l'Hôpital, une vie réglée et chrestienne, et en chasser les
» désordres et les accidens qui pourroient détruire un œuvre
» si loüable et si saintement institué. »

AUTORISATIONS RELIGIEUSES. – INDULGENCES

En même temps que le conseil de création de l'Hôpital de-
mandait au Roi des lettres patentes, il s'occupait activement
du côté religieux de la question. Dès le 14 septembre 1657,
l'Evêque de Clermont, auquel les consuls avaient adressé une
requête, donnait son consentement et agrément à l'établissement dudit Hôpital. Un consentement analogue était accordé
par MM. les Grands-Vicaires de l'archevêché de Paris pour
l'établissement de l'Hôpital et la direction du spirituel.

Le 19 janvier 1659, Mgr d'Estaing, évêque de Clermont,
donne la permission de donner la bénédiction avec le Saint-
Sacrement à l'issue des Vêpres du petit office de Notre-Dame.
Le mois suivant un bref du souverain pontife Alexandre VII
porte indulgence pour 7 ans à chacun jour de feste de Notre-
Dame de Piété dans ledit Hôpital (1).

Plus tard, en 1660, l'Evêque de Clermont accorde aux administrateurs la permission de faire administrer l'extrême-
onction à ceux dudit Hôpital.

Le pape Alexandre VII, par des brefs de 1662 (23 juin et
16 septembre), accorde des indulgences plénières à perpétuité
pour les fêtes de l'Ange gardien, de l'Epiphanie, de l'Ascension, de la Transfiguration et de saint André dans ledit Hôpital, de même que, sous conditions de prières pour les âmes

(1) Ladite indulgence fut renouvelée par les pontifes Clément X, le
14 novembre 1673, et Innocent XI, le 38 septembre 1680, et transformée
en indulgence plénière à perpétuité par Innocent XI, en 1688.

du Purgatoire, le dimanche après la Commémoration des fidèles trépassés et le vendredi des Quatre-Temps.

D'autre part, l'Evêque permet d'autres bénédictions et accorde de faire manger du fromage aux pauvres pendant le carême et des œufs et viande à ceux qui en auront besoin à la réserve de la semaine sainte; il autorise de faire le lundi de l'octave de la Fête-Dieu, la procession du très Saint-Sacrement dans l'enceinte de l'Hôpital et d'y donner la bénédiction.

RÈGLEMENT
POUR LE JOUR ET POUR LA MANIÈRE DU BUREAU

« Il faut avouër que toute la France a de très-grandes » obligations à la ville de Lyon, puisque l'ouvrage de sa cha- » rité a servy de modèle et d'exemple à toutes les villes de ce » royaume, et que le renfermement des pauvres, qu'on tâche » de rendre général à présent, n'a esté conceu que sur les » effets de celuy qui subsiste depuis si long-temps dans cette » ville; et non seulement, ils ont montré à tout le monde cet » extérieur bien policé, et qu'ils ne souffroient point de » mendians dans leurs villes; ils ont encore fait part au » public de leurs lumières, et ont manifesté l'œconomie de » leur maison, la forme de son administration, et les différens » emplois qu'ils ont assigné à leurs recteurs.

» Les commissaires nommés pour l'établissement de nôtre » Hôpital ont cru qu'ils ne failliroient point s'ils alloient par » leurs voyes; et messieurs les directeurs de l'Hôpital Géné- » ral de Paris n'ayant pas encore publié l'ordre qu'ils ont » étably entr'eux et la conduite de leurs maisons, ils ont » estimé que les réglemens de Lyon leur seroient plus conve- » nables, comme ceux qui sont concertés depuis si long-temps, » et qui estans faits pour des recteurs électifs et pour deux » ans seulement, comme sont ceux de cette ville, leur se- » roient plus propres que ceux de Paris, dont les directeurs » sont perpétuels, et se doivent conduire d'une autre ma- » nière.

» Il est vray qu'ils ne les ont pas suivy entièrement, et
» que lorsqu'ils ont jugé que la forme de l'Hôpital et sa con-
» duite ne pouvoient pas estre exécutée par les réglemens de
» Lyon, ils s'en sont départis, mais le moins qu'il leur a esté
» possible ; aussi il seroit assés difficile de faire sans incon-
» vénient des réglemens qui fussent uniformes pour toutes
» les villes, puisque leurs mouvemens sont divers et leurs
» inclinations sont presque toûjours différentes.

» Le bureau est donc réglé à une fois la semaine, le jour
» de dimanche à une heure après midy, à laquelle vespres
» commencent, après lesquelles, et la bénédiction du Saint-
» Sacrement qu'on y fait en suîte, les administrateurs entrent
» au bureau, ils y ont promis assiduité et n'ont pas voulû
» refuser leur présence à cette œuvre ; c'est pour cela qu'ils
» se sont soûmis à aumôner vingt sols dans la boëte, qui sera
» mise à cet effet, toutes les fois qu'ils manqueront à s'y
» rendre sans excuse légitime, laquelle ils seront obligés de
» faire sçavoir avant le temps de l'assemblée.

» Afin que les choses résoluës soient exécutées avec plus
» de fidélité, le secrétaire lit les résolutions du dimanche
» précédant, tant celles qui sont insérées dans le registre,
» que celles qui sont moins importantes et qui sont écrites
» sur la feüille, pour par ce moyen faire que rien n'échappe
» et que l'on fasse cesser les causes des contradictions qui
» peuvent naître contre les desseins de l'Hôpital.

» L'on délibère en suite sur les propositions qui sont faites
» pour le bien de l'Hôpital, pour la correction et pour le châ-
» timent des pauvres enfermés, pour le congé de ceux qui
» veulent sortir, et pour la réception de ceux qui désirent y
» estre admis.

» Pour estre receu en l'Hôpital il faut estre domicilier de
» cette ville d'an et jour, avoir atteint l'âge de sept ans, il
» faut n'estre pas marié, ny atteint de la teigne, écrouëlles,
» et autres maux communicables ; et l'on n'est receu qu'en
» plein bureau, auquel il faut avoir le suffrage de huit admi-
» nistrateurs, de dix qui doivent estre présens, et la récep-

» tion n'est résoluë qu'après qu'il aura esté informé par deux
» administrateurs, autres que les proposans, de la vie, mœurs
» et commodités de celuy qui se présentera ; et l'information
» est toûjours pratiquée, à moins que le pauvre présenté
» n'aye esté rencontré par les administrateurs faisant la suite
» de leur quartier, et qu'ils ayent examiné et connu sa né-
» cessité.

» Dans les premiers jours des mois il y a bureau extraor-
» dinaire, suivant la pratique de Lyon ; auquel on ne fait
» autre chose qu'examiner si chaque administrateur s'ac-
» quitte exactement de ce qui luy est commis : pour cet effet
» on repasse sur les emplois, qu'on lit l'un après l'autre, afin
» de connoître si on obmet quelque chose ; les administra-
» teurs doivent aussi rapporter ce qu'ils cognoissent estre
» négligé dans l'exécution des délibérations les plus impor-
» tantes ; et l'on recherche ensuitte si les pauvres sont élevés
» et conduits suivant les réglemens, et s'ils vivent dans la
» discipline qui leur est ordonnée.

De l'Administrateur chargé des meubles et habits des pauvres

» Il doit faire inventaire de tous les meubles qui sont dans
» l'Hôpital, lequel il reconnoistra deux fois l'année, afin qu'il
» ne s'y perde rien.

» Il achetera les meubles nécessaires pour le service des
» pauvres, les ajoûtera à l'inventaire, duquel il rayera ceux
» qui seront jugés inutiles.

» Il aura soin de fournir ce qui sera nécessaire à la sa-
» cristie, les ustencils de cuisine, et faire r'accommoder ce
» qui sera rompu.

» Il aura soin de fournir les habits des pauvres, de l'estoffe
» et de la manière résoluë par le bureau, et le linge qui leur
» est nécessaire.

» Il tiendra registre des meubles et habits que les pauvres
» auront portés à leur entrée ; pour les rendre au cas qu'ils
» se retirent, et qu'ils trouvent condition hors l'Hôpital : et
» reprendra à la sortie ceux que l'Hôpital leur aura fournis.

» Il recherchera et aura le soin des draps ou robbes que
» les pauvres de l'Hôpital Général porteront aux enterre-
» ments, lors qu'ils y seront invités.

» Et afin que les pauvres se puissent tenir nets et que les
» poux ne s'engendrent en leurs têtes, il leur fournira des
» peignes de buis; il leur donnera aussi les menuës choses
» nécessaires à leur usage comme ciseaux, éguilles, épingles,
» lacets, livres, heures, papier, ancre, plumes et des chapel-
» lets à chaque pauvre.

De l'Administrateur receveur de l'Hôpital Général

» Le soin principal du receveur consiste en la recherche
» exacte des sommes duës à l'Hôpital soit par les dons, aman-
» des, condemnation d'aumosnes et autres choses.

» Il doit sçavoir que tout ce qui est donné aux pauvres, en
» général, et sans désignation, appartient à l'Hôpital Général.

» Il doit tenir un livre dans lequel il faut qu'il écrive tous
» les jours tout ce qu'il reçoit, et doit notter distinctement de
» qui, comment, et pour quelle cause, et faire signer ceux
» de qui il recevra, et à faute de sçavoir signer, les faire
» signer par un autre comme témoin.

» Il tiendra encore un autre livre, où il écrira aussi jour-
» nellement tout ce qu'il aura payé pour l'Hôpital, et ne fera
» aucun payement sans mandement ou ordonnance faite au
» bureau en l'assemblée des autres administrateurs; il doit
» retirer quittance au bas du mandement.

» Il doit rapporter tous les dimanches un compte de reçeu
» et dépense, pour être délibéré sur iceluy, à la subsistance
» des pauvres, et ce compte est remis entre les mains de celuy
» qui tient les livres.

» Il aura une des clefs des archives, et doibt être soigneux
» que lorsqu'on en retire quelque papier, livre de matricule,
» qui est dans icelles, en soit chargé afin qu'il ne s'égare
» aucunes pièces, et lors qu'on les rapporte, le livre de ma-
» tricule soit déchargé.

—

De l'Administrateur procureur

» Il est tenu de se présenter et d'occuper en toutes les cau-
» ses des pauvres ; et doit avoir un soin particulier qu'ils ne
» soient surpris.

» Rapportera au bureau l'état des procès, et s'il s'y passe
» quelque chose, afin qu'il y soit pourveu.

» Fera aussi les poursuites nécessaires pour le recouvre-
» ment de ce qui est deu à l'Hôpital.

» Il sera souvent au greffe pour vérifier si dans les régis-
» tres des insinuations et publications il y a quelques dispo-
» sitions en faveur des pauvres, ou de l'Hôpital Général.

» S'informera des greffiers criminels, des amandes et au-
» mosnes, qui auront esté adjugées et en avertira le receveur,
» pour en percevoir le payement : il avertira l'advocat admi-
» nistrateur, de l'estat des affaires, afin qu'il en sçache le
» progrès.

» Il prendra aussi garde, comme l'advocat administrateur
» en toutes les audiances, qu'il ne se passe rien où l'Hôpital
» Général aye intérest, comme pour peines stipulées aux con-
» trats et compromis, applicables aux pauvres, donations,
» legz et amandes adjugées aux pauvres.

De l'Administrateur qui a le soin de la nourriture des Pauvres

» Celuy qui a cette charge est obligé de se trouver dans
» la maison, la veille des jours qu'on y mange de la chair,
» sur les deux heures après midy, pour voir si la chair, que
» donne le boucher, est bonne, la bien faire pezer, en mar-
» quer la quantité sur la taille du boucher, et l'écrire dans
» un livre qu'il tiendra pour servir de contrerolle.

» Tous les lundys il vérifiera le roolle des personnes qui
» sont dans la maison, afin qu'il apprenne quelle quantité de
» pain et de chair, ou de fromage, suffira pour leur nourri-
» ture.

» La ration de pain, pour chaque pauvre, sera d'une livre
» et demy par jour.

» Celle de chair, trois quarts de livre de bœuf, laquelle

» cuitte et les os levés ne revient qu'à la moitié, elle leur sera
» délivrée froide, pour ce qu'on la couppe beaucoup mieux,
» et ils ont outre cela un potage.

» Les vendredys et samedys, au lieu de chair, ils auront
» deux onces et demy de fromage; le vin est deffendu à tous,
» fors aux vieillards incommodés, ausquels on en donne une
» mesure le matin et une autre le soir.

» Les vendredys et samedys il donnera quelque livre
» d'huille de noix, pour mettre au potage, et ce qu'il faudra
» pour les herbes.

» Tous les lundys il distribuera deux balets, à chaque ap-
» partement, et commandera qu'on tienne bien net par-tout,
» sur peine de punition, à quoi il sera fort exact, veû l'im-
» portance qu'il y a que l'Hôpital soit bien net à cause de la
» santé.

» Il aura soin que les pauvres, et surtout les enfans, soient
» propres en leur manger.

» Et il prendra aussi le soin de la nourriture des officières;
» et de faire provision de bled, vin, huille, fromage, chan-
» delle, et autres choses concernant la nourriture.

De l'Administrateur qui a la charge des Souliers, Sabots, Bois, Charbon et Chauffage des Pauvres, et de la visite des Bâtimens

» Il aura le soin de fournir des sabots aux pauvres et des
» souliers, pour ceux à qui le bureau jugera à propos d'en
» donner.

» Il doit aussi achepter, et faire provision dans la saison,
» du bois qui sera nécessaire à l'Hôpital, suivant l'estime
» qu'il en fera par l'usage d'un mois ou d'une semaine.

» Il fera aussi la provision de charbon, qu'il distribuëra
» selon la nécessité et en sa présence.

» Il fera aussi la provision des cendres et du savon, pour
» les lessives, dont il prendra le soin.

» Il doit avoir de temps en temps, s'il manque quelque
» chose aux couvers, et faire promptement recouvrir les
» égousts.

» Il aura aussi soin, quand on travaillera aux réparations
» extraordinaires, de visiter l'œuvre une fois le jour, ou du
» moins de deux en deux jours, pour voir si on travaille avec
» diligence, et conformément aux prix faits qui auront esté
» donnés par le bureau.

» Il fera la visite des bastimens, de trois en trois mois, ou
» plus souvent s'il est besoin, et mettra ordre qu'ils ne se
» ruïnent point, faute de petites réparations qu'il fera faire et
» payer, quand il aura veû qu'elles sont bien faites. `

» Il proposera au bureau, lorsqu'il jugera nécessaire de
» faire de grandes réparations. »

Réglement pour l'ordre des créanciers et payement des debtes

» L'Hôpital Général n'estant point renté, et ses diverses
» nécessités obligeant ses directeurs d'emprunter des deniers,
» ils ont estimé devoir faire un réglement, pour trouver cré-
» dit et le conserver, et ils ont bien voulu le donner au pu-
» blic, afin que personne ne fit difficulté de leur prester,
» connoissant leur ordre et la seureté de ses deniers.

» Premièrement, quand il sera advisé d'emprunter deniers
» par obligation personnelle, ou rente constituée, tous les
» administrateurs et directeurs s'obligeront solidairement
» l'un pour l'autre, si le créancier le désire ainsi.

» Si le créancier ne veut prendre l'obligation de tous, mais
» de quelques particuliers, ceux qui seront par luy indiqués,
» entreront dans l'obligation ou contract de constitution, et
» en ce cas tous les autres directeurs et administrateurs
» seront tenus consentir indemnité au profit des obligés, et
» s'il y a poursuitte de la part du créancier, payer la debte
» conjointement avec ceux qui seront entrés dans l'obligation,
» ou contract de constitution de rente, sans autre dénon-
» ciation.

» Et pour plus grande seureté de l'indemnité de ceux qui
» seront obligés, leur sera permis d'emprunter deniers, à
» perte de finance, et aux périls et fortunes, tant de ceux qui
» seront dans ladite obligation, que des successeurs direc-

» teurs, qui seront en charge, sans qu'il soit besoin d'autre
» aveû, consentement, ou procuration que ces présentes, qui
» serviront d'aveû et pouvoir général à perpétuité et irrévo-
» cable.

» Et pour mieux lever, ou faire cesser les difficultés de
» ceux qui voudroient prester ausdits directeurs et adminis-
» trateurs, ils entreront dans les obligations, ou contracts
» de constitution de rente en leurs noms propres et privés,
» si le créancier ne veut les recevoir en ladite qualité de
» directeurs et administrateurs dudit Hôpital Général et re-
» nonceront comme ils renoncent dès à présent, pour eux et
» leurs successeurs, à tous repits et jugemens de surséance,
» deffences et autres voyes dont les communautés se servent,
» pour suspendre et arrester l'exécution des obligations des
» créanciers, et sous prétexte de payement d'intérests pendant
» quelques années, ne pourront demander que l'obligation
» personnelle soit convertie en constitution de rente, contre
» la volonté et consentement du créancier.

» Et en cas de poursuitte et contrainte, de la part des
» créanciers, en vertu des obligations, ou contracts de cons-
» titution de rente contre les obligés, les directeurs et admi-
» nistrateurs seront tenus d'acquitter incessamment ce qui
» sera deû des deniers du fonds dudit Hôpital Général.

» Et où il n'y auroit deniers présents, pour faire ledit
» acquittement, seront tenus d'emprunter à perte de finance
» pour payer et jusques à ce les obligés seront gardés indem-
» nes par les directeurs et administrateurs, de tous dépens
» dommages et intérest qu'ils pourroient souffrir, en vertu
» des contraintes des créanciers.

» Lors qu'il y aura fonds dans l'Hôpital, il sera employé à
» l'acquittement des plus anciennes hypothèques ; sans qu'il
» puisse estre diverty ailleurs, que du consentement de ceux
» qui seront obligés aux premiers debtes, et où ils seroient
» diverty, les directeurs seront responsables de l'acquitte-
» ment des premières debtes, en leurs noms propres et
» privés.

» Que si les obligés sont sortis de charge, lorsque le créan-
» cier voudra estre payé, en ce cas tous les directeurs et
» administrateurs, qui seront en charge, seront tenus payer
» et faire cesser les poursuites.

» A mesure des emprunts, il en sera fait mention dans le
» registre du receveur de l'Hôpital et dans le registre des
» délibérations, et de celuy qui tient les livres, afin d'en tenir
» ordre, et que les successeurs administrateurs en soient
» pleinement avertis, pour y satisfaire comme déjà est dit.

» Et à l'entretenement et exécution desdits articles, les
» directeurs et administrateurs, ont obligé et obligent tous
» les biens temporels dudit Hôpital Général qu'il a de pré-
» sent, et aura à l'avenir; et à l'égard des créanciers, ou des
» indemnités qui seront consenties au profit des obligés, les
» compultions et contraintes tiendront sur leurs biens pro-
» pres et particuliers, sauf leur recours sur les biens tempo-
» rels dudit Hôpital Général et ont signé.

» Ce sont les précautions qu'on a trouvé, pour faire cesser
» les doutes des plus apprehensifs, pour tenir l'ordre dans
» l'Hôpital et pourvoir à la seureté de ceux qui se rendent
» cautions de Jesus-Christ, obligé à la nourriture de ses
» membres, et l'on ne doit pas douter de la validité de ces
» articles, puis qu'ils sont confirmés par une assemblée de
» la ville, et renouvellés toutes les années dans l'Hôpital.

De l'ecclésiastique chapellain de l'Hôpital

» Il doit estre dans l'Hôpital l'exemple de vertu et de piété
» et empêcher les désordres, particulièrement ceux qui regar-
» dent le service de Dieu.

» Son soin particulier doit estre de faire entendre tous les
» jours la messe aux pauvres et d'avoir la conduite des exer-
» cices spirituels qu'on leur fait pratiquer.

» De les faire confesser tous les premiers dimanches des
» mois, aux festes solennelles, et particulièrement à celles
» que l'Église célèbre en l'honneur de la Sainte-Vierge, à
» quoy il doit tenir la main, et faire que les pauvres lui ayent
» une dévotion singulière.

» Il aura aussi soin qu'ils prient Dieu, soir et matin, en la
» manière qu'il leur est ordonné, afin de dresser les pau-
» vres dans leur jeune âge à la piété; il leur enseignera le
» catéchisme et le leur fera réciter tous les samedys, après
» disner.

» Si quelque pauvre fait quelque mauvaise action qui mé-
» rite punition exemplaire, il le notera et le rapportera aux
» administrateurs en leur bureau.

» Il aura aussi le soin de visiter et consoler les malades,
» leur administrera les Sacremens et assistera aux enterre-
» mens de ceux qui meurent en l'hôpital, avec les adminis-
» trateurs.

De l'Œconome et des Archers de l'Hôpital

» Les directeurs n'ont pas jugé à propos dans le commen-
» cement de se charger d'un grand nombre d'officiers : afin
» d'éviter à l'hôpital la dépense de tant de gages : un de
» leur compagnie ayant bien voulu faire la fonction de secré-
» taire, ils ont reduit les menus officiers au moindre nombre
» qu'il leur a esté possible.

» Celuy qui a esté receu dans l'hôpital pour faire les fonc-
» tions d'œconome est chargé de la distribution du pain, du
» soin de la cuisine, de faire les portions et assister aux repas
» des pauvres, pour y faire observer l'ordre, remarquer les
» friponneries, et en bailler le nom des pauvres qui ont failly,
» et qui méritent correction, aux administrateurs estans au
» bureau.

» Ils ont aussi réduit les archers au nombre de quatre, et
» réglé leur fonction, de se trouver en l'hôpital les dimanches
» au temps du bureau, de servir, visiter les églises et les
» ruës, en la manière qui leur a esté prescrite, de prendre et
» conduire en l'hôpital ceux qu'ils surprennent mendians, de
» conduire les passans aux maisons qui leur sont assignées
» pour giste, et de se trouver aux jours et heures que les
» administrateurs leur marquent, pour assister aux suîtes et
» visites des quartiers.

4

Réglement de journées pour les pauvres

» C'est le point essentiel de l'œuvre, et ce pourquoy tous
» les autres réglements sont faits, c'est la conduite des pau-
» vres qui est le motif et la fin de l'hôpital, et c'est pour
» l'observation de ce réglement qu'il a deux administrateurs
» nommés pour chaque jour, afin de maintenir l'ordre et la
» discipline parmy les pauvres.

» Ils se lèvent à six heures, dans le temps d'hyver, et à
» cinq, de Pasques à Toussaints.

» Ils vont après leur lever en la Chapelle, et y recitent à ge-
» noux l'Oraison Dominicale, la Salutation Angélique, le Sym-
» bole des Apostres, la Confession Générale, les Commande-
» mens de Dieu et de l'Eglise, disent l'Antienne de la Sainte
» Vierge, mère des pauvres, et la prière à leur Ange Gardien.

» Ils se retirent en suîte dans leurs chambres ou au tra-
» vail, jusques à neuf heures en hyver, et huit en esté, qu'on
» célèbre la Sainte Messe, et à laquelle ils assistent tous.

» Après la messe ils retournent au travail jusques à dix
» heures, qui est celle de leur dîner.

» Ils dînent tous assis à table, ayant chacun sa tasse et
» son écuelle devant eux, et ils doivent entendre, avec toute
» l'attention qu'il se pourra, la lecture qui leur sera faite et
» ne sera loisible à aucun de manger séparément, ou à autre
» heure, sans excuse légitime.

» Ils font la bénédiction avant que se mettre à table, et
» après ils rendent graces à Dieu des biens qu'ils reçoivent
» par sa divine Providence.

» Après la réfection prise, la vaisselle est levée de dessus la
» table, et doit estre lavée et proprement tenuë par ceux qui
» en ont charge, y ayant pour cet effet en chaque chambre
» des personnes choisies, et la vaisselle estant nette est fer-
» mée dans les buffets; le pain qui reste après le repas des
» pauvres doit estre soigneusement ramassé, porté dans la
» panneterie, et ne se verra sur les lits, ou ailleurs, aucun
» pain ny viande.

» Pour éviter quelque corruption dans la maison, seront
» tous les jours, matin et soir, les chambres ballayées, et
» tenuës nettes avec un grand soin.

» Aucun pauvre ne pourra sortir de son quartier pour aller
» en un autre, sans nécessité et sans congé, qui leur sera
» donné par ceux qui en ont le pouvoir.

» On n'entendra aucun mauvais discours, ny chanson
» deshonneste dans la maison.

» Deffences sont faites à tous les pauvres de l'hôpital de
» demander ny recevoir, de ceux qui visitent la maison, au-
» cune aumône; et ceux qui par charité visitent les pauvres,
» sont suppliés de mettre dans le tronc ce qu'ils veulent
» donner, pour leur entretenement.

» Ne pourront les pauvres boire et manger dans la maison,
» avec quelle personne de la ville que ce soit.

» Un quart d'heure avant le repas on sonnera la cloche,
» au son de laquelle ils vont·dans la chapelle, et prosternés à
» genoux remercient la divine Providence du soin qu'elle a
» de leur nourriture, et saluënt la Sainte Vierge leur pa-
» tronne, disant le *Salve regina;* immédiatement après le
» repas ils retournent à la chapelle, chantent l'*Inviolata,* et
» supplient la Sacrée Mère de Dieu de luy offrir leurs prières
» et leurs actions.

» Ils soûpent le soir à six heures, et y observent la béné-
» diction et autres choses comme au dîner.

» Entre huit et neuf heures du soir ils retournent à la cha-
» pelle, disent les Litanies de la Sainte Vierge, et après avoir
» fait l'examen de conscience, ils font les prières comme le
» matin.

» Tous les pauvres se retireront à neuf heures du soir, et
» quitteront le travail pour prendre leur repos, après avoir
» remercié Dieu des graces qu'ils ont receu pendant la jour-
» née, et nul ne sera trouvé par la chambre travaillant cette
» heure passée.

» Ils se confesseront tous les premiers dimanches des mois,
» et ceux qui auront l'âge recevront la sainte communion ;

» comme aussi aux principales festes de l'année, et particu-
» lièrement à celles que l'église célèbre en l'honneur de la
» Sacrée Mère de Dieu, à laquelle ils doivent avoir une par-
» ticulière dévotion.

  » C'est en cette manière que les pauvres enfermés en l'hô-
» pital y sont conduits; pour les passans, ils prennent leur
» réfection avec les pauvres enfermés, quand ils viennent aux
» heures du repas; que s'ils arrivent le soir après les avoir fait
» soûper, l'on les reçoit dans les chambres qu'on leur a dispo-
» sées; et de plus au départ l'on leur donne en argent ce qu'on
» juge raisonnable pour les aider à continuer leur chemin.

  » Si bien que par cette œconomie tous les pauvres sont
» secourus, et il n'y a point de véritable nécessité qui ne re-
» çoive ce qui lui est nécessaire; c'est pourquoy les adminis-
» trateurs prient très-instamment, chacun en particulier, de
» ne se point laisser séduire à ces pauvretés feintes et frau-
» duleuses qu'on leur expose; par une charité mal ordonnée,
» de ne point donner à un particulier, qui les trompe soûs
» une fausse apparence, ce qui est deû à tous les pauvres en
» général.

  » Qu'ils adressent les pauvres qui se présentent à eux, à
» celuy des deux hôpitaux duquel ils doivent tirer leur se-
» cours; et qu'ils ayent la charité d'avertir ceux qui y sont
» preposés, afin qu'ils pourvoyent à leurs besoins, et qu'ils
» fassent cesser ce désordre, dont la continuation choque
» directement la fin pour laquelle l'hôpital a esté institué.

  » D'autre costé, l'on prie tant de personnes qui se reposent
» si doucement sur les soins des administrateurs, et qui sup-
» posent favorablement que la Providence pourvoit à tout, de
» faire réflexion que l'hôpital n'a point de fonds certain, que
» les plus considérables de ceux qu'on luy avoit affectés luy
» sont controversés, que le public n'y contribuë en rien, qu'il
» attend sa subsistance des charités des particuliers, qu'il
» n'est pas juste qu'ils profitent sur l'hôpital et qu'ils ne
» doivent pas refuser à la discipline et à la sanctification des
» pauvres ce qu'ils accordoient à leurs fausses nécessités.

» L'on donnoit par importunité le double et le triple de ce
» qu'on donne maintenant par charité ; ce n'eŝtoit le plus
» souvent qu'un motif de compassion naturelle ; à présent
» qu'on est asseuré de l'excellence de l'employ et de la fidélité
» de la dispensation, l'on donne bien moins ; si les pauvres
» ne faisoient leurs plaintes publiques par cet écrit, l'on seroit
» satisfait de n'entendre plus leurs clameurs par l'éloigne-
» ment de leur retraîte.

» Que chacun examine ce qu'il avoit accoûtumé de donner
» et qu'il en fasse justice à l'hôpital ; puis qu'il n'a pas esté
» fait pour diminuer leurs charités, mais pour donner occa-
» sion de les augmenter, en voyant qu'elles sont si bien em-
» ployées.

» Si on vouloit rendre raison dans le détail, de toute la
» dépense qui a esté faite dans l'hôpital, pour l'achat de la
» maison, pour la mettre en estat, pour la clôture, pour l'a-
» meublement, pour la chapelle, pour les habits et pour le
» linge, duquel il faut une très-grande quantité, les chemises
» estant données toutes les semaines, les nappes tous les
» dimanches, et les draps de lit, ou linceuls, tous les mois ;
» l'on feroit voir que c'est par le seul soûtien de la Providence
» que cet ouvrage subsiste, puisque tous les secours qu'on a
» receus semblent insuffisans pour son entretien.

» Il suffira de faire connoître quelle est la dépense de bou-
» che ; il y a cent trente pauvres actuellement enfermés,
» sans ceux qui viendront dans le courant de l'hyver ; la ra-
» tion de pain est d'une livre et demy par jour, sans com-
» prendre celui du potage, qui est de vingt livres ; le tout
» revenant à deux cens six livres, qui consomme trois quarts
» et deux tiers de quarte de bled par jour ; à quoy si on ad-
» joûte ce qui est donné aux passans, la dépense montera
» plus d'un septier.

» L'on leur distribuë quarante-sept livres de chair par
» jour, qui est de quatre onces pour chacun des pauvres
» enfermés ou des passans ; quatorze livres de fromage les
» jours maigres, à raison de deux onces et demy chacun ; à

» quoy il faut ajoûter l'huyle pour le potage, le sel, la chan-
» delle, la nourriture et l'entretien des officières.

» Les commissaires qui ont travaillé à l'établissement de
» l'hôpital l'ont entrepris avec zèle; quoy qu'ils n'eussent
» point de fonds certain en leurs mains; qu'ils n'attendissent
» rien des contributions publiques; et ils ont estimé que cette
» voye abandonnée, et qui paroît contraire à la prudence hu-
» maine, estoit plus conforme aux desseins de la Providence,
» qui sembloit exiger d'eux une entière confiance; la suîte a
» justifié leur intention, et ils ont satisfait à l'engagement
» charitable envers le public, pour l'accomplissement de ce
» grand dessein, dont le succès est si surprenant et ils y ont
» épuisé leurs forces et leur industrie.

» C'est maintenant à chacun, en particulier, de s'interes-
» ser pour la subsistance de l'œuvre et d'avoir les mains ou-
» vertes pour recevoir Jésus-Christ, qui se présente à nous
» en la personne de ses membres recuëillis en l'hôpital, les
» vestir, les nourrir et les soûtenir en leurs besoins.

» Que l'on les vienne visiter, dans ces lieux de retraite, en
» esprit de charité et de compassion, honorant en leurs per-
» sonnes, et regardant des yeux de la foy Jésus-Christ dans
» sa crèche, qui est encore sous la chaulme, exposé au froid
» et aux nécessités de la nature, et que l'on les soûlage effi-
» cacement dans leurs besoins généraux et particuliers;
» c'est un moyen asseuré que la Providence prépare pour la
» sanctification de ceux qui s'appliqueront à ce charitable
» employ, et pour leur obtenir de la bonté divine la grace
» promise dans l'évangile; mais sur tout, qu'on ne tombe
» point dans la malédiction, *Eleemosynam Pauperis ne de-*
» *fraudes*, Ecclesiastic. 4. »

III

Mis en possession d'un grand nombre de droits par les Lettres Patentes, les administrateurs de l'Hôpital Général éprouvent de toutes parts des difficultés pour jouir effectivement des biens concédés.

RÉUNION DE LA LÉPROSERIE DE SAINT-LAZARE

Les Pères de l'Oratoire étaient possesseurs de l'Infirmerie de Saint-Lazare depuis 1628; les consuls leur avaient cédé l'Infirmerie avec ses revenus, pour dotation d'un cours de philosophie. En vain l'Hôpital leur fait-il signifier les Lettres Patentes, en février 1659. Les Pères refusent de s'incliner. Les Consuls interviennent, ainsi que les Intendants de l'Hostel-Dieu. Les Pères consentent à traiter avec les Consuls en juin 1660. Un arrêt du Parlement, de juillet 1660, porte homologation de deux contrats de démission de l'Infirmerie par les Pères (chapelle, bâtiments, prés, vignes et nomination du chapelain). La démission est confirmée le 11 août 1674 par un arrêt de la Chambre royale de Paris, tenue à l'Arsenal.

L'administration de Saint-Lazare entraînait notamment une rente annuelle de 10* sous le nom de Pauvres de la Maladrerie et Infirmerie de Riom (Extrait des états du domaine d'Auvergne, chapitre des fiefs et aumônes), somme versée annuellement depuis Alphonse.

L'Hôpital entre effectivement en possession de la Maladrerie le 10 octobre 1660.

Le 24 octobre suivant, M. Mandon, prêtre séans est prié d'aller demander aux Pères de l'Oratoire les reliques qui étaient à Saint-Lazare. Ces reliques furent plus tard enfermées dans un reliquaire d'argent (avril 1665) en même temps qu'on réparait la chapelle de Saint-Lazare.

RÉUNION DE L'AUMONERIE DE MOZAT

Les difficultés sont les mêmes pour l'entrée en possession de l'aumônerie de Mozat. Des secours sont distribués aux pauvres les plus nécessiteux de Mozat, pendant qu'un des administrateurs, M. Rigaud, advocat, est député à Paris pour régler la question, en septembre 1659. Le 30 septembre de cette même année un arrêt du Grand Conseil attribue à l'Hôpital Général, conformément aux Lettres Patentes, le tiers des revenus de l'Aumônerie.

Le 11 avril 1660, un accommodement provisoire peut enfin être conclu avec le sieur aumosnier de Mozat qui ne consent qu'en juillet 1662 à partager les revenus de l'aumosnerie et signe le traité le 15 octobre de cette même année.

A la suite, on voit tous les ans ledit sieur aumosnier faire un don de 10 setiers de blé et d'une certaine quantité de vin.

Néanmoins la réunion de la collecte donne lieu à un long procès entre l'Hôpital, Mlle Mercier et la commune de Mozat; ce procès se termine seulement le 31 juillet 1667 par un jugement qui adjuge à l'Hôpital Général la directe de la Charité de Mozat; pour les remises et les communaux les parties doivent se pourvoir en conséquence de la déclaration du Roi; enfin distraction est faite à D^lle Mercier du pré de Fontvachel.

Un long procès avec les luminairies de Prompsat, Teilhède et Chastelguyon est clos le 13 novembre 1678 par le désistement de l'Hôpital devant les droits des luminiers et consuls de ces paroisses.

DROIT DE LEYDE — DROIT DES BANCS — DROIT SUR LES BOUCHERS

La réunion de l'Infirmerie Saint-Lazare et celle de l'Aumosnerie de Mozat sont les principales ressources du nouvel hôpital, mais non les seules.

L'Hôpital exerce le droit de leyde qui est d'une demi-coupe par setier pour les habitants de Riom, et d'une coupe pour les forains.

Le droit de mettre des bancs dans la rue est affermé depuis la fondation de la maison jusqu'à la Révolution. Les administrateurs eurent quelques démêlés avec les fermiers des bancs. En mai 1665 les bancs ayant gêné la circulation, il est décidé qu'on ne souffrirait plus qu'un rang de bancs dans les trois rues de la Fontaine des Lignes à celle de Layat et dans la grande rue allant au Palais. Les fermiers, après avoir fait quelques difficultés, acceptent ce règlement de police. Au xviiie siècle de nombreux conflits s'élèvent entre les commerçants et le fermier des bancs ; la question est tranchée par un arrêt de la Cour du Parlement de Paris, du 27 juillet 1787, qui « garde et maintient les administrateurs de l'Hôpital Général de Charité dans lesdits droit et possession, considérant que les différentes lois et réglements ont ordonné d'ôter et abattre tous les étalages ou montres excédant huit pouces après les gros murs des plus grandes rues.... »

A la question des bancs des rues se rattache celle des bancs que l'Hôpital eut le droit d'affermer à la petite boucherie (laquelle existe encore, rue du Nord). Ce droit s'élevait à 25 livres de chair par semaine.

De plus, en 1667 (30 janvier), les bouchers se plaignent de ce que plusieurs étrangers portent de la chair à vendre dans cette ville et dans les faubourgs et la débitent non seulement les jours de marché, mais les autres jours, qui le plus souvent est de mauvaise qualité dont il peut arriver divers inconvénients. Ils offrent aux administrateurs de se cotiser et de payer ce qui sera advizé, si on peut obtenir des défenses contre lesdits étrangers ou les faire interdire. — De nouvelles réclamations des bouchers en juin 1678 sont écoutées. Les gardes empêcheront de porter et vendre de la viande aux carrefours et maisons de la ville ; les bouchers bailleront à l'Hôpital huit livres de viande par semaine ; plus tard 25 livres (1686), mais de fréquentes difficultés surgissent.

Pour la premièrs fois on voit, le 8 décembre 1669, l'Hôpital
intervenir dans la permission aux bouchers de vendre de la
viande en caresme, et exiger un droit ou plutôt une aumône ;
presque tous les ans on voit renouveler cette permission. En
1693, cette aumône est de 50# à l'Hôpital Général, 50# à
l'Hôtel-Dieu, 10# au Refuge et 40# au greffier de police. En
1697 l'Hôpital Général ne touche que 45#. En 1702 les bouchers donnent 20 écus aux deux hôpitaux (1).

DROITS SUR LES OFFICIERS DE JUDICATURE — AMENDES

Quant aux droits et revenus casuels de l'Hôpital, ils furent,
les principaux du moins, réglés dès la fondation de l'Hôpital.

a). « Le 16 mars 1659, la taxe des officiers de la Maré-
» chaussée d'Auvergne est fixée de la façon suivante :

» Chaque exempt.......... 10ł
» Chaque archer.......... 5ł

b). « Le 2 may 1659 la communauté des Procureurs de ce
» siège décide de faire don à l'Hôpital du droit de bazoche dû
» par les clercs du palais à raison de 20 sols pour chaque
» clerc.

c). « Le 18 décembre de la même année, les Procureurs
» décident de faire don à l'Hôpital du droit d'attestation des
» procès-verbaux des saisies réelles à raison de cinq sols par
» chaque procès-verbal.

d). « Plus tard, en janvier 1662, une sentence du Sénéchal
» d'Auvergne, sur les conclusions du Procureur du Roy, fixe
» la taxe des droits attribués à l'Hôpital par les lettres pa-
» tentes, sur tous les officiers de judicature, advocats, pro-
» cureurs, notaires et greffiers, juges subalternes et autres,
» lors de leur réception et installation ainsi qu'il est énoncé
» cy-après, lesdits droits payables nonobstant opposition ou
» appellation quelconque, et défense au greffier d'expédier ni

(1) Un droit semblable était réservé à l'Hôtel-Dieu de Paris pendant le
carême.

» délivrer aucune matricule, baux d'apprentissage ou de
» maîtrise, sans qu'il leur ait paru de la quittance du rece-
» veur dudit Hôpital, à peine d'en répondre en leurs noms
» propres et privés. La taxe est ainsi réglée :

» Monsieur le Lieutenant général	100^l
» Chaque conseiller	50
» Monsieur le Procureur du Roy........	66^l 13^s 4^d
» Chacun de MM. les advocats du Roy....	23 6 8
» Chaque advocat, qu'il ait été reçu au	
» Parlement ou non.................	6
» Chaque procureur....................	5
» Chaque notaire en cette ville.........	3
» Chaque greffier, au civil ou au criminel.	3
» Chaque commis greffier.............	1
» Chaque officier dans les justices subal-	
» ternes......................	1 10
» Chaque marchand de drapt ou de soye la	
» première fois qu'il ouvre boutique ...	3
» Chaque apotiquaire.................	3
» Chaque chirurgien	3
» Chaque marchand épicier ou d'autre	
» nature.....................	2
» Chaque apprenti auxdits arts de marchan-	
» dises.....................	1
» Chaque cordonnier ou boulanger lors de	
» son chef d'œuvre ou jurande........	1
» Chaque apprenti auxdits métiers	0 10
» Chaque cabaretier, hôtelier, la première	
» fois qu'il met bouchon.............	1

e). « Messieurs du Bureau des Finances et de la Généralité
» de Riom ne sont taxés qu'en décembre 1672, savoir :

» Chaque trésorier de France..........	60^l
» Le Procureur du Roy...............	60
» Chaque advocat du Roy	30
» Chacun des greffiers................	30

» Le receveur des épices..... ....   10¹
» Chaque Receveur général des Finances.   100
» Chaque Contrôleur général des Finances   20
» Chaque Eslu des Eslections..........   10
» Chaque Receveur des tailles de l'Election
   » de Clermont................   30
» Chaque Receveur des tailles des autres
   » Elections   22
» Chaque procureur postulant.........   3
» Chaque huissier de bureau..........   1 »

La perception de ces droits fut l'objet de nombreuses poursuites de la part de l'Hôpital auquel on ne les servait jamais
sans qu'il les réclamât.

Les rapports de la magistrature avec l'Hôpital furent d'ailleurs toujours empreints de cordialité ; on voit souvent des
jugements condamner tel ou tel à une amende au profit de
l'Hôpital de Riom. Certaines de ces amendes furent infligées
par *les Grands-Jours* (mars 1666) de Clermont (1). D'autres
fois les juges de police font porter à l'Hôpital des paillassons
de fruits (renettes, châtaignes, poires) saisis aux Taules où il
n'est pas permis de vendre le dimanche (novembre 1673). Ou
encore ce sont des amendes infligées aux curés qui ne dépo-
sent pas leurs registres d'état-civil, et dont le produit est
partagé : 1/3 revient à l'Hôtel-Dieu, les 2/3 à l'Hôpital Général (mars 1755).

En 1673, l'Hôpital est exempt du port des lettres et paquets
reçus ou envoyés.

VOIRIE URBAINE

La voirie urbaine est aussi un objet d'études de la part des
administrateurs.

Déjà, en 1644, Jean Douet de Romp-Croissant avait pro-

_____

(1) Le 1ᵉʳ novembre 1665, les administrateurs de l'Hôpital étaient allés
faire visite à MM. de la Chambre des Grands-Jours à Clermont.

posé, à Paris, d'employer les mendiants à nettoyer les rues. Sa proposition avait été rejetée.

A Riom, la question de l'enlèvement des boues et fumiers et de la circulation des porcs se présente en 1666. Le 23 mars, une ordonnance de MM. les Trésoriers de France enjoint d'enlever les fumiers qui sont sur les advenues de cette ville. L'assemblée générale de la ville traite dans ce but avec l'Hôpital moyennant la somme annuelle de 300#, et le 6 décembre suivant le trompette de la ville, adsisté de l'un des gardes de l'Hôpital Général, annonce par les carrefours que dans huit jours on travaillera à faire emporter les boues et les fumiers; on aura des charroirs à cet effet et les directeurs y adsisteront pour empêcher les résistances qu'il y pourrait avoir. L'Hôpital fournira une charrette à chaque quartier. Le fumier sera apporté sur le derrière du jardin dudit Hôpital.

Le 16 janvier 1667, l'ordonnance pour l'enlèvement des boues et fumiers de la ville est publiée à son de trompe et affichée. Le 24 janvier on commence par la rue puis l'Hôtel-de-Ville jusqu'au Pré-Madame (à cause du feu de joye du 25 janvier). L'Hôpital loue douze charretiers et six hommes pour les aider à charger. Malgré la surveillance exercée, plusieurs personnes se plaignent du peu de soing que l'on met à emporter les boues; des commissaires sont nommés dans chaque quartier.

L'enlèvement se fait lentement et, probablement sur les récriminations de gens tenant à leur fumier, les consuls regrettent le traité qu'ils ont fait à ce sujet avec l'Hôpital et demandent à le rompre.

Le 24 février 1669, les administrateurs conviennent de leur côté que l'affaire est loin d'être avantageuse à la maison, qu'au contraire les pauvres sont tenus à beaucoup de travail et ont constante occasion de malfaire. Le traité est résilié du consentement des deux parties.

De loin en loin cependant on a recours aux pauvres de l'Hôpital pour enlever le fumier des avenues. Le 23 janvier

1683 les Juges de police prient les administrateurs d'envoyer des pauvres pour enlever le fumier des deux rues allant de Saint-Amable au Palais et de Notre-Dame du Marthuret à la fontaine des Lions les jours de mercredy et samedy. Ceux-ci décident d'en envoyer huit ou neuf chaque jour. Mais il n'y a pas de traité et l'enlèvement tombe en désuétude. On y revient cependant le 21 janvier 1691 ; l'Hôpital accepte de nouveau d'enlever les boues de la ville « moyennant 300*, que M. l'Intendant de Vaubourg a osté à MM. les consuls ».

La question du passage des porcs dans les rues, quoique moins fructueuse que l'enlèvement des boues, occupe les délibérations de l'Hôpital. Le 14 janvier 1674, le Procureur du Roy expose que par les règlements de police il a été résolu qu'on se saisirait des pourceaux et cochons qu'on trouverait dans les rues de cette ville et qu'on les confisquerait à l'Hôpital Général et qu'il serait à propos de donner quelque chose à ceux qui les y conduiraient; il fut résolu « qu'on donnerait cinq sols à ceux qui conduiraient lesdits pourceaux et cochons dans cette maison et qu'on les égorgerait d'abord ».

Ce règlement, dont nous donnons littéralement le texte, ne semble pas avoir été vigoureusement appliqué. Le 4 juillet 1683 les juges de police demandent que les gardes de l'Hôpital chassent les pourceaux de la ville ; les Administrateurs répondent que les gardes ont assez de s'occuper des pauvres et rejettent la demande des juges. De même ils repoussent l'année suivante (17 septembre 1684) la demande des Consuls qui voudraient que les gardes de l'Hôpital exécutent leur ordonnance portant qu'on ne tiendra pas de pourceaux dans les rues depuis sept heures du matin jusqu'à sept heures du soir, à peine de 5 sols d'amende pour chaque pourceau. Les juges de police renouvellent leur demande le 16 septembre 1685, et, pour décider les Administrateurs, offrent de verser à l'Hôpital ce qui revient des amendes; cette fois la proposition est acceptée.

Mais on ne tarde pas à le regretter. Les gardes ou estafiers accomplissent leurs fonctions avec zèle. Gagnant 5 sols pour la capture d'un porc et seulement 1 sol pour la capture d'un mendiant, ils laissent les pauvres mendier aux églises et s'excusent même d'aider à porter les malades à l'Hôtel-Dieu. Aussi le 20 octobre 1686 on leur retire l'ordre d'enlever les porcs et on les engage à se rendre plus assidus à leurs fonctions ordinaires. D'ailleurs cela rendait l'Hôpital odieux aux pauvres gens. C'est en vain que les Consuls cherchent de nouveau à confier ce service à l'Hôpital. Les administrateurs refusent de nouveau d'employer les gardes à prendre et fermer les pourceaux, « pouvant lesdits consuls donner cet employ à leurs galtiers et chasse coquins » (30 novembre 1687).

Cependant quelques années plus tard (1691) les gardes sont de nouveau chargés de ce service ; mais on attend 24 heures avant d'égorger les porcs si on ne les réclame pas ; si au contraire on les réclame dans ledit temps on prendra 20ˢ des grands, 10ˢ des moyens et 5ˢ des petits, et 5ˢ pour les gardes....

En 1698 on fait immédiatement égorger les pourceaux pris. En 1700 on accorde un délai.

Enfin le 10 juillet 1701, l'Hôpital interdit de nouveau aux gardes de prendre les pourceaux, car ils laissent trop faire les mendiants.

DROIT DE VENDRE DE LA GLACE

Avant de clore la liste des revenus casuels de l'Hôpital, nous signalerons quelques droits qui de loin en loin ont pu produire une légère somme à l'Hôpital.

C'est d'abord le *droit de vendre de la glace* dans les rues sur des brouettes (juillet 1678) ; on établit une première glacière.

Le 10 décembre 1690, le Lieutenant Général décide l'établissement d'une glacière en l'Hôpital, avec défense aux habitants d'acheter de la glace ailleurs.

Une ordonnance des trésoriers de France du 22 avril 1691, porte permission à l'Hôpital de construire deux glacières dans le fond du jardin du vieux château royal et dans la cour dudit jardin du côté de bise.

Le 18 may 1692, on voit par les rues de la ville les pauvres de l'Hôpital Général vendant la glace sur brouettes à raison de 6 deniers la livre.

Mais le monopole ne paraît guère lucratif; d'ailleurs on signale des hostelleries qui, à cette même époque, vendent aussi de la glace (hostel de la Croix-Blanche). Il n'est plus question des glacières jusqu'à la Révolution.

DROIT SUR LES TROUPES DE COMÉDIE

En novembre 1660 passe une troupe de comédiens; un des administrateurs est prié de voir le Lieutenant Général, afin de tâcher par son moyen d'en avoir quelque chose.

En août 1669, une autre troupe séjourne à Riom et l'administration leur fait jouer une pièce pour l'Hôpital.

En septembre 1686, le passage d'une nouvelle troupe de comédiens rappelle la question des droits de l'Hôpital. On priera les comédiens de donner une pièce de laquelle on tire rétribution pour les pauvres de la maison, en payant néanmoins les frais de la représentation comme la chandelle et autres choses. Cette pièce se joue le 7 septembre. Tous frais faits et payés, à l'exception du loyer de la salle dont M. Charpentier fait don aux pauvres, « il y a eu 40 livres 14 sols pour cette maison. »

Ls 22 septembre 1697 l'Hôpital se borne à lever quelque chose sur la recette d'un jour.

L'année suivante, 25 may 1698, on tire quelques pièces d'argent de joueurs de marionnettes qui sont en cette ville.

Cependant certaines consciences n'acceptent pas ces prélèvements, et le conseil s'adresse au R. P. Faure, supérieur de l'Oratoire, pour lui demander son sentiment si on peut exiger en sûreté de conscience l'argent d'une pièce par les comédiens et si ce n'est pas autoriser la comédie qui est défendue et prendre l'argent mal acquis. Le 30 novembre 1698 le Père répond qu'il n'est pas d'avis qu'on demande une pièce aux comédiens pour cette maison, ainsi qu'il s'est pratiqué autrefois, « attendu que ce serait autoriser la comédie qui est mauvaise en soy et que ce serait exiger d'eux de l'argent mal acquis ».

Le conseil du Père Oratorien ne fut pas religieusement suivi par la suite. En décembre 1702 on voit l'Hôpital réclamer quelque chose pour ses pauvres à des bateleurs. Toutefois, le 25 mars 1703, on contraint à se retirer des particuliers qui voulaient introduire un jeu de hasard en cette ville, et qui offraient de donner 10 pistoles à l'Hôpital si l'on voulait leur procurer la permission de M. le Lieutenant Général et de M. le Procureur du Roy, laquelle ils n'ont pu obtenir pour être des jeux défendus.

LOTERIES

Les loteries étaient alors assez en vogue. En 1698-99, l'Hôpital de la Charité de Lyon en avait organisé une de 300.000[1], qui avait fort bien réussi. On décide d'imiter cet exemple, et le 26 juillet 1699 on établit une loterie de 6.000 billets à 20 sols pièce, sur lesquels on retiendra 600 livres soit 2 sols par livre, et des 5.400 livres restantes on fera vingt lots : un de 1.400 livres, deux de 300, dix-sept de 200 livres. Mais la loterie n'a pas tout le succès espéré. Au 15 septembre, date fixée, on a seulement recueilli 2.400 et quelques livres, on décide de faire un lot de 500, un de 200, deux de 150, quatre de 100, quinze de 50, enfin un lot de 53 francs, et de garder le surplus pour l'Hôpital, soit 200 et quelques livres.

L'année 1700, qui est marquée par des loteries des Hôpitaux Généraux de Paris et de Tours, encourage les Administrateurs à renouveler l'expérience. On reçoit l'approbation du Roy (14 avril); les bénéfices de l'Hôpital seront de 2 sols par livre; le gros lot est fixé à 1.500 livres sans qu'on puisse le réduire. On place ainsi 8.400 billets à une livre, et l'Hôpital se fait ainsi un gain de 840 livres, que l'on consacre à la lingerie

5

(18 juillet). Ici se place le récit d'une grosse farce que nous résumons en quelques mots, toujours d'après le registre. Aussitôt après le tirage, M. de Macholes, organisateur de la loterie, voit se présenter à lui le nommé F.... perruquier, avec un billet où on avait contrefait sa signature. On apprend que les sieurs B.... et V...., marchands, avaient fait la pièce audit F.... pour plaisanter. Jugeant que cela ne devait pas être souffert et passait la raillerie, le sieur de Macholes avait témoigné vouloir se plaindre à M. l'Intendant. Il consent à n'en rien faire sur les instances de B...., de V.... et de F.... lui-même.

MONOPOLE DES QUÊTES — PERMISSIONS ET INTERDICTIONS DE QUÊTER

L'importante question des quêtes occupe tout spécialement les Administrateurs. Ils interdisent les quêtes des frairies et prient M. le Sénéchal de les appuyer pour empêcher les bailes des frairies du Saint-Esprit qui persistent à quêter (mai 1664).

Une affaire de quête avec les religieuses de Notre-Dame, qui avaient quêté dans leur église le jour de Notre-Dame de mars, est réglée à l'amiable par la médiation de M. le Lieutenant Général (mai 1671). En janvier 1687, les chanoines et bayles du Marthuret ayant fait une quête, on fait saisir et arrêter l'argent provenant de cette quête; protestation du Chapitre qui perd son procès, la sentence du Sénéchal d'Auvergne portant que les *Administrateurs de l'Hôpital sont gaudis et maintenus dans la possession de quester seuls dans la ville et les faubourgs de Riom*, avec défenses audit Chapitre et à tous autres de les y troubler.

Pour centraliser les aumônes, l'Administration s'entend avec les Consuls qui désignent quatre maisons, une en chaque quartier, auxquelles seront portés les restes des tables, et une en chaque faubourg où l'on envoie quérir le tout pour aider à la nourriture des pauvres et pour que rien ne se perde.

Les hostes de la ville sont priés de laisser ouverte la porte de leur logis aux pauvres de l'Hôpital pour quester (mars 1665).

Des bassins sont placés devant l'Hôpital pendant la procession des Rameaux qui se rend chaque année à la Recluse, ainsi que font MM. les Intendants de l'Hôtel-Dieu devant leur maison. On place des boîtes (troncs) dans les boutiques des marchands. Des bassins sont également mis chaque année dans la chapelle de l'Hôpital pendant les heures d'adoration le jour de Notre-Dame de Pitié.

Les Capucins ne parviennent à mettre un tronc dans leur chapelle que grâce à l'appui de messieurs de l'Hôpital Général de Paris.

A maintes reprises on rappelle la défense de quester aux marguilliers, et cependant à chaque besoin de fonds l'Hôpital prie M. le Curé de recommander l'Hôpital à son prône (soit pour le Refuge, soit pour autres œuvres), de même les Pères de l'Oratoire.

Tout mendiant est impitoyablement arrêté.

On veut absolument empêcher les aumônes de se faire ailleurs qu'à l'Hôpital. Ainsi, en mai 1672, les Administrateurs prient les Pères de l'Oratoire de ne plus donner l'aumône du pain comme ils le font tous les jours, attendu que c'est contraire aux statuts et qu'on en donne séans. Le Père supérieur promet de ne plus faire cette aumône.

En juillet 1673, on décide qu'au lieu d'exposer deux troncs on fera une quête particulière; l'hiver on fait des questes de mottes chez les tanneurs.

En février 1692, on prie M. le Curé de n'accorder permission de manger viande en caresme que moyennant une certaine somme à partager entre l'Hôpital Général et l'Hôtel-Dieu; cela se faisait depuis 1669.

La charité privée n'en continue pas moins. Cependant la déclaration du Roi de juillet 1700 contre la mendicité, par laquelle il est défendu de donner l'aumosne à moins de 50ᶠ d'amende, accroît considérablement le nombre des pauvres. Les femmes des Administrateurs multiplient leurs quêtes que M. le Curé recommande à son prône.

Les Administrateurs *entendent seuls faire les questes ou au moins les autoriser et les interdire.*

Permis de quester pendant un ou deux jours est accordé par eux à un nommé Laboureur dont la maison s'est brûlée (septembre 1665); à deux familles de Cellule incendiées (janvier 1672).

— Pendant trois dimanches de suite, seulement devant la porte de l'église Saint-Amable, à des incendiés de Blanzat (janvier 1673), de Gimeaux (id.), de Monton (février 1673), de Chaptuzat, Billom, Loubeyrat (décembre 1673), de Pontmorg (mars 1678), de Montfermy (novembre 1690), de Charbonnières (mars 1691).

— Aux soldats estropiés, mais non aux valides (juin 1676).

— Du linge aux PP. de l'Oratoire et aux Dames de la Miséricorde (juillet 1696).

— Au nommé Tronche, tisserand, qui a perdu tout son bien dans une inondation (septembre 1676).

— A P. Dumont, sa femme et son fils, de Lyon, nouvellement convertis à la foy catholique (août 1685); à Etiennette Danguy, de Beaune en Bourgogne, nouvellement convertie à la foy (septembre 1688).

Ces questes étaient d'ailleurs assez fructueuses; on voit une nommée Labrie recueillir ainsi 60# (1er janvier 1677).

— A deux Récollets en faveur des pèlerins qui vont en Terre Sainte et qui sont obligés de payer de gros tributs *au Turc* (juillet 1698).

— Aux Religieuses de Notre-Dame, pendant huit jours et durant les fêtes, pour décorer leur église et célébrer la béatification de la Bienheureuse Marie de Chantal, religieuse de leur ordre (avril 1752).

Interdiction de quester. — D'autre part les Administrateurs usent largement de leur droit d'interdire les questes.

Interdiction de quester aux prestres de la communauté de la ville de Besse que l'Evêque a autorisés à quester par tout son diocèse (janvier 1672).

— De faire une quête destinée à créer un bureau pour les filles sans conditions ou qui sont dans des maisons suspectes. L'Intendant et l'Intendante s'en formalisent. On les verra pour les informer des privilèges de l'Hôpital Général (juillet 1693).

— A un tailleur de Moissat incendié (juin 1674), à cause des conséquences qui seraient nuisibles à cette maison ; à des incendiés de Ceyssat auxquels le Lieutenant Général avait cependant permis (février 1687); à un incendié de Pérignat (janvier 1690), malgré le prône du curé ; à un incendié de Saint-Ours (mars 1691).

— A un incendié de Saint-Ours (février 1675), auquel on donne quelque chose ; à des incendiés de Saint-Ours (janvier 1676); de Surat (février 1676), auxquels chaque Administrateur donne 5 sols ; à un incendié de Blanzat (février 1677).

— Aux nombreux soldats estropiés (août 1675) auxquels on donne la passade et 5 sols chacun.

— A une fille blessée par les dragons de passage (mars 1676).

— Aux Dames de la Miséricorde de faire aumône publique chacune à son tour, ce qui attirerait tous les pauvres des villages voisins (décembre 1696).

— Aux Dames de la Miséricorde qui demandent permission de quêter le jour de l'établissement du Refuge qu'elles prétendent établir (4 juin 1684); id. de mettre un bassin à la porte de leur église le Jeudy-Saint (mars 1686).

— Aux Dames de la Miséricorde qui, malgré la parole donnée, font quêter dans leur chapelle. « On empêchera leur quête » et on enlèvera le bassin et l'argent qu'on donnera » (avril 1685); id. (mars 1687) n'ayant pas vu leurs lettres patentes ; id. en novembre 1690.

— Aux PP. Carmes qui prétendent quêter chez eux (avril 1685).

— Aux Jacobins de Clermont (novembre 1690).

— Aux Récollets de Maringues de quêter des cierges (avril 1691).

— Aux Capucins de Clermont, sous prétexte de sermon (novembre 1694).

On fait saisir chez Roux, cirier, le produit d'une quête levée par les Récollets de Maringues et déposée chez lui (mars 1695).

Refus de quester à deux filles de Langeat pour la béatification de la Sœur Agnès, de son vivant religieuse audit lieu (janvier 1700).

— Aux filles de Sainte-Claire de Clermont qui ont été incendiées (avril 1702).

On fait cesser une quête et aumône générale (septembre 1704).

Quant aux pauvres étrangers on leur réserve 40 sols par semaine pour leur être distribués par la gouvernante (mars 1665).

IV

Gardes. — Internement des pauvres. — Occupations des pauvres internés. — Régime intérieur. — Nourriture. — Literie. — Corrections. — Surveillantes ou officières. — Chapelain. — Service médical. — Médecins et chirurgiens. — Pharmacie. — Variolisation. — Eaux minérales.

GARDES

Pour arrêter les mendiants et surveiller les églises où pouvaient se faire des questes, il fut dès le début créé, conformément aux lettres patentes, des gardes ou archers.

Par leur rôle même, ils étaient peu sympathiques et subissaient les insultes du peuple. Le 7 avril 1689, sur les conclusions du Procureur du Roy, le Lieutenant Général rend une ordonnance portant « deffense d'insulter les archers de l'Hôpital dans la capture des pauvres. »

On les reconnaissait « à leur casaque rouge avec croix devant et derrière et aussi à chacun une alebarde ».

La moralité de ces gardes laissait quelque peu à désirer; on ne cesse de leur reprocher leur paresse, leur ivrognerie.

Le nommé Geneix, archer, « abuse en ce que au lieu de mener les pauvres étrangers chez Beaulègre pour coucher, va boire avec eux et permet qu'ils mandient ».

On est à chaque instant contraint à les révoquer (mai 1660); « id. en février et may 1698 pour aux derniers jours du carnaval avoir bu du vin par excès jusqu'à le regorger et s'être battus ».

« Ils négligent de porter leur alebarde. » Peu exacts et débauchés on les destitue (7 janvier 1674), mais pour les rétablir presque aussitôt (14 janvier) ; on leur donnera à chaque capture de pauvre (confirmé 16 novembre 1687).

« Des mandiants pourchassés par les gardes se réfugient chez M. de Palerne » (27 mars 1667).

« On poste un garde proche la maison du sieur de Pont-

mort pour observer et prendre ceux qui vont y mandier »
(28 juin 1673).

« Les soldats (peut-être mendiants) insultent nos gardes
lors de la capture des pauvres ; on s'en plaint au sieur de
Saint-Mars, capitaine commandant » (janvier 1677).

« Id. les laquais de Mᵐᵉ de Châteaugay » (mars 1679).

Leur nombre, de quatre à l'origine, est ramené à trois en
mai 1678, remonte presque aussitôt à quatre (juin suivant).
On donne également « une casaque en forme de surtout et
une alebarde au concierge » (2 mars 1687).

En janvier 1690 il n'y en a plus que deux, et on les supprime le 30 septembre 1691, « comme ne faisant rien de leur
employ et que ce sera une épargne pour la maison. »

Aussitôt cependant la mendicité reparaît dans les rues et
les églises ; on songe à les rétablir surtout à l'approche de la
quinzaine de Pâques et de l'ouverture du Jubilé qui s'ouvre
le 30 mars. Le 23 mars on donne casaque et halebarde à
quatre pauvres de la maison qui feront office d'archers ;
mais à la fin de l'année « on leur retire cet employ parce
qu'ils s'y détraquent tous » (28 décembre 1692).

Après divers essais on rétablit les gardes comme autrefois
(8 juillet 1696); en décembre 1698 on leur donne par jour
deux livres de pain et du potage, plus cinq sols pour la capture
de chaque pourceau et un sol pour la capture de chaque pauvre surpris en mendiant ; et pour leur retraite à la fin de la
journée on leur accorde une des tours de la ville où ils iront
coucher, et afin qu'ils ne salissent point leur casaque ils la
laisseront dans la maison avant que de s'aller coucher.

Le 31 octobre 1700, la débauche des gardes est telle qu'on
est obligé de les châtier. Ils seront privés de vin pendant
trois jours et mangeront à genoux afin d'être mieux remar-
qués.

INTERNEMENT DES PAUVRES

Nous avons vu que la bénédiction et inauguration de l'Hôpital eut lieu le 12 avril 1658. 52 pauvres furent enfermés

céans. Sur ce nombre il n'y avait que les hommes non mariés, les grands et les petits garçons, les femmes veuves, enfin les grandes et petites filles. On les changea aussitôt d'habits et à tous « on leur bailla chemise blanche. » Quant aux familles mariées mendiantes, aux personnes écrouellées, teigneuses, vérollées et qui ont autres maux communicables, on décide d'y pourvoir plus tard. Les pauvres passants seront dirigés chez deux logeurs (1) du faubourg de Layat, sur billet d'un Administrateur ; plus tard on construisit spécialement un dépôt de mendicité dans la cour de l'Hôpital.

Quant aux pauvres qui tombaient malades, on les dirigeait sur l'Hôtel-Dieu.

Telles sont les lignes générales. On ne devait plus voir aucun mendiant en ville ; les gardes devaient les chercher et les conduire à l'Hôpital ; ils devaient tous les poursuivre, même ceux qui recevaient régulièrement chez M. le Curé, chez M. de Palerne ou toute autre personne charitable ; l'ordonnance du Sénéchal (10 avril 1658) interdisant la mendicité en ville étant formelle. Défense est faite aux PP. Cordeliers de continuer à faire aumône publique trois fois par semaine, et on envoie lesdits jours une marmite pour recueillir les restes de potage, viande et pain qu'ils distribuaient ainsi.

Les pauvres de la ville se le tinrent pour dit, mais les mendiants venant du dehors s'exposèrent aux sévérités des règlements. Leur nombre devenant considérable en novembre 1697, on les met au cachot, on les fouette de jour à autre et on les congédie. En 1698 on fait imprimer et afficher les lettres patentes pour réprimer la mendicité dont le flot ne cesse de monter, débordant, jusqu'au moment où paraît la déclaration de Louis XIV (25 juillet 1700).

La ville se débarrassait ainsi des pauvres du dehors. On voit réprimander et bannir nombre de ces vagabonds en octobre 1659, avril 1660, etc., etc.

(1) Ces logeurs prenaient un sol par couchée. 12 mai 1658.

Quelques-uns se disaient anglais, d'autres ermites. Ainsi le 16 août 1674 « un soy disant ermite de saint Antoine, sur- » pris en mendyant avec un cachet et un passeport faux ; on » ostera l'habit dudit religieux et on lui en baillera d'autres, » en outre on lui rasera la barbe et lui donnera quelque ar- » gent pour faire sa route ».

Le 23 septembre suivant on arrête « un autre soy disant her- mite qui jure et blasphème contre les domestiques de l'Hô- pital ; » on le revêt d'habits laïques, on le rase, on le fustige et on le chasse. On en trouve encore deux autres traités de même façon en mai 1698 et août 1699.

1691. Ordonnance de MM. les vicaires généraux du diocèse de Clermont, le siège épiscopal vacant, du 12 avril 1691, et de l'Intendant de la Généralité du 25 avril suivant, pour empêcher les abus qui se commettent dans la distribution des aumônes et charités fondées dans les paroisses. Ces cha- rités sont distribuées sans discernement et souvent consu- mées en débauches et festins ; le soin d'en faire la distribu- tion sera confié désormais au curé et à l'un des habitants que la paroisse désignera.

Malgré ces pressantes recommandations, l'application de la déclaration royale de 1700 fait recueillir par l'Hôpital près de 400 pauvres au 1er janvier 1701; aussi l'Administration dut-elle demander des secours à l'Intendant.

Les personnes charitables semblent peu redouter certain article de la Déclaration frappant de 50ⁱ d'amende quiconque aura fait l'aumône à un mendiant. Le nombre des mendiants est toujours considérable.

12 mai 1719. La compagnie d'Occident est autorisée à em- mener les jeunes mendiants au Mississipi.

1764. Tout individu surpris mendiant sera marqué d'une M au bras gauche et condamné aux galères d'abord pour neuf ans ; à perpétuité en cas de récidive.

A propos du dépôt de mendicité de Riom, nous parlerons plus loin des ordonnances de Louis XV pour la répression du vagabondage.

OCCUPATIONS DES PAUVRES INTERNÉS

» Le but en les empêchant de mendyer est de les tirer de l'oisiveté, d'en faire des artisans. »

On commence par en envoyer quelques-uns comme apprentis chez des boulangers et des cordonniers, puis chez un tailleur d'habits pour femmes (juillet 1673).

Quelques-uns furent bien envoyés à la garde du bétail, mais on y renonça vite; de même quelques garçons que l'on avait accordés à MM. du Chapitre Saint-Amable pour marquer leurs dismes pendant les vendanges, s'étant débauchés et ayant trop mangé de raisins, on refuse désormais semblables permissions (septembre 1676), de même pour garder les jardins ou vergers (décembre 1692).

On en dirige quelques-uns sur Thiers pour apprendre la coutellerie.

On les refuse même à MM. de Saint-Amable qui les emploient à servir les messes, « parce qu'ils s'y détraquent », mais on les envoie glaner pendant les moissons (juillet 1699).

Le but principal des Administrateurs est de les dresser à un métier dans l'intérieur même de l'Hôpital. Mais quelle manufacture créer? On commence par organiser quelques métiers de toile (1662), puis un atelier de passements et dentelles sous la direction de filles que l'Intendant fait venir d'Aurillac (1665). Et janvier 1667 on traite avec le sieur de Marq, un des entrepreneurs de la Manufacture Royale du point de fil de France. On cherche à fabriquer comme à Thiers des lacets, des liens, des aiguillettes (mars 1673), des bonnets et bas tricotés comme au Puy (juillet 1673).

En avril 1667 on est dans l'impuissance de se livrer pour le compte de l'Hôpital Général de Riom à la fabrication des tricots de laine.

La fabrication des lacets commence en mars 1674. Mais en mars 1685 toute fabrication cesse, parce qu'il y a plus de perte que de gain; en attendant une réinstallation, on apprend aux garçons à faire des boutons sous la direction d'un homme de Limoges (octobre 1686). En 1687-88 on commence à fabriquer des bas de laine ; on fait venir des laines de Sologne, de Bourganeuf et du pays, au prix de 11 à 12 sols la livre.

En mars 1688, pour avancer la débite des boutons, on en vend les jours de marché à la place des Taules.

On revient aux dentelles (janvier 1689) sous la direction d'une femme d'Arlanc, aux bonnets (janvier 1690). On fait des passements à fuzeaux (février 1691), des rubans de laine et de fil (février 1693), des bas d'été à l'aiguille (mars 1695).

Mais toutes ces fabrications végètent ; ce n'est que vers 1734 que nous verrons l'Intendant Trudaine édifier une importante manufacture de siamoises.

RÉGIME INTÉRIEUR

Le régime intérieur était sévère. Il comportait des obligations religieuses inconnues de nos jours.

Nous n'avons trouvé aucun document sur la composition exacte des repas qui, aux époques de disette, étaient fortement réduits. En avril 1694, « vu la cherté et la rareté du » bled, et les charités estant fort refroidies, les gouters des » pauvres sont retranchés et on ne leur donnera de la viande » que jeudy et dimanche ».

Pour le couchage on suit les errements de l'époque. Comme dans les hôpitaux de Paris il n'est pas rare de laisser les pauvres coucher deux, trois, voire quatre dans le même lit ; les registres portent la constatation de cet encombrement que les Administrateurs déplorent (mars 1677, décembre 1679, mai 1682, septembre 1695, janvier 1709). Ces dates correspondent avec l'afflux des pauvres et l'accroissement de la misère publique.

On ne met des lampes dans les salles pendant la nuit qu'à partir de novembre 1687 « pour mieux observer ce qui s'y » passe et au cas que quelqu'un se trouvât mal ».

Une chambre est consacrée aux passants ; mais en septembre 1693 on décide de n'y plus mettre de draps parce qu'on les dérobe.

L'Hôpital reçoit quelques pensionnaires dont le prix de pension est fixé à six livres par mois.

Les pauvres de l'Hôpital sont entièrement vêtus de toile à la Pentecôte et de drap à la Toussaint. Un tailleur, payé 8 livres par an, est attaché à la maison.

Un précepteur, celui-ci entretenu, fait également partie du personnel, et agit conjointement avec le chapelain pour instruire les pauvres.

Les pauvres assistent aux enterrements des personnes charitables et des Administrateurs. Le 13 septembre 1682 on les conduit au *Te Deum* chanté en l'honneur de la naissance de Mgr le duc de Bourgogne.

La seule distraction dont il soit fait mention dans les registres est qu'on leur permet d'assister à un feu de joie la veille de la Saint-Jean; encore allume-t-on ce feu à 5 heures pour éviter toute occasion de mal (1676), puis à 7 heures (1691). Ils assistaient aussi au feu de joie de la veille de la Saint-Pierre, jusqu'en 1676, année où on le supprima.

Les registres sont mieux fournis en ce qui concerne les corrections infligées aux pauvres. Les peines corporelles, partout abolies aujourd'hui, sont à cette époque d'une extrême fréquence. L'énumération des peines relevées dans les registres des délibérations en dira plus que tous les commentaires. On y voit par gradation :

1° Manger à part, ou au bout de la table, ou à genoux ;

2° La mise au pain et à l'eau ;

3° La réprimande publique ;

4° La mise au cachot ;

5° Le fouet ;

6° Le carcan.

Nous nous bornerons à relever les plus importantes punitions.

12 août 1658. « Les pauvres de l'ung et l'autre sexe ayant
» commis des insolences aveq calomnies, blasphèmes et re-

» niements, méristent chastiments. Ils seront chastiés et ré-
» primandés comme suit : les nommés M... et G... seront
» privés de boire vin pendant huit jours et mangeront à
» part; le nommé M..., attendu qu'il est en bonne santé,
» fort valide, pouvant gagner sa vie, sera chassé et sorti de
» la maison de l'Hôpital Général; le nommé G... sera ré-
» primandé publiquement séans; les nommées S..., M...,
» C..., seront privées de vin pendant huit jours et mange-
» ront à part; *la Brive la Gaillarde* sera réprimandée et
» chassée de séans, attendu qu'elle est d'humeur insuppor-
» table, médisante et querelleuse entre tous les pauvres, et
» qu'elle est en bonne santé, vallide et pouvant gagner sa
» vie. »

7 octobre 1658. « La nommée C.... sera chassée de
» cette maison et lui sera donnée une robe de celles qu'on
» donne aux inhumations et cinq sols par semaine pour l'en-
» tretien de son enfant pour le temps qu'il sera advisé. »

27 octobre 1658. « Le nommé R..., pour l'irrévérence et
» manque d'obéissance, sera fouetté séans en présence de
» tous les pauvres pour leur servir d'exemple. Ce qui a esté
» à l'issue de ce bureau exécuté. »

24 novembre 1658. « On reprend la Brive à la charge
» qu'elle se mettra la dernière à table pendant huit jours et
» au pain et à l'eau. »

11 mai 1659. « G..., pour ses insolences et calomnies sera
» privé de vin pendant trois jours et passera au bout de la
» table. On l'autorise à se retirer (22 mai); mais on le trouve
» mendiant en ville, et on le met en prison (7 septembre)
» pour le diriger ensuite sur Orléans. »

Octobre 1659. « Réprimande et bannissement de nombreux
» mendiants trouvés devant les églises qui, conduits à la tour
» de la porte de l'Hôpital, y ont fait mille insolences, rompu
» et brisé les portes. »

16 avril 1660. « Deux passants se disant prisonniers an-
» glais seront enfermés dans la tour de l'Hôpital, mis au pain
» et à l'eau, puis réprimandés et bannys. »

6 février 1667. « La M... ne veut point travailler, tient
» des discours dissolus et sert de mauvais exemple ; a esté
» résolu de la mander au bureau et ensuite emprisonner
» pour deux fois vingt-quatre heures. »

24 février 1669. « V... qui a dérobé un des habits de la
» maison sera retenu au cachot jusqu'à ce qu'il aura décou-
» vert les autres de sa caballe, et sera fouetté. »

31 juin 1669. « Le fouet sera donné à 7 de nos pauvres. »

22 septembre 1669. « A..., accusé d'avoir dérobé des rai-
» sins à un voisin, a été mis au cachot et sera fouetté. »

27 avril 1670. « L... est allé, pendant qu'on disait la
» messe, au cabaret boire en sorte qu'il s'enyvra ; sera mis
» au cachot et fouetté en présence de tous les pauvres. »

1er février 1671. « C... s'étant échappé plusieurs fois en
» emportant plusieurs paires d'habits sera rasé, attaché au
» carquan pour trois heures et restera au cachot le reste du
» carnaval. »

18 octobre 1671. « La nommée V... qui était de service
» chez Mlle G..., en est sortie sans congé ; sera fouettée pen-
» dant trois jours et mise au cachot pour jeûner au pain et à
» l'eau pendant huit jours. »

30 avril 1673. « La G... a voulu violer la clôture et mesme
» parlé à certains jeunes gens de cette ville ; sera encore en-
» fermée dans le cachot la semaine prochaine. »

Novembre 1673. « La nommée C..., maintes fois répri-
» mandée, ayant révolte et voies de fait contre la servante
» Bousson, passera trois jours aux cachots de la conciergerie
» du Palais, et renvoyée dans l'Hôpital, sera mise au cachot
» du Refuge. »

21 janvier 1674. « B... ayant tenté de s'enfuir en volant
» divers objets, demeurera au cachot tout le reste du carnaval,
» au pain et à l'eau, et sera fouetté pendant 4 jours différents. »

19 mai 1675. « D... qui s'est évadé en rompant la porte
» du cachot, a esté repris ; sera fouetté trois jours et ensuite
» appliqué au carcant. »

4 août 1675. « On fera fouetter la R..., placée chez le sieur

» Biovat, droguiste, qui s'est plaint de ce qu'elle dérobe des
» dragées et autres douceurs. On fera aussi fouetter diverses
» filles, un homme qui a volé des poires chez madame Char-
» rier, et deux coupeurs de bourses. »

7 juillet 1677. « G... passera huit jours au cachot, au
» pain et à l'eau, et sera fouetté trois jours différents. »

5 juin 1678. « Cinq de nos pauvres ayant exigé de l'argent
» des passants, seront fouettés publiquement. »

21 juillet 1680. « Un mendiant mis au cachot, proférant
» blasphèmes et ordures, sera razé et mis au pilori pendant
» une heure. »

14 août 1680. « Quelques femmes s'étant plaint de la quan-
» tité et qualité de vin, en seront privées pendant huit jours. »

25 mai 1687. « Un mendiant valide sera retenu dans le
» cachot pendant huit jours au pain et à l'eau et fouetté ma-
» tin et soir, ensuite sera appliqué au carcan où il demeurera
» pendant trois ou quatre heures. »

Août 1687. « Diverses femmes ou filles de l'Hôpital seront
» enfermées séparément dans les chambres du Refuge et
» fouettées pour inconduite. »

Février 1688. « Mise au cachot et aux chambres du Refuge
» de plusieurs hommes qui seront fouettés. »

5 mars 1690. « M..., valet du chapelain, révoqué pour
» libertinage, sera congédié après qu'on lui aura donné les
» étrivières ; la M..., tricoteuse, qui veut le suivre, sera
» retenue et enfermée au Refuge pour le reste du Caresme. »

26 novembre 1690. « Un de nos questeurs ayant volé de
» l'argent de la queste sera fouetté. »

3 décembre 1690. « Un de nos pauvres accoutumé au
» larcin sera appliqué demain au carcan pendant 2 heures. »

15 juin 1692. « Même peine. »

14 décembre 1692. « Trois pauvres jouant aux cartes seront
» fouettés publiquement, car c'est de très-mauvais exemple et
» mérite châtiment. »

25 novembre 1697. « Mendiants externes seront mis au
» cachot, fouettés de jour à autre et congédiés. »

19 octobre 1698. « Une de nos pauvres s'étant émancipée
» de boire avec excès, sera fouettée publiquement dans la
» salle des filles, quoique âgée de 50 ans, afin de luy faire
» plus de confusion. »

Id. « Fouet à un de nos pauvres qui garde la Maladrerie et
» qui dérobe et vend les oignons. »

Au xviiie siècle, le fouet et le cachot sont souvent indiqués
mais sans détails sur les causes de la punition.

Encore n'avons-nous parlé que des corrections administrées aux seuls pauvres de l'Hôpital. La maison donnait en
outre asile en sa chapelle jusqu'au soir aux filles et femmes
fouettées publiquement par jugement de Messieurs du Présidial « afin d'obvier aux désordres et inconvénients qui peu-
» vent arriver. » (8 septembre 1658).

SURVEILLANTES OU OFFICIÈRES

Soit pour leurs repas, soit pour leurs travaux, les pauvres
étaient d'abord sous la direction immédiate des Administrateurs. Ce n'est qu'en juin 1674 que cinq personnes s'offrent à
servir la maison ; c'est Mlle Canard qui fut très dévouée pendant 23 ans, et quatre autres servantes auxquelles on donna
le nom de Sœurs. L'Hôpital se charge simplement de leur
nourriture et de leur entretien tant qu'elles y demeurent sai-
nes ou malades, sans qu'on soit tenu de leur rien donner
pour leurs menues nécessités, mais plus tard on leur accorde
pour ce dernier point 8 à 10 livres (octobre 1676), plus tard
20 et 30l (1729).

De nombreux différends éclatent entre elles, que les Administrateurs cherchent à apaiser : juillet 1676, septembre 1676,
décembre 1676, conflits dans les attributions, incompatibilité
d'humeur ; l'une prend congé après trois ans de service ; on
lui donne 20l pour tenir lieu de dédommagement des habits
qu'elle a usés ici (janvier 1678).

Une correction est infligée à Sœur Lacroix qui n'a pas parlé
à l'un des Administrateurs (épicier) avec tout le respect qu'il

6

faut (mars 1678); en mai 1686 elle refuse de laisser visiter son coffre.

Sœur Clozance est réprimandée pour ses emportements, enfin congédiée (15 novembre 1682).

Sœur Françoise injurie le chapelain. — Correction (septembre 1701).

Sœur Marie Gayte (14 mai 1690) « est destituée de son employ de la salle des hommes, parce qu'elle les fait saigner sans ordre du médecin et du chirurgien, et leur fait prendre des médecines hors de saison et de sa tête. »

La Sœur Lacroix est toujours à se faire signaler. Le 22 avril 1691 « sur l'advis à nous donné que Sœur Lacroix avait
» si fort maltraité Clauda Coutton que nous avions reçue au
» dernier bureau, qu'elle en était morte, M. Sirmond a été
» prié de faire une forte mercuriale à ce sujet à ladite Sœur
» Lacroix. »

En juin 1692 la même Sœur a fait couper et raser les cheveux d'une fille et les vend 4ˡ à un perruquier. On lui défend de ne plus raser les filles ni vendre leurs cheveux sans rien dire et on lui fait rendre les 4ˡ.

On lui inflige une forte mercuriale pour ses emportements (2 novembre 1692); une correction pour injures à Sœur Claire (6 octobre 1697).

En mars 1753 les Sœurs demandent toutes leur sortie à la fois ; elles sont remplacées, mais les nouvelles gouvernantes, tirées de la lie du peuple, ont de la peine à se faire obéir.

Aucun autre fait saillant jusqu'à la Révolution ne mérite d'être relevé.

CHAPELAIN

Si l'Administration eut à souffrir du personnel hospitalier (surveillantes et archers), il ne faut pas croire qu'elle fut plus heureuse avec les chapelains.

Le premier chapelain nommé fut M. Amilhon, avec le titre de *chappelain des pauvres*, 31 mars 1658. Cette nomination fut faite après que les consuls eurent fait afficher aux portes des églises « qui voudrait servir audit Hôpital Général d'économe » et hospitalier ».

Quelques mois plus tard il est remplacé par le sieur Bouschet, docteur en théologie, auquel on fait une installation solennelle « en lui donnant une place honorable au fond du » bureau joignant la table du Secrétaire, vis-à-vis de MM. » les Consuls » (septembre 1658).

A M. Bouschet succède M. Mandon (juin 1660).

Puis on décida d'avoir deux chapelains, mais leur moralité est souvent en défaut, et le bureau dut sévir six fois en moins d'un siècle.

L'une de ces révocations (juillet 1752) provoqua un conflit entre l'Administration et l'Evêque. Ce dernier prétend nommer le successeur du chapelain destitué. Le bureau décide alors de ne plus avoir qu'un seul chapelain au lieu de deux comme autrefois, et de conserver celui qui reste, M. Perret. Le 8 octobre l'Evêque nomme un deuxième chapelain, M. Bonnefou ; le bureau refuse de reconnaître cette nomination. Sur ces entrefaites, M. Perret se retire (25 octobre), le bureau confie d'abord l'intérim à un vicaire de Saint-Amable, puis nomme chapelain M. Jouanel (5 novembre). L'Evêque le révoque. Ici les registres restent muets sur la solution donnée à cette question.

On reste ainsi jusqu'à l'aurore de la Révolution où, par mesure d'économie, à cause de la détresse de la maison, on décide le renvoi de l'aumônier (26 avril 1789), le service devant être assuré par les PP. Carmes.

SERVICE MÉDICAL

Quant au service médical, il ne fut pas organisé de suite. Dès qu'un pauvre était malade on l'envoyait à l'Hôtel-Dieu, et nous verrons plus loin les rapports qui existaient entre les deux hôpitaux.

Néanmoins, dans cette agglomération de pauvres, les ca-

chexies diverses ne devaient pas tarder à faire des ravages ;
les écrouelles et la teigne trouvaient un milieu favorable.
Aussi l'Administration prie-t-elle un chirurgien, M. Palebost,
de venir panser les pauvres atteints d'écrouelles (8 mai 1677).
L'année suivante (6 mars), « M. Palebost, chirurgien de cette
maison, et M. La Croix, aussi chirurgien, sont priés de venir
voir ceux de nos malades qui sont estropiés et de remédier
promptemënt à leur guérison ».

Faisant le service des pauvres de l'Hôpital, M. Palebost
réclame en janvier 1680 contre l'imposition de 6ˡ qu'on lui
applique, et prétend ne devoir payer que 3ˡ comme le chirurgien de l'Hôtel-Dieu. Les Consuls reconnaissent le bien fondé
de sa réclamation.

Cependant le sieur Palebost n'est pas assidu ; les registres
portent traces de reproches qu'il mérite pour sa négligence (septembre 1679, mars 1682, janvier 1688, janvier
1689, août 1690, janvier 1691). Et de loin en loin on fait venir
à l'Hôpital les médecins de la ville pour remédier aux maux
communicables dont sont atteints les pauvres, et par exprès
des écrouelles (juillet 1682, février 1689). Id. en mars 1695,
par M. Savy, médecin, et Lacroix, chirurgien (janvier 1695).

On tient cependant à Palebost ; et quand il tombe malade
(octobre 1689), on décide d'attendre l'issue de sa maladie
avant d'accepter l'offre du sieur Gaile, chirurgien, « qui s'offre
de servir nos pauvres gratuitement, de les peigner (1) et médicamenter ».

Plus tard on voit le sieur Pougeon, dit Lacroix, chirurgien
de l'Hôtel-Dieu, venir trois fois la semaine à l'Hôpital, conjointement et de concert avec Palebost (février 1696).

Palebost demande à avoir les mêmes privilèges que La-

---

(1) Ces soins des cheveux qui semblent extraordinaires de nos jours
concourraient non seulement à l'hygiène, mais, chose incroyable, à accroître les revenus de l'Hôpital. Le 6 mars 1695 on lit : « MM. Maubet et
» Bordas ont été nommés pour prendre soin des testes de nos filles et
» voir celles qu'on peut razer afin de vendre leurs cheveux et empêcher
» qu'elles ne les vendent à notre insceu, ledit sieur Maubet en ayant
» offert 10 sols de plus qu'on en trouvera. »

croix (février 1697) (exemption du logement des gens de guerre).

Enfin le 1er novembre 1699, Palebost, âgé et malade, demande à se retirer; il est remplacé par le sieur Gravier, me chirurgien. A celui-ci, devenu infirme, succède en juin 1715 le sieur Pinchon. « Le sieur Pinchon est nommé sous » les conditions accoutumées qui sont qu'il ne pourra pré- » tendre aucuns appointements pour ses vacations, que ledit » Hôpital fournira tous les déboursés pour les drogues et » autres médicaments, et que ledit sieur Pinchon pourra user » et faire valoir les privilèges dont les chirurgiens dudit Hô- » pital ont accoutumé de jouïr par rapport à la modération » de la taille et à l'exemptien du logement des gens de » guerre. »

Pinchon meurt en mars 1734. L'intérim est fait par le sieur Charrier que l'on nomme titulaire seulement en mars 1735 « pour y faire toutes les fonctions, comme visites, seignées, » pensemens de playes, razures, etc. qu'ont toujours fait » dans cette maison les précédans chirurgiens ».

A Pinchon succéda Boissier, et à la mort de ce dernier (janvier 1743), le bureau nomme M. Malbet, chirurgien. Mais au cours de la même séance, cette nomination est annulée sur la présentation du sieur Amy, compagnon chirurgien, faite par Déat, lieutenant des chirurgiens. Amy est nommé, et nous ne relevons sur les registres aucun autre nom de chirurgien jusqu'à la Révolution.

Avec un service médical réduit aux soins des chirurgiens et à la visite à peine annuelle d'un médecin, nous ne trouvons que peu de documents sur la pharmacie.

C'est le 20 mars 1678 qu'un des membres du bureau propose « d'establir une pharmacie en l'Hôpital, comme en l'Hôtel-Dieu, afin que les pauvres en soient plus promptement soulagés. »

La pharmacie, établie de suite, ne semble pas suffisamment approvisionnée, car deux mois plus tard, M. Palebost, chirurgien, se plaint de n'avoir pas les médicaments nécessaires.

Notons au passage l'apparition du quinquina. Le 12 octobre 1687 « sera acheté du quinquinac pour deux écus, par
» M. Legay, administrateur, qui fera choisir le meilleur pour
» distribuer à ceux de nos pauvres qui ont la fièvre quarte ;
» sera acheté chez M. Fressange, apoticaire ». Et le 1er novembre suivant : « On a acheté une demye livre de quinqui-
» nac pour la somme de 4¹ et on en a déjà fait prendre à
» quelques fébricitants. »

Les herbes étaient alors les médicaments usuels, et la Sœur chargée de la pharmacie porte le titre d'*herbière*.

Les moyens prophylactiques sont assez curieux ; on voit par exemple recommander le vin : « Attendu le grand nom-
» bre de malades qu'il y a dans la ville et dans cet Hôpital,
» il sera donné aux pauvres de l'un et l'autre sexe tous les
» matins un peu de vin à jeun pour tâcher d'éviter les mala-
» dies (12 septembre 1688). »

En fait de spécialité, nous trouvons seulement les remèdes du Frère Gille, de la Charité de Clermont, que l'on achète en avril 1703 pour « soulager autant qu'on peut les pauvres qui
» ont mal aux yeux ».

Enfin, avant la Révolution, il ne reste plus à signaler qu'une tentative de variolisation préventive, d'ailleurs éludée. Par une lettre du 18 octobre 1786, l'Intendant, M. de Chazerat, porte ordre du Roi de faire inoculer tous les enfants trouvés ou orphelins. Il ajoute que l'opération sera faite par M. Jauberthon qui a été chargé de l'inoculation de la personne du Roi et de toute la famille Royale. L'Administration peu disposée à tenter l'expérience, laisse s'écouler le temps et répond seulement le 8 mars 1787 à M. l'Intendant. Elle expose « 1º que le bureau pense que l'inoculation doit être pratiquée
» dans les lieux isolés et loin des nombreuses habitations;
» 2º qu'il n'y a point dans l'Hôpital de local que l'on puisse
» sacrifier au traitement de l'inoculation. »

Elle ajoute : « L'absence d'isolement a produit dans notre
» ville les plus funestes effets. La police a eu la faiblesse ou
» la négligence d'y souffrir l'inoculation au mois de juillet

» dernier ; le mal donné est devenu un mal contagieux ; il a
» fait un ravage horrible et n'a porté parmi nous que la dé-
» solation et la mort. La petite vérole acquiert journellement
» un nouveau degré de malignité ; elle ne se manifeste pres-
» que plus qu'avec le pourpre et la gangrène ; elle a fait pé-
» rir une quantité prodigieuse d'enfants, et ce fléau, loin de
» diminuer, n'est encore que dans son accroissement. »

La variolisation ne fut donc pas pratiquée à l'Hôpital. Ce
n'est qu'en l'an IX que nous verrons appliquer la vaccination.

On voit aussi l'Administration envoyer des malades aux
stations thermales.

Ainsi le 19 mai 1695 « trois de nos filles doivent boire les
» eaux de Châtel-Guyon ; leur donner une livre de viande
» pendant le temps de la boisson, et les faire visiter par
» M. Chenogeon, médecin. »

1698, 3 août. « Deux de nos pauvres sont envoyés aux
» bains du Mont d'Or. »

1699, 12 juillet. « Trois pauvres sont envoyés au Mont d'Or
» suivant ordonnance du médecin en quartier. »

V

NOMINATION DES ADMINISTRATEURS

La première nomination des Administrateurs fut faite par l'Assemblée générale de la ville du 26 août 1657, qui élut deux notables personnes de chaque corps de la cité, soit douze membres (1).

Par une délibération du 1er octobre 1658, l'Assemblée générale décide qu'à l'avenir la nomination des directeurs dudit Hôpital serait faite par eux au dernier bureau qui sera tenu en fin d'année audit Hôpital.

Ceux-ci réunis le 21 décembre nommèrent par billets et scrutins pour deux ans six nouveaux membres pour remplacer six sortants. Ce choix fut approuvé par l'Assemblée générale le 1er janvier 1659.

Chaque année ce renouvellement fut opéré par moitié. On observait chaque fois une alternance suivant les corps. Ainsi le 21 décembre 1666 sont nommés deux trésoriers généraux de France en la Généralité d'Auvergne, deux Eslus (un Conseiller et un Lieutenant Général en l'élection), et deux marchands; l'année suivante ce sont deux avocats, deux procureurs et deux bourgeois. En 1668, deux membres de la Sénéchaussée (le Président et un Conseiller), deux membres de l'Election, deux marchands dont un apoticaire.

Parfois quelques variations dues à la continuation au delà du terme de deux ans de tel ou tel membre.

(1) Nous avons cru devoir renoncer à publier la liste entière des Administrateurs de l'Hôpital depuis l'origine jusqu'à nos jours. — Il existe d'ailleurs quelques lacunes dans cette liste. De nombreux Administrateurs figurent dans la liste des bienfaiteurs,

Mais le 21 décembre 1688 le roulement habituel ne fut pas observé. Personne de l'Election ne fut nommé bien que ce fut le tour des élus. Ceux-ci protestèrent, mais la nomination faite fut cependant approuvée le 1ᵉʳ janvier suivant à l'Assemblée générale. La liste comprenait deux membres de la Sénéchaussée (nouveaux), cinq avocats dont trois nouveaux, un bourgeois, deux procureurs dont un nouveau, et deux marchands dont un nouveau.

L'année suivante les Elus sont de nouveau écartés. Mais ces dissentiments firent que la nomination ou confirmation des Administrateurs ne fut plus faite *avant* la nomination des Consuls, ainsi que cela se pratiquait depuis la création de l'Hôpital, mais *après*. Il en fut désormais ainsi jusqu'à la Révolution.

Quant à l'approbation *avant* la nomination des Consuls, elle servait surtout à faire voter intacte la liste présentée, tandis que votée *après*, la liste devenait incomplète par la nomination de tel ou tel à une charge incompatible (consul, collecteur de tailles), charge pénible et peu recherchée.

L'éviction des Eslus ne dura pas; le 21 décembre 1690 un eslu est nommé, mais le 27 (1) décembre 1693, une nouvelle protestation des Elus est repoussée; aucun d'eux n'est nommé. Nouvelle protestation en 1741, on n'en nomme qu'un au lieu de deux.

Le 11 juillet 1694, on voit pour la première fois nommer un greffier, M. Bordas, à la place de M. Machebœuf, décédé; la délibération porte « qu'en sa qualité de cy-devant greffier » il saura faire rentrer les créances devenues considérables » par ce temps de disette ». La nomination d'un greffier irrite les procureurs qui adressent une protestation d'ailleurs non écoutée. Bordas restera administrateur, mais il signe un acte portant qu'il ne précédera point les sieurs procureurs ni à l'Hôtel-de-Ville, ni ailleurs, et que, même au bureau, il

_____

(1) Bureau tenu le 27 au lieu du 21, pour cause de maladie de quelques membres.

n'aura rang qu'après les procureurs et marchands administrateurs.

La nomination du 21 décembre 1697 n'est qu'approuvée le
26 janvier 1698, à cause d'un différend entre les avocats et
les marchands au sujet des collectes.

Le fait de prolonger tel ou tel Administrateur provoquait
des jalousies, des rivalités. Aussi le 9 octobre 1701 le bureau
décide de ne plus prolonger les mandats, mais de nommer en
plus des douze membres actifs, des Administrateurs honoraires.

Le sieur Milhanges de Noalhat est proposé pour l'honora-
riat; le 5 décembre suivant le Roy confirme, pour trois ans,
cette nomination que ledit sieur Milhanges accueille par un
don de 500ᴸ.

Plus tard le sieur Pastel François est nommé administrateur honoraire à vie et donne 200ᴸ.

Par exception, le 1ᵉʳ janvier 1704 on approuve la nomination de M. Pastel comme administrateur, bien que nommé
1ᵉʳ consul pour cette année; d'autres nommés consuls sont
remplacés (Lucquet fils en 1685).

Il ne semble pas que l'ordre le plus parfait ait toujours régné
dans les délibératoires. Les registres portent les traces d'in-
cidents dus à des questions de préséance entre les Administrateurs. En mars 1665, contestation entre M. Sablon, mar-
chand-tanneur, administrateur depuis l'année précédente, et
M. Legay, marchand nouvellement nommé, charitablement
réglée.

En 1748, contestation de rang entre les procureurs et les
marchands, réglée à l'amiable. Une semblable en 1753 : M.
de la Michaudière, Intendant, approuve les marchands d'avoir
cédé; mais à l'avenir les procureurs qu'on nommera devront
avoir été consuls. Une autre semblable encore en 1766,
réglée en faveur des procureurs par arrêt du Parlement du
10 mars 1769.

Un conflit plus sérieux éclate en décembre 1674 entre les
Administrateurs et le Lieutenant Général. Ce dernier prétend

avoir le droit de venir, en qualité de chef de la police, quand bon lui semblera. Ce droit ne lui est pas contesté, mais comme le Lieutenant Général n'est pas, ainsi que M. Blich, son prédécesseur, un des douze Administrateurs, il ne prendra pas part aux délibérations.

Aussi l'on voit le 9 décembre suivant M. de Roux, seigneur de Pontmort, Conseiller du Roy, Lieutenant Général en la Sénéchaussée et Siège Présidial d'Auvergne, arriver à la réunion *avant* l'ouverture du bureau. On lui donne place où sont placés MM. les Intendants de l'Hôtel-Dieu et autres personnes de qualité et mérite lorsqu'elles désirent être ouïes et faire quelques propositions. M. de Pontmort parla de placer les bancs et étaux d'une manière plus commode ; « puis s'est retiré et a été accompagné jusqu'à la » porte par quelques-uns de nous, ensuite on est remonté » au bureau pour commencer à travailler à l'expédition des » affaires de cette maison en la manière accoutumée ».

Le 13 janvier 1675, le même accueil lui est fait ; après son départ le bureau a eu lieu.

Un conflit grave éclate le 21 décembre 1707 ; le scrutin venait de déclarer administrateur M. Azan, notaire. Les deux procureurs présents déclarèrent immédiatement ne pas approuver cette nomination et s'y opposer formellement pour l'intérêt de la communauté des procureurs par rapport à la préséance, et attendu que l'un des membres votants n'avait pas encore été confirmé à l'Hôtel-de-Ville.

A l'Assemblée générale qui suit (1er janvier 1708), les procureurs expliquent leur demande ; les députés du corps des notaires exposent leurs remontrances fondées sur ce qu'étant habitants, il n'y avait nulle raison de les exclure des charges municipales et par exprès de celle d'Administrateurs de l'Hôpital. Le corps commun de la ville annule l'élection du 21 décembre dernier à cause de M. Touttée, et décide qu'à l'avenir le bureau ne pourra avoir que deux procureurs et que les notaires ne pourront être nommés.

Le 8 janvier, les anciens Administrateurs, au nombre de

dix, se réunissent pour l'élection. Le président lit un acte que lui avaient fait les notaires, contenant opposition à ladite élection, fondée sur ce que les procureurs administrateurs n'y devaient point opiner. La discussion sur cet acte amène la sortie de quatre Administrateurs et les six restants remettent l'élection au 15 janvier. Mais les jours suivants paraît une ordonnance de l'Intendant de surseoir à l'élection, pendant que les notaires adressent un 2⁰ puis un 3⁰ acte d'opposition.

Enfin le 22 janvier M. le Lieutenant Général et M. le Procureur du Roy se transportent au bureau. Ils déclarent n'être venus pour faire la moindre peine à personne et uniquement pour le bien des pauvres et pacifier les différends ; l'opposition des notaires n'est pas jugée valable ; sur quoy « attendu que » les choses requièrent célérité, que les pauvres souffrent de » ces retardemens et qu'ils ne sont pas mesme édifians pour » le public », on procède à l'élection. Sept membres seulement sur neuf présents prennent part au vote, et les cinq nouveaux nommés sont un avocat, deux bourgeois, un procureur et deux marchands. « Après quoy le Lieutenant Général et le Procureur du Roy se sont retirés et ont été reconduits par deux Administrateurs jusqu'à la grande porte de la rue. »

Le 21 décembre 1708 cependant, un notaire est nommé ; sa nomination est approuvée malgré l'opposition des procureurs. Le 21 décembre 1709 un notaire est également nommé.

L'Assemblée générale du 1ᵉʳ janvier 1724 fut plus orageuse. La liste dressée par les Administrateurs le 21 décembre comprenait six noms (deux nouveaux et quatre prolongés). L'Assemblée n'en agrée que deux, et contre tous les usages et au préjudice du droit de nomination acquis à l'Hôpital par une possession presque immémoriale, l'Assemblée refusant la nomination des quatre continués, les déposa et en nomma sur le champ quatre autres.

Les anciens Administrateurs se réunissent presque aussitôt et adressent une requête à l'Intendant, M. de la Grand-Ville. Celui-ci continue provisoirement tous les Administrateurs et convoque une Assemblée générale pour le 16 janvier. Jugeant la chose importante et capitale pour cet Hôpital, il vient lui-même présider. On va voter, mais les quatre Administrateurs prolongés le 21 décembre, voyant la Compagnie disposée à les renommer, supplient le bureau de porter leurs suffrages sur d'autres, décidés qu'ils sont à quitter l'Administration. On nomme alors quatre membres nouveaux.

Le 1er janvier 1735, l'Assemblée discute le choix fait de continuer six Administrateurs ; elle hésite, mais enfin on vote l'approbation.

PRIVILÈGES RÉSERVÉS AUX ADMINISTRATEURS

Les Administrateurs étaient exempts de garder les prisonniers espagnols (novembre 1691) et de loger les gens de guerre.

Parmi les privilèges attachés à leurs fonctions, il en est un auquel ils paraissent s'être spécialement attachés, c'est le droit d'avoir un banc à Saint-Amable. Les Intendants de l'Hôtel-Dieu jouissant de cette faveur, les Administrateurs de l'Hôpital ne manquent pas de réclamer. Aussi, le 25 janvier 1671, les marguilliers accordent-ils un endroit commode où ils pourront mettre un banc afin d'entendre les prédications. Ce banc ayant été plus tard déplacé, les Administrateurs réclament et obtiennent (juillet 1684) un banc à tenir sept personnes, lequel sera placé devant celui de Messieurs du Présidial. Les relations des Administrateurs avec la Fabrique furent toujours cordiales ; quelques menus faits méritent seuls d'être notés.

1677, 30 janvier. L'Hôpital prend part aux prières publiques au sujet de la réédification de l'église Saint-Amable.

Juin 1694. Opposition d'ailleurs vaine des marguilliers à la permission donnée par Mgr d'Arbouze puis Mgr Champigny, évêques de Clermont, d'enterrer dans l'Hôpital Général.

Octobre 1695. Les marguilliers de Saint-Amable faisant refaire leur tabernacle, donnent l'ancien à l'Hôpital.

Avril 1699. On décide de ne pas accorder de pauvres à

Messieurs de Saint-Amable pour servir les messes « parce que cela les détraquerait »; mais on leur en accordera quelques-uns pour être choristes ou être mis en apprentissage.

Enterrements. — Dès l'origine on voit l'Administration s'appliquer à entourer d'un certain éclat les obsèques des bienfaiteurs, du moins ceux qui donnaient 1000[l]. Mais en 1711 on décida d'assister aux obsèques des bienfaiteurs qui laisseraient 500[l].

Les pauvres assistent aux enterrements en ordre, derrière la croix de l'Hôpital, sous la direction des archers ayant casaque et halebarde. On relève assez souvent des questions de préséance avec les Intendants de l'Hôtel-Dieu et ceux du Refuge (26 mai 1658, 22 janvier 1693, 22 décembre 1693, etc.); on envoie une délégation aux obsèques de l'Évêque de Clermont qui a laissé 10.000[l] à l'Hôpital de Riom (avril 1682), on assiste aux obsèques du curé de Saint-Amable (avril 1687), des chapelains de l'Hôpital (juillet 1687, 5 décembre 1693).

Un règlement du 17 décembre 1662 fixe les détails des obsèques des Administrateurs pendant ou après leur charge (8 décembre 1670, 23 mars 1686, 26 août 1688, 17 juin 1694, 4 février 1700, 12 novembre 1702, 5 avril 1706, 11 septembre 1707, 4 mai 1753).

Au delà, les registres mentionnent l'enterrement et s'étendent plutôt sur l'office célébré quelques jours plus tard en la chapelle de l'Hôpital « avec diacre, sous-diacre et un serpent » (19 avril 1765).

Pour la plupart de ces enterrements, les familles donnaient « 1 à 3 douzaines de robbes ».

Pour une douzaine, l'Hôpital donnait une robe à l'Hôtel-Dieu, une aux Dames de la Miséricorde.

Pour trois douzaines, l'Hôpital en gardait 28 et en cédait 3 à l'Hôtel-Dieu, 3 aux prisonniers et 2 aux Dames de la Miséricorde (17 mars 1700).

Parmi les enterrements faits à l'Hôpital même, les regis-

tres signalent celui de M. de Neuvéglise, administrateur depuis dix-huit ans (27 février 1735) (1).

A l'enterrement des Administrateurs « tous les sieurs di-
» recteurs, domestiques, pauvres et gardes de la maison
» assisteront à son enterrement, en ceste sorte savoir : que
» tous les choristes auront chascun un cierge allumé en
» main, et quatre gardes marcheront aux quatre coins de la
» bière et auront chascun un flambeau en main ayant un
» écusson aux armes de cette maison, et lesdits sieurs direc-
» teurs marcheront immédiatement après le corps...... »
(17 décembre 1662).

RAPPORTS ENTRE L'HOTEL-DIEU ET L'HOPITAL GÉNÉRAL

Les questions de préséance nous amènent directement à
parler des rapports qui s'établirent entre l'Hôpital Général
que l'on venait de créer et l'Hôtel-Dieu qui existait seul
depuis plusieurs siècles.

L'Hôpital était simplement destiné à empêcher la mendicité, à recueillir et faire travailler les pauvres. Il n'y eut
jamais de service médical vraiment organisé. Lorsqu'un
pauvre tombait malade, on l'envoyait à l'Hôtel-Dieu.

Dès la création de l'Hôpital, on voit les Consuls réunir les
Administrateurs dudit Hôpital et les Intendants de l'Hôtel-
Dieu (13 avril 1658) « pour conférer ensemble et entretenir
» l'union qui doibt être entre les deux hôpitaux qui tandent
» à un même but qui est le soulagement des pauvres, malades
» ou en santé ». Ces conseils où les administrations des deux
Hôpitaux étaient réunies se tenaient généralement d'abord le
premier de chaque mois. Le 15 avril 1658 il y est décidé
« que MM. les Intendants de l'Hôtel-Dieu bailleront un bon
» et prompt secours pour ayder à la subsistance de l'Hôpital

---

(1) La pierre tombale se trouve actuellement sur le balcon qui fait
communiquer le laboratoire de la pharmacie avec l'infirmerie des Sœurs.
L'inscription est mutilée; on lit cependant le mots suivants : QVI PRIMVS.
HIC SEPELIRI. MANDAVIT PETRUS NEVVEGLI... MVNIFICVS...

» Général...; que les pauvres *malades* de l'Hôpital Général
» seront envoyés à l'Hostel-Dieu aveq un billet à MM. les
» Intendants contenant que le pauvre envoyé est de la qualité
» requise, à l'instar de l'Hôpital Général de la ville de Lyon. »

Les deux administrations règlent entre elles tous leurs
droits. Ainsi pour les robes qu'il est d'usage de donner aux
pauvres à l'enterrement d'une personne bienfaisante, il est
convenu que sur chaque douzaine de robes, l'Hôpital en
cèdera une à l'Hostel-Dieu et une aux Dames de la Miséricorde (juin 1658).

On voit même les Intendants de l'Hôtel-Dieu intervenir
dans l'affaire de la Maladrerie et aider les Administrateurs à
entrer en possession de celle-ci (juin 1660). En mars 1662,
on les voit fournir à l'Hôpital un certain nombre de métiers
avec lesquels on pourra tisser la toile dont l'Hôtel-Dieu a
besoin.

Mars 1663. Les Intendants assurent que M. Coquery, chirurgien de l'Hôtel-Dieu, « aura soing des pauvres malades de
l'Hôpital Général et qu'il les visitera dans ledit Hôtel-Dieu
lorsque les pauvres y seront portés ».

Cependant des contestations éclatent : c'est un malade de
l'Hôpital que le chirurgien de l'Hôtel-Dieu refuse de recevoir,
bien qu'atteint d'une maladie non communiquable (juillet
1673); de même en mai 1674, le malade envoyé n'ayant pas
la fièvre.

De leur côté, les Administrateurs qui jusque-là admettaient
sans difficultés à l'Hôpital les convalescents que lui adres-
sait l'Hôtel-Dieu, refusent (mars 1675) de recevoir deux de
ceux-ci « ayant des billets signés du médecin et d'un des
» Intendants sans aucun ordre ni prière de leur part, en
» quoi ils contreviennent à l'usage de la maison ».

L'animosité entre les deux maisons est telle que l'Hôpital
« fait savoir aux Intendants de l'Hostel-Dieu les règlements
» et statuts de l'Hôpital de Lyon, touchant la visite des mala-
» des qu'on y envoye, et leur fait entendre que leur chirur-
» gien ne doit pas refuser lesdits malades sur nos billets et

» qu'il a seulement droit de visite lorsque les pauvres ont
» des maux communicables comme les écrouelles et autres
» maladies et que lesdits règlements se doivent observer à
» l'égard des hôpitaux de cette ville » (juin 1675).

L'Hôtel-Dieu accepte ce rappel à l'ordre, mais la mauvaise
humeur du chirurgien se manifeste par l'envoi sur l'Hôpital
comme convalescents de personnes qui ne le sont point effectivement, soit pour avoir des maladies languissantes et qui ont
besoin par conséquent de bonne nourriture, soit pour être
visitées par le garçon du chirurgien dudit Hôtel-Dieu.

L'apaisement renaît le 19 janvier 1676. Les Intendants
de l'Hôtel-Dieu rendant la visite à eux faite par les Administrateurs, arrêtent définitivement les points suivants :

« 1° Que leurs estafiers aideraient les quatre gardes de
» l'Hôpital ;

» 2° Sur le renvoi des malades, s'il y avait de la faute, ce
» serait celle du médecin en quartier auquel ils recomman-
» deraient de ne point renvoyer nos pauvres sans qu'ils ne
» soient guairis ;

» 3° Sur ce qui est de recevoir à l'Hôtel-Dieu non seule-
» ment les fébricitants, mais encore les asthmatiques, hy-
» dropiques et ceux qui ont la colique ou quelques autres
» maux languissants, on verra les statuts de l'Hôtel-Dieu;

» 4° De dire à leur chirurgien en visitant les pauvres ma-
» lades que nous y envoyons avec la fièvre, de ne pas les
» renvoyer en cette maison comme il fait d'ordinaire ; lui
» sera remonstré et à l'advenir sera plus circonspect, luy et
» son garçon apprentif. »

Malgré ce règlement il y eut encore quelques difficultés
entre les deux hôpitaux au sujet des malades envoyés sans
fièvre à l'Hôtel-Dieu (avril 1677), ou renvoyés par les Sœurs
de l'Hôtel-Dieu (mars 1687), ou d'une malade de l'Hôpital,
Catherine *du Bras*, à laquelle il fallait couper un bras (avril
1677).

On décide même (juillet 1687) que l'Administrateur de
service accompagnera lui-même les malades de l'Hôpital à

7

l'Hôtel-Dieu, et que chaque jour une des filles ira à l'Hôtel-Dieu voir nos malades et remarquer les lits vacants (juin 1691).

On voit aussi l'Hôpital refuser de recevoir un malade de l'Hôtel-Dieu tant qu'il ne pourra marcher (mai 1688), et enfin décider qu'on ne gardera que quinze jours les convalescents de l'Hôtel-Dieu (mars 1702).

Mais, à part ces difficultés, on peut dire que les rapports entre les Administrateurs et les Intendants furent empreints de bienveillance et que l'esprit de charité les dirigea. A l'origine de l'Hôpital, les deux bureaux se réunissaient conjointement tous les mois; la répression de la mendicité permit plus tard d'espacer ces réunions qui n'eurent plus lieu qu'au mois de janvier de chaque année.

Tous les ans on voit, sur les registres de l'Hôpital Général, le bureau, après installation des membres nouveaux dont la nomination venait d'être approuvée à l'Assemblée générale de la ville, déléguer deux de ses membres pour aller faire visite aux Intendants de l'Hôtel-Dieu en leur prochain bureau. Ces délégués viennent manifester « le désir de confirmer l'u- » nion et confraternité qui doit estre entre les deux maisons » qui n'ont qu'un même esprit qui est la charité ». Huit jours après, deux des Intendants viennent rendre à MM. les Administrateurs leur visite dans leur bureau. Là ils sont reçus à la place d'honneur, et ils exposent à leur tour leur désir de maintenir l'union qui règne entre les deux hôpitaux, après quoi ils se retirent et sont accompagnés jusqu'à la porte sur la rue. — Ce cérémonial est le même jusqu'à la Révolution.

VI

Développement matériel de l'Hôpital (Plan; Construction; Eau potable; Chapelle provisoire; Chapelle actuelle, 1702; Chapelle de Saint-Lazare; Cloches). — Refuge de l'Hôpital Général, 1673. — Dépôt de mendicité, 1720. — Service des enfants trouvés, 1734. — Manufacture de siamoises, cotonnades, etc., 1733.

DÉVELOPPEMENT MATÉRIEL DE L'HOPITAL

Le logis des *Trois Pigeons* acheté en 1658 (1) étant insuffisant, on chercha à le transformer et à créer un hôpital digne de ce nom. Dès le mois d'avril de cette même année, on confie au P. Chambige, capucin de Clermont, et à M. Portier, architecte, le soin de « faire un desseing et plan du bastiment » nécessaire pour l'Hospital Général »; ce plan est achevé en 1659 par le P. Maurice de Malay, également capucin. En même temps on achète pour bâtir les jardins et maisonnettes basses qui se trouvaient entre la maison et le ruisseau de la Prade. Ces achats furent difficiles, « les experts nommés » ayant fait une estimation excessive desdites maisons et » jardins à cause de la Bienséance » (juillet 1667). La clôture des jardins ne fut entreprise qu'à cette même époque (1667).

Eaux. — Le 21 juillet 1658, l'Administration expose « qu'il » est nécessaire d'avoir de l'eau en cette maison pour la bou- » che et pour y faire passer dans les latrines afin de les net- » toyer pour hoster la puanteur qu'elles causent dans la mai- » son et au voisinage. »

Pour l'eau potable, le Conseil de la ville concède à l'Hôpital en septembre 1660 la source appelée Fontfade qui est dans le fossé de la ville, entre la porte de Mozat et celle de la Poterle. Les Administrateurs traitent avec les sieurs Passouly et Blanc pour l'adduction de cette eau et l'entretien de la conduite.

---

(1) En juillet 1677, l'abbesse de Sainte-Claire assigne l'Hôpital en payement du huitième denier du logis des *Trois Pigeons*. L'affaire se termine par le payement par l'Hôpital de 140 livres (mars 1678).

La mauvaise qualité de cette eau fit qu'en mars 1691 on demanda l'eau de la ville. On ne l'obtint que beaucoup plus tard, en 1773, la source de Fontfade se trouvant perdue par suite de réparations faites aux boulevards.

. Pour l'eau nécessaire aux égouts on se servit de celle venant du ruisseau de la ville, sortant dans le faubourg et au devant de cette maison.

Le système d'égouts était alors assez peu compliqué ; ainsi, en 1693, l'infirmerie de la salle des hommes étant transférée au bâtiment des écoles, il est décidé « qu'il sera mis une » poulie à la fenestre pour descendre les sceaux et les vuyder » dans les latrines et ne point traverser ni empuantir la salle » des hommes ».

La buanderie provisoire installée près du ruisseau est détruite par les flammes le 3 juillet 1697.

BATIMENT PRINCIPAL. — La population de l'Hôpital ne cesse d'augmenter ; le nombre des pauvres enfermés passe de 50 en 1658 à 245 en 1692 ; il dépasse 400 en 1702. Les locaux sont insuffisants. Enfin le 15 octobre 1725 Mᵍʳ de la Grand-ville, Intendant, vient procéder à la pose de la première pierre du bâtiment central. Cette première pierre se trouve à l'angle sud-est du pavillon oriental.

En 1732 on commence la construction de l'aile occidentale, sous les auspices de Mᵍʳ Trudaine, Intendant, qui, dans une lettre du 2 novembre dit au Roi : « Je suis dans l'intention » de faire à l'Hôpital Général tout le bien qui dépendra de » moi ; mon désir est de mettre cette maison sur le meilleur » pied. »

CHAPELLE. — Dès l'origine de l'Hôpital, une chapelle provisoire fut organisée dans laquelle fut célébrée la première messe de la maison, le 12 avril 1658.

Cette chapelle étant trop exiguë, une nouvelle chapelle provisoire fut créée dans un local attenant à la salle des femmes ; la première messe fut célébrée dans cette deuxième chapelle le 15 août 1677.

De nombreux jubilés furent célébrés dans l'une ou l'autre

de ces chapelles provisoires : novembre 1661, février 1673, avril 1677, décembre 1690 ; l'Hôpital était désigné comme l'un des lieux de station. Il n'en est plus ainsi pour le jubilé d'avril 1694, envoyé par le Pape Innocent XII, pour demander à Dieu la paix et l'union entre les princes chrétiens. Pour ce jubilé comme pour les suivants (avril 1696, décembre 1701), les Administrateurs avec le chapelain et les pauvres se rendent aux processions, mais on ne fait que trois stations, Saint-Amable, le Marthuret et les Cordeliers. De même pour les grandes prières publiques, on voit l'Administration avec tous les pauvres se rendre à Saint-Amable, notamment pour le *Te Deum* chanté en témoignage de la réjouissance de la naissance du duc de Bourgogne. Toutefois, en février 1687, après la maladie du Roi, une grand'messe est dite dans la chapelle de l'Hôpital pour actions de grâces de la convalescence et rétablissement de Sa Majesté ; après laquelle on a chanté l'*Exaudiat*.

3 décembre 1681. Mᵍʳ de Vény d'Arbouze, évêque de Clermont, donne permission d'enterrer à l'Hôpital chapelains, filles charitables servant dans ledit Hôpital et autres officiers de la maison qui décéderont en icelle. C'est seulement en 1697 qu'un emplacement destiné à recevoir les restes des personnes de cette qualité est choisi à l'ouest du pavillon occidental ; cet emplacement est béni le 10 mars 1697 par M. Ardely, curé de Châtelguion.

L'insuffisance de la seconde chapelle provisoire provoqua divers dons destinés à couvrir la dépense d'une chapelle définitive. Parmi ces dons, le plus remarquable fut celui d'un tabernacle de la valeur de 150ˡ par M. Rollet Davaux, Conseiller du Roi en la Sénéchaussée d'Auvergne et Siège Présidial de Riom ; d'autre part la ville contribua à la dépense en donnant la herse de fer de la porte de Clermont.

La chapelle définitive, celle qui existe encore de nos jours, fut édifiée en 1702 et bénite le 6 août par Mᵍʳ de Champigny, évêque de Clermont. La cérémonie eut beaucoup d'éclat. A la grand'messe, dite par le curé de Saint-Amant-Tallende,

M. Jaugrand, MM. du Chapitre de Saint-Amable vinrent en
procession. « MM. les Trésoriers de France et M. de Combe,
» Lieutenant Général à leur teste, ont été placés dans la nef
» hors du balustre à la droite ; MM. le Maire et Consuls à la
» gauche ; MM. du Présidial quoy que pareillement invités
» n'ayant pas voulu assister à ladite bénédiction pour éviter
» tout bruit et scandale ; M. Lefebvre d'Ormesson, Intendant
» en cette province présent à la cérémonie s'estant placé au
» costé droit de l'autel où on lui avait préparé un fauteuil, et
» un trône pour M\ :sup: l'Evêque dans le sanctuaire au costé
» droit. »

Indépendamment de cette chapelle, l'Hôpital était aussi
chargé de la chapelle de l'infirmerie Saint-Lazare, connue
sous le nom de chapelle de la Recluse. En 1665, on y opère
des réparations et on commande un reliquaire d'argent pour
y déposer les restes de saint Lazare. En 1670, la cloche de
cette chapelle, depuis longtemps rompue, est refondue ;
M. l'Intendant Général et M\ :sup: l'Intendante acceptent d'être
parrain et marraine de cette cloche de Saint-Lazare.

Cloches. — Le baptème de la cloche de l'Hôpital a lieu le
27 août 1671, parrain M. Blich, Lieutenant Général, marraine
dame Marie-Catherine du Jardin, consorte à M. Le Camus,
Intendant en cette province.

7 février 1742. Deux nouvelles cloches, appelées l'une
Jeanne, l'autre Amable, sont baptisées.

Fonts baptismaux. — Le 6 avril 1739, l'Evêque de Clermont accorde des fonts baptismaux pour les enfants trouvés.

Les Administrateurs de l'Hôpital ne s'occupèrent pas seulement de l'installation matérielle de la maison ; ils donnèrent
à l'œuvre entreprise un grand développement par les quatre
créations suivantes :

Au xvii\ :sup: siècle, le Refuge ;
Au xviii\ :sup: siècle, le Dépôt de mendicité ;
— le Service des enfants trouvés ;
— la Manufacture de siamoises.

REFUGE DE L'HOPITAL GÉNÉRAL

L'adduction à l'Hôpital·de toutes sortes de mendiants et gens sans ressources devait fatalement y faire entrer des filles de mauvaise vie. A Paris, depuis 1635, on appliquait un règlement du Lieutenant civil de la Prévôté, commandant aux filles « de vuider la ville et les faubourgs, sous peine » d'être rasées et bannies à perpétuité, sans forme de procès ». A Riom, dès le mois d'avril 1659, les Administrateurs refusent l'admission à l'Hôpital des filles vagabondes et mal vivantes; « s'il s'en rencontre on les dénoncera à MM. de la » pollisse pour y pourvoir ainsy qu'ils adviseront, » et on prie les Dames de la Miséricorde de s'en occuper. Mais celles-ci n'ont aucune organisation. Aussi la prostitution se répand-elle dans la ville. Le 5 février 1673, un des Administrateurs aborde la question ; il expose « qu'il serait important de » chercher les moyens et une place dans cette maison pour » faire construire quelque logis pour retirer les filles et fem-» mes de mauvaise vie afin de prévenir leurs désordres et » dérèglements qui se rendent fréquents en cette ville. »

La première offrande est celle d'un sieur Grosbost qui fait abandon à l'Hôpital des pierres qui ont été saisies sur le nommé D... par exploit d'huissier (les contestations vont jusqu'en mars) et les pierres restent le bien de l'Hôpital.

Le 16 avril suivant on lit au registre des délibérations : « Puisqu'il y a commencement de fond pour bâtir une maison » de refuge pour loger les filles débauchées et que cet ou-» vrage va à la gloire de Dieu, il a été délibéré qu'on com-» mencerait de faire bastir et que la chose serait recomman-» dée à M. le Curé à son prosne pour attirer les libéralités » de chascun à cette intention. »

Après des pourparlers sans issue avec le nommé Cuzin, mᵉ architecte, on traite le 17 mai avec Pierre Brival, mᵉ architecte, on fait provision de chaux et de sable, et le 31 mai a lieu l'ouverture des fondements (fondations).

Le 4 juin on décide de voir le P. Azan, de l'Oratoire, « pour
» le remercier d'avoir recommandé à son sermon du matin
» le bastiment du Refuge et le prier d'en parler de nouveau
» et advertir ceux qui voudront contribuer aux frais de ce
» bâtiment de mettre l'argent entre les mains de M. le Curé
» ou de l'un des Administrateurs, sans faire aucune queste
» pour raison de ça. »

11 juin. « Voir le P. Soanen, de l'Oratoire, pour le prier,
» dans le sermon qu'il va faire dimanche prochain à la
» paroisse en l'honneur de saint Amable, de recommander le
» bastiment du Refuge et faire entendre qu'on est à la veille
» d'abandonner la continuation dudit bastiment faute de
» fonds. » De plus, on décide qu'avant de dresser les statuts
et règlements de ce Refuge, il est à propos de voir ceux de
Clermont, Paris, Angers, Moulins et autres villes où il y a
un refuge, « pour se conformer à iceux s'il y a lieu ».

18 juin. « Pour pouvoir continuer le bastiment dudit Re-
» fuge et exciter quelques libéralités, il sera mis deux troncs
» particuliers pour ledit Refuge avec deux écriteaux, l'un à
» la paroisse et l'autre dans l'église de cet Hôpital. Il a esté
» aussi résolu que l'on ne fera point faire de cellules en haut,
» mais une salle. »

2 juillet. « On attend encore la permission du Lieutenant
» Général pour bastir le Refuge; cependant on continue le
» bastiment; on achèvera les quatre loges, la salle au-dessus
» et le séchoir, et on comblera les cellules, attendant qu'on
» puisse faire les deux salles de costé. »

16 juillet. « Au lieu d'exposer deux troncs comme il avait
» été délibéré, on fera faire une queste particulière. »

6 août. « Le fond manque pour continuer l'ouvrage; on
» achètera à la foire de Saint-Laurent le bois nécessaire pour
» couvrir les loges. »

13 août. « Il faudra faire un emprunt de deniers pour
» l'achèvement des bastiments du Refuge; cependant l'on fera
» couvrir les quatre loges sans faire le plancher et élever les
» murailles jusques à la juste hauteur. Prier M. le Curé de

» Saint-Amable de recommander à son prosne le jour de
» Notre-Dame d'aoust et autres jours, ledit bastiment. »

Enfin, le 8 octobre, le Lieutenant Criminel donne tout pouvoir « pour faire prendre et conduire céans une servante qui
» demeure au *Logis des trois bons enfants* et qui mène une
» vie scandaleuse et dans la prostitution. Mais quand on va
» l'arrêter elle s'est enfuye. »

Avant elle on avait enlevé et conduit *à l'Hôpital* la Grande
Marguerite, menant une vie scandaleuse et déréglée (7 février
1673), la Grenouillat, que certain capitaine veut débaucher
et emmener à l'armée (3 avril 1673) et que sa conduite force
à mettre au cachot (30 avril); ces deux filles parviennent à se
procurer quelques chopines de vin à cause d'un cours de
ventre qu'elles avaient (9 juillet 1673). On y mène aussi le
16 juillet une fille prostituée enfermée dans la tour de l'Hôpital, et que l'on enferme en cette maison jusqu'à ce qu'une
loge soit prête.

Tels sont les premiers sujets enfermés au Refuge.

Le 12 novembre, c'est le tour de la nommée Chauseaume,
maintes fois réprimandée pour révolte et voies de fait contre
une de nos servantes; on ne l'enferme au cachot du Refuge
qu'après avoir passé trois jours au cachot de la conciergerie
du Palais.

Le 22 mars 1674, on fait enlever et conduire au Refuge la
fille Dauphin qui est fort débauchée et mène une vie licencieuse, et une femme qui l'entraînait dans cette débauche.

Le 20 mai 1674, le nommé Rosine, boulanger, se plaignait
de sa femme à cause de sa mauvaise vie et débordement;
« après information, l'a luy mesme conduite céans où elle
» est enfermée ».

Le 27 mai 1674, on enferme au Refuge, sur l'ordre de
MM. les Juges de police, et on met au pain et à l'eau « la
» nommée Caterine, fille de mauvaise vie, soy disant mariée
» au sieur Gilbert Tardif ».

Le Refuge ne manque donc pas de pensionnaires ; aussi,
pour éviter des difficultés, on dresse le 24 juin 1674 un rè-

glement d'après lequel on ne recevra au Refuge aucune femme ou fille de mauvaise vie que dans deux cas : « l'un lorsqu'il y
» aura un procès-verbal des Juges de police ou de MM. les
» Consuls, et l'autre quand ces filles et femmes y seront con-
» duites à la réquisition de leurs parents ou de quelqu'un
» qui se charge de tout avec cognaissance de cause. »

11 novembre 1674. On fait conduire deux femmes au Refuge et on fait enlever leurs draps, conformément aux Lettres Patentes.

23 décembre 1674. On y enferme la fille Fizac, débauchée.

24 février 1675. On refuse de recevoir au Refuge une jeune fille grosse dont les parents payeraient pension.

17 mars 1675. « On enfermera au Refuge, fustigera et met-
» tra au pain et à l'eau jusques après Pâques, certains jeunes
» garçons surpris à mandyer et qui se comportaient mal. »

16 juin 1675. Une fille prostituée qui s'est accouchée depuis peu d'un troisième enfant, sera enlevée et mise au Refuge après ses couches.

Mars 1676. Passage de dragons à Riom pendant 11 jours ; une fille enlevée par eux demande à être reçue au Refuge.

19 avril 1676. Christine Bouquet remise au Refuge.

Quand la conduite des filles enfermées est bonne, on les place dans la salle des femmes pauvres de l'Hôpital, mais on les fait jeûner (29 septembre 1675); quelques-unes sont élargies après s'être confessées (16 août 1676).

10 mai 1676. On achève le bâtiment du Refuge.

On met au Refuge des femmes de la salle des pauvres pour injures ou voies de fait, ainsi la Grande Marguerite (1er novembre 1676).

On y reçoit provisoirement une prostituée originaire de Clermont « bien qu'elle ne soit pas un meuble du Refuge »; sera remise à ses parents à Clermont (29 mai 1677).

20 mars 1677. Une personne de charité ayant su que les filles que l'on met dans les cellules du Refuge contractent des maladies ou infirmités, offre des lits pour la salle haute ou grenier. Accepté.

3 avril 1677. Une personne de charité veut fonder quelques messes dans l'appartement du Refuge et y faire construire une chapelle afin que les femmes et les filles qui s'y trouvent enfermées puissent ouïr la sainte Messe sans sortir de leur appartement.

19 septembre 1677. La Grenouillade, une de nos pauvres, est mise au Refuge, et Ballade, dit *Jambe de bois*, qui la recherche en mariage, sera congédié pour la conséquence et prévenir les mauvaises suites.

7 novembre 1677. La nommée Bonne, dite *Pintière*, étant enceinte, ne peut être retenue au Refuge; mais en janvier 1678 on trouve qu'elle est non enceinte mais hydropique.

12 janvier 1678. On propose de créer des doubles planchers ou un carrelage, et une chapelle au Refuge, avec prêtre salarié.

Id. Les filles du Refuge lancent dans du linge sale des pois et autres choses que la Fournier fait cuire : sera privée de vin pour 8 jours.

24 avril 1678. Une prostituée ne sera pas reçue au Refuge à cause de sa maladie qui est communicable.

Tel était le Refuge de l'Hôpital. Son organisation n'était pas parfaite, mais il répondait aux besoins urgents de la répression de la prostitution. Toutefois les Dames de la Miséricorde, qui avant la création dudit Refuge s'occupaient des filles de mauvaise vie, ne s'étaient pas désintéressées de l'œuvre. Aussi quand le bâtiment fut achevé et les filles emprisonnées, elles s'occupèrent de leur bien-être matériel d'ailleurs déplorable, et résolurent de gérer le Refuge. Le 3 juillet 1678, « elles offrent de prendre soing du Refuge, en laissant aux » Administrateurs de l'Hôpital la direction, et d'y faire cons- » truire une chapelle et des latrines. » L'administration repousse leur requête le 17 juillet 1678.

Nouveau refus le 16 février 1679.

4 juin 1684. Les Dames de la Miséricorde demandent permission de quester le jour de l'établissement d'un *Refuge* qu'elles prétendent établir en ville, hors de l'Hôpital. Ladite proposition est rejetée.

23 juillet 1684. On dressera une requête pour former opposition à l'établissement du Refuge. On verra le Procureur du Roy et on écrira à M. Cadet, à Paris, pour le prier de nous advertir sur ce qui se passera touchant à l'obtention de Lettres Patentes que les Dames de la Miséricorde prétendent d'avoir pour le susdit établissement, afin d'y former opposition.

11 mars 1685. Les Dames de la Miséricorde qui ont soin des personnes mises au Refuge ont vu M. l'Intendant pour le prier d'obliger MM. les Administrateurs de donner leur consentement pour l'établissement dudit Refuge. Lui démontrer le détriment que pourrait causer à cette maison l'établissement dudit Refuge.

19 avril 1685. Malgré la parole donnée, les Dames du Refuge font quêter dans leur chapelle. « On empêchera leur » queste et on enlèvera le bassin et l'argent qu'on donnera. »

31 mars 1686. Nouveau refus aux dames appelées Dames de la Miséricorde et du Refuge « d'exposer un bassin à la » porte de l'église du Refuge le jeudy sainct prochain. »

19 mai 1686. Les Dames qui ont soin de la maison du Refuge ont demandé le consentement de MM. du Présidial pour l'établissement de ladite maison du Refuge et pour avoir des Lettres Patentes. On verra M. l'Intendant et M. le Lieutenant Général pour leur dire que lesdites Dames n'ont aucuns fonds, que par conséquent ladite maison du Refuge pourrait être à charge à l'Hôpital et les prier de ne donner aucun consentement audit établissement.

23 mars 1687. Les Dames de la Miséricorde ayant obtenu des Lettres Patentes en février pour l'établissement du Refuge en cette ville, demandent permission de quêter la semaine sainte et de tenir un bassin dans leur chapelle : « a esté » délibéré qu'attendu que lesdites Lettres Patentes ne sont » point venues à notre cognaissance et ne sont publiées ny » enregistrées, ladite proposition est rejetée ».

30 novembre 1687. On demandera copie des Lettres Patentes de l'établissement du Refuge lorsqu'on en fera la publication et lecture à l'audience de M. le Sénéchal.

Dès lors le Refuge de l'Hôpital disparaît devant l'Hôpital du Refuge dirigé par les Dames de la Miséricorde.

Dans le bâtiment devenu vacant, on enferme encore quelques femmes coupables d'insolences ou d'emportements (25 avril 1688), une fille vagabonde qu'on dit coucher avec son père dans une des tours de l'enceinte de la ville (13 mars 1689) et que l'on garde jusqu'au départ des troupes en garnison.

Mais on cherche une destination nouvelle et, en juillet 1691, on décide d'abattre les cloisons et murs de refan des quatre cellules de l'ancienne maison du Refuge, pour en faire une belle salle avec jours de tous côtés (qui servirait à une infirmerie).

Quant à l'état d'esprit des Administrateurs vis-à-vis de la nouvelle maison des Dames du Refuge, il fut assez mal disposé pendant nombre d'années. Ainsi, en juillet 1696, on voit encore l'Hôpital s'opposer à l'établissement que ces Dames voudraient faire d'un bureau pour les filles sans condition ou qui sont dans des maisons suspectes, et refuser la permission de quêter dans ce but, malgré l'approbation donnée à cette œuvre par M. l'Intendant et Mme l'Intendante. En juillet 1695 on refuse de recevoir à l'Hôpital une fille enfermée au Refuge avec sa mère; on craint « qu'elle ne corrompe et gâte nos » pauvres, » et on estime « qu'estant au Refuge elle est en » lieu de sûreté ».

Enfin, en octobre 1695, les marguilliers de Saint-Amable refaisant leur tabernacle et donnant l'ancien à l'Hôpital, les Administrateurs donnent le leur qui tombe en ruine à la maison du Refuge.

De ce moment jusqu'à la Révolution, les registres de l'Hôpital ne font plus mention du Refuge.

DÉPOT DE MENDICITÉ

Une première ordonnance du Roi du 10 novembre 1718, contre les vagabonds et gens sans aveu, prescrit d'agrandir les anciens hôpitaux ou d'en créer de nouveaux pour y enfermer les vagabonds et gens sans aveu qui ne seraient pas assez forts pour être transportés aux colonies. On cherche dans toute la Province les moyens d'exécuter les intentions du Régent de détruire la mendicité. L'Hôpital de Riom est jugé insuffisant, mais on pourrait y construire des bâtiments nouveaux pour enfermer les vagabonds.

1720. Lettre de l'Intendant aux subdélégués pour assurer l'exécution de l'ordonnance du Roi, du 10 mars 1720, au sujet des mendiants, vagabonds et gens sans aveu. Les subdélégués devront choisir dans les faubourgs de leur ville deux maisons inoccupées, l'une destinée aux hommes, l'autre aux femmes ; ils y enfermeront tous les vagabonds ; puis enverront à l'Intendance des états détaillés avec signalement et feront visiter ces mendiants par le chirurgien de l'Hôpital ; la nourriture sera donnée à l'entreprise ; celle des mendiants infirmes devra être un peu meilleure.

1724. On se décide en haut lieu à se servir des hôpitaux pour y recevoir les mendiants invalides, et y enfermer par correction les valides.

1724, 18 juillet. Déclaration du Roi : Ordre aux mendiants invalides et aux valides qui ne pourront trouver de travail de se présenter aux hôpitaux ; après délai d'une quinzaine, tous ceux qui ne se présenteront pas seront arrêtés ; les valides seront retenus au moins pendant deux mois et nourris au pain et à l'eau ; s'ils sont repris une seconde fois ils seront enfermés pour trois mois et marqués au bras de la lettre *M ;* une troisième fois ils seront condamnés, les hommes à cinq années de galères, et les femmes à cinq années au moins de séjour dans les hôpitaux. Il sera permis aux mendiants de se retirer dans le lieu de leur naissance ou de leur domicile.

— M. de la Grand'Ville s'occupa de suite de la mise à exécution de cette ordonnance ; le 7 septembre suivant, il écrit que 50 pauvres (22 à Riom) sont déjà enfermés dans les hôpitaux de Riom et de Clermont où l'on a été obligé de faire des bâtiments nouveaux pour les recevoir. Les dépenses à faire à l'Hôpital de Riom sont évaluées à 6.479[1]; il pourra loger en tout 150 pauvres valides ou invalides ; il en avait 96 avant la déclaration du Roi.

Le nouveau bâtiment est édifié en 1725 ; il coûte 4.978^l 19^s ; il peut contenir 30 lits ; ces 30 lits coûteront 1.500^l.

Les revenus de l'Hôpital sont de 9.592^l par an ; les dépenses sont de 7.626^l 15 sols, non compris la nourriture des pauvres qui reviendra pour chacun à 85^l par an.

1729. L'Hôpital renferme 136 pauvres de la ville au compte de l'Hôpital, et 122 étrangers au compte du Roi ; revenus fixes 3.400^l ; casuel 400^l ; les hommes sont occupés à chène-votter, les femmes à filer ; le produit de leur travail peut être estimé à 150^l.

1750, 13 décembre. « Lecture et enregistrement après cry » public, le 14 novembre, dans tous les coins et carrefours de » la ville, de deux déclarations du Roy (18 juillet 1724 à » Chantilly et 20 octobre 1750 à Fontainebleau). » Cette der-nière déclaration est simplement une invitation à appliquer rigoureusement la précédente.

1764, 3 août. Nouvelle déclaration du Roi concernant les vagabonds et gens sans aveu ; les peines précédentes sont aggravées :

1° Les mendiants valides seront traités comme vagabonds, jugés par les prévôts des maréchaussées et condamnés, les femmes à la réclusion dans un hôpital, les hommes aux galères à temps ;

2° Les mendiants invalides mais capables de travailler se-ront renvoyés dans leurs paroisses où les évêques pourront organiser des bureaux de charité ;

3° Les invalides incapables de travailler seront nourris dans les hôpitaux.

1765. Aménagement du dépôt de l'Hôpital ; on pourra loger environ 140 personnes ; réparations adjugées à 856^l.

1767. Instruction sur l'administration intérieure des dépôts. Ration 1 livre 1/2 de pain bis, et une ration de légumes ou de riz cuite à l'eau et au sel. Visite médicale des malades et au besoin leur envoi à l'Hôtel-Dieu moyennant 6 à 7 sols par journée. On leur rasera la tête et on tâchera de les faire travailler. — Ils couchent 3 par 3 et sont vêtus de serge ou droguet. L'instruction n'a pas prévu de bas pour les femmes, les cotillons semblant suffisants ; on pourra leur donner des sabots. — Un concierge est nommé avec 600¹. Pour le service du culte, l'Intendant envoie une pierre consacrée ; le prêtre, non rétribué, apportera les ornements du culte.

1768. Suite des instructions. Avant de renvoyer un mendiant, on lui fait signer la soumission de ne plus mendier.

A la suite de ces instructions la maréchaussée conduit au dépôt de Riom, du 31 mars au 30 juin 1768, 74 mendiants ; sur ce nombre, 39 ont été remis en liberté.

L'organisation du dépôt de Riom se fait difficilement ; on ne trouve aucun entrepreneur pour la nourriture au prix de 3 sols 6 deniers la ration.

19 février 1768. On traite avec le nommé Vaissier, concierge du dépôt, pour 300 livres, et avec le nommé Mazuer, aubergiste du logis de la Croix-Blanche, pour la fourniture des légumes et la préparation du riz.

1769. Une épidémie sévit dans le dépôt et aussi en ville. Le public l'attribue à la nourriture du dépôt regardée comme dangereuse pour être trop austère.

1770. La recherche des mendiants continue. M. Terray, contrôleur général, écrit à l'Intendant : « Sa Majesté a senti » qu'après avoir puni le vagabondage et la mendicité volon- » taires, elle avait à porter ses regards sur ceux qui étaient » les victimes du malheur des temps...., établir des travaux » publics qui pussent procurer à ceux qui ne trouvent point » à s'occuper les moyens de gagner leur subsistance. »

En janvier 1770 la population des quatre dépôts d'Auvergne est : Riom, 33 mendiants ; Montferrand, 0 ; Saint-Flour, 13 ; Mauriac, 5.

1770, 7 mars. Dix mendiants s'évadent la nuit ; on en reprend plusieurs.

1771, février. L'Intendant ordonne d'arrêter non seulement les mendiants étrangers, mais même les Auvergnats,

tant que le dépôt de Riom en pourra contenir sans inconvé-
nient. Le dépôt de Montferrand est supprimé; celui de Riom
reçoit les vêtements, meubles et ustensiles qui s'y trouvent
(1er février).

L'Intendance envoie 1.200 livres de riz au dépôt de Riom.

1773, 3 mars. Suppression du dépôt de Saint-Flour qui ne
reçoit que quatre ou cinq mendiants par an; on les transporte au dépôt de Riom.

— 15 mai. Projet de l'Intendant d'établir un dépôt général
de mendicité à Clermont, dans le bâtiment servant d'Hôtel-
de-Ville.

1774, 23 avril. M. Terray, contrôleur général, fait remarquer « qu'il ne faut point recevoir dans les dépôts les blessés
» et malades; ces maisons ne sont point des Hôtels-Dieu ni
» des hôpitaux; elles ne sont destinées que pour ceux qui
» sont condamnés au renfermement, soit par la maréchaussée
» pour cause de vagabondage et mendicité, soit par des or-
» dres particuliers. »

De 1773 à 1776 les sieurs Manié, Gruel, de Versen, négo-
ciants à Paris; Bas, de Rimberge et Cie, banquiers à Paris,
ont la fourniture et entretien des dépôts moyennant 6 sols
par jour pour chaque enfermé.

Leur préposé à Riom, le sieur Malbet, expose le 24 octobre
1774 le mauvais état du dépôt. Placé à un rez-de-chaussée,
sous un couvert qui n'a ni plancher ni lambris, les fenêtres
n'étant fermées que de toiles d'emballage, le dépôt est mortel
en hiver; il n'y a point d'infirmerie ni aucun endroit pour
prendre l'air. Le sieur Malbet représente qu'il y a à la conciergerie un bâtiment qui conviendrait, ayant une cour et
une chapelle, et n'ayant pas besoin de réparation. — On lui
objecte qu'on éprouvera de fortes oppositions de MM. du
Présidial. L'Intendant répond qu'il ne saurait être question
de déplacer le dépôt.

1777, 30 juillet. Le Roi renouvelle les défenses de mendier
et on se propose de fonder un peu partout des *bureaux d'aumônes,* chargés de fournir des outils et des matières aux ou-

8

vriers capables de travailler, des remèdes, des soins et des aisances à ceux qui sont malades.

1778. Le Curé de Riom a passé un sous-traité et fait administrer le dépôt par un sieur Desbrets ; depuis cette nouvelle administration, il y a un grand progrès dans l'ordre et la propreté.

1781. Traité passé entre l'Intendant et le sieur Claude Tailhand, curé de St-Amable, pour la régie du dépôt. M. Tailhand s'engage pour six années, à raison de cinq sols par jour pour chaque mendiant ; le traité porte à peu près les mêmes clauses que les précédents, sauf les conditions suivantes pour la nourriture : la ration sera de vingt-quatre onces de pain moitié froment moitié seigle, six onces de légumes, huit onces de bouillon le matin, huit onces le soir (bouillon gras sauf les jours maigres). Traité approuvé par M. Joly de Fleury, le 23 décembre.

25 mars 1783. Cédule par laquelle le Roi interdit, sous peine d'être arrêtés comme vagabonds, à tous merciers, chaudronniers, porte-balles, etc., soit étrangers, soit nationaux, de vendre et colporter dans les rues et les campagnes les différents objets relatifs à leur profession. Cette cédule renouvelle les dispositions anciennes rappelées déjà en 1778, contre les porte-balles « qui, sans avoir de domicile fixe, ven- » dent dans les rues des figures de plâtre, des sachets, des » étuis, des lunettes et autres bagatelles de ce genre » ; contre les chaudronniers, les merciers, contre ces gens « qui » montrent des lanternes magiques, des marmottes, des ours » et autres animaux singuliers ». Tous ces individus seront dorénavant traités comme vagabonds, et à ce titre destinés au service militaire, ou à la marine, ou aux hospices, ou aux travaux publics ; on traitera de même les pèlerins qui s'éloigneront de la grande route (C. 778).

1785. L'Intendant établit un nouveau régime, comportant pour chaque bureau un régisseur-caissier, un inspecteur, enfin un médecin, un chirurgien, et un aumônier rétribués.

— 21 décembre, M. Toutté, subdélégué, expose ses craintes

sur l'application d'un nouveau régime ; le caissier-régisseur proposé lui est inconnu, mais « sa sensibilité s'émeut en pen-
» sant que la subsistance des renfermés sera confiée à un
» régisseur mercenaire, et l'exemple de ce qui se passait du
» temps des munitionnaires généraux me représente ce qui se
» passera à l'avenir. » L'Intendant exprime également au Contrôleur Général les difficultés qu'on aura à appliquer au dépôt de Riom la nouvelle règle. Le local, loué 250¹ par an à l'Hôpital, est attenant à ce dernier et à une rue publique, il n'est pas susceptible d'agrandissement ; le Curé de la paroisse et les Carmes Déchaussés sont chargés des secours spirituels. Depuis la cessation du traité des munitionnaires, le Curé s'est chargé de la nourriture des renfermés moyennant 5 sols par jour ; « on leur délivre chaque jour une livre et demie
» de pain de méteil, deux fois par jour une soupe dans la-
» quelle il entre des légumes et des herbes potagères ; une
» fois par jour une ration de pois, de fèves, de raves ou de
» pommes de terre du poids de 6 onces avant la cuisson, et
» certains jours de fête ils ont une ration de viande. Ils sont
» tenus très proprement et changent de linge une fois par
» semaine » ; ils couchent sur la paille et sans draps, mais on pourrait leur procurer cette douceur sans rien changer à l'administration actuelle ; le nouveau règlement va entraîner des dépenses considérables pour les appartements d'abord, dortoirs, ouvroirs, réfectoires, chauffoirs, vestiaires, piscines, étuves, infirmerie, pharmacie, soit une dépense de plus de 100.000 livres, sans compter le nombreux personnel prévu par le nouveau règlement.

Le Contrôleur Général ordonne l'application du nouveau régime à dater du 1ᵉʳ avril 1786 ; on ne touche pas encore aux bâtiments.

Le nouveau règlement concernant la constitution et le régime général des dépôts de mendicité du royaume paraît en 1786.

La même année, l'Intendance prépare l'agrandissement du dépôt ; un plan est dressé ; l'Hôpital pourrait, sans souffrir aucun préjudice, louer au Roi pour le dépôt les bâtiments nécessaires. A la demande de l'Intendant, l'Hôpital répond « que le dépôt lui déplaisait, l'offusquait, et qu'il ne louerait » ni ne céderait rien pour le service du dépôt, jamais amia- » blement, jamais autrement que de force et en cédant à » l'autorité royale. » Au fond le bureau espère que si le dépôt est déplacé, les bâtiments lui seront abandonnés.

Sur ces entrefaites, « une dyssenterie éclate dans la salle » du dépôt ; il est à craindre que le mal ne se propage et ga- » gne tous les individus, faute de local pour y transférer les » malades. » L'Intendant ordonne de louer provisoirement un local pour y enfermer les malades.

1787. Mémoire de M. de Bussy sur l'intérêt qu'ont les vagabonds à se laisser enfermer (1).

1788. Rapport du sieur Cornudet, médecin, sur le dépôt de Riom. — Les eaux du dépôt ne sont autre chose que les eaux d'égout de l'Hôpital, cependant l'Hôpital a assez d'eau vive pour en céder une part ; encore arrive-t-il parfois que le dépôt ne reçoit même pas cette eau infecte, l'Hôpital s'en servant pour arroser ses jardins. Description des bâtiments. Il n'y a pas d'infirmerie ; on envoie les malades à l'Hôtel-Dieu, du moins ceux que l'Hôtel-Dieu consent à admettre, car il ne reçoit pas les malades atteints de gale, écrouelles, scorbut, haut mal. démence, petite vérole et mal vénérien ; il ne reçoit pas non plus les femmes en couches ; il faut donc soigner tous ces malades au dépôt même, au milieu des valides ; il y a eu, en 1787, 1.300 journées de malades sur 24.000 journées de renfermés, dont 30 journées d'accouchements et 220 de vénériens. Chaque couchette reçoit trois personnes, elle est divisée par une planche en sapin et les détenus sont donc couchés un et deux.

1788. Construction d'une fontaine au dépôt de Riom.

(1) Encore vrai de nos jours. On pourrait reprendre exactement les termes de ce même rapport.

SERVICE DES ENFANTS TROUVÉS

Le service des enfants trouvés constitue une des plus lourdes charges du budget de l'Hôpital. Il ne fut pas organisé dès l'origine de la maison; cependant il n'est pas rare de trouver dans les premiers registres mention d'enfants déposés.

27 mai 1663. « Un enfant de trois ans ayant été abandonné
» à la porte de l'Hôpital sur les dix heures du soir, doréna-
» vant l'on ne recevra plus des enfants de cette qualité et l'on
» n'ouvrira point la porte de l'Hôpital après neuf heures.
» MM. de l'Hostel-Dieu aideront à placer cet enfant en nour-
» rice au meilleur marché que ce pourra. »

31 janvier 1675. « Un enfant masle de cinq à six mois a été
» abandonné devant la porte de l'église de cette maison.
» L'enfant sera à la charge commune de l'Hôpital et de
» l'Hostel-Dieu. »

17 avril 1677. Exposition d'un enfant de quatre mois sur l'étau du boulanger de l'Hôpital.

21 novembre 1677. Exposition d'un enfant devant la porte de l'Hôpital.

Ces quelques cas prouvent que l'Hôpital s'occupait, conjointement avec l'Hôtel-Dieu, des enfants abandonnés, mais ce n'est qu'en 1734 qu'il en fut officiellement chargé.

10 janvier 1734. « Sur les représentations faites à Mᵍʳ de
» Trudaine, Intendant en cette province, qu'il serait fruc-
» tueux pour cet Hôpital que la direction des enfants exposés
» dans la ville et faux-bourgs de Riom luy fût laissée sous les
» soumissions des Administrateurs ou de l'un d'eux d'exécu-
» ter littéralement les clauses et conditions qui seraient por-
» tées par le bail à rabais ou adjudication qu'on a coutume
» de faire pour cette sorte de direction, Mᵍʳ l'Intendant a ap-
» prouvé que nous comparussions et fissions des offres lors
» des publications et enchaires, M. Notaire, administrateur,
» s'est trouvé en la ville de Clermont et en l'Hôtel de l'Inten-
» dance au jour indiqué, et après l'extinction des bougies l'ad-
» judication a été faite sur lui. » Le bureau ratifie unanime-

ment la soumission du sieur Notaire et le bail consenti. Suit la copie du bail consenti pour six ans, moyennant 5 livres par mois et par enfant.

En 1736, 40 enfants sont exposés.

En 1737, 57 enfants sont exposés.

6 avril 1739. L'évêque accorde à l'Hôpital des fonts baptismaux pour les enfants trouvés. — Le registre des actes de baptême faits à l'Hôpital Général se trouve actuellement aux archives de la ville, GG. 106.

1740, 6 mars. Délibératoire constatant que l'Hôpital a toujours été dans la nécessité de faire des emprunts et d'employer ses propres fonds à la subsistance des enfants trouvés.

1743, 30 juillet. Un arrêt du Conseil d'Etat du Roy charge l'Hôpital Général des enfants trouvés moyennant 4.000ᵗ par an.

1752, 20 février. Un Administrateur sera spécialement chargé de ce service et des fonds qui s'y rapportent.

Le budget de l'Hôpital est, cette même année 1752, en déficit de plus de 5.000 livres (recettes 13.312ˡ, dépenses 18.408ˡ).

10 décembre 1759. On élève à 3ˡ par mois la nourriture et entretien de chaque enfant mis en nourrice, au lieu de 53 sols 6 deniers, parce que les denrées ont augmenté ; ce nouveau tarif n'est appliquable que pour les enfants de moins de deux ans ; au-dessus l'ancien tarif reste en vigueur.

10 décembre 1769. Les nourrices de la campagne seront payées 3 livres par mois pour les enfants de moins de deux ans, 53ˢ 4ᵈ pour les enfants plus âgés ; les nourrices de la ville recevront 4 sols par jour.

1777. La moyenne des enfants exposés pendant les dernières années est de 50 par an.

1778. Les Administrateurs de l'Hôpital se plaignent de ce que la somme de 4.000 livres qui a été fixée pour leur abonnement annuel de la nourriture des enfants trouvés est tout à fait insuffisante ; ils sont en retard chaque année de plus de 5.000 livres.

1779, 10 janvier. Un arrêt du Conseil d'Etat interdit à tous voituriers et autres personnes de transporter des enfants trouvés ailleurs qu'à l'hôpital le plus prochain à peine de 1.000¹ d'amende. (Tous les ans Paris recevait de la province plus de 2.000 enfants, dont les 9/10 mouraient avant l'âge de trois mois.)

21 décembre. Un supplément de 5.000¹ est accordé à l'Hôpital qui accuse un déficit de 8.199¹.

1782, 5 septembre. On donnera aux nourrices 4¹ pour la première année, sans linges, et 3¹ les autres années.

1783, 27 avril. Les nourrices recevront 3¹ 10ˢ pendant les sept premières années, 3¹ de 7 à 10 ans, et 50 sols de 10 à 12 ans.

1786, 12 mars. Un registre particulier des délibérations concernant les enfants trouvés sera tenu. On y transcrit d'abord les anciennes délibérations ayant trait à ce sujet. Ce registre sera tenu par l'Administrateur chargé des enfants trouvés.

1786. On donnera aux nourrices :

Jusqu'à 6 mois............	4¹ 10ˢ
De 6 à 12 mois............	4
De 1 à 4 ans.............	3 10
De 4 à 7 ans.............	3
Au-dessus de 7 ans	2

Chaque payement sera fait de trois en trois mois, moyennant un certificat délivré par le Curé.

Les dépenses du service des enfants s'élèvent :

En 1782 à	12.137¹ 16ˢ
En 1783 à	13.604 2
En 1784 à	12.944 12 6ᵈ
En 1785 à	13.271 11
En 1786 à	14.049 3 3

L'Hôpital ne cesse de faire des emprunts. Cependant on n'accorde à Riom (15.000 habitants) que 4.000¹ et un supplément de 5.000¹, tandis que Clermont (24.000 habitants) reçoit

17.000¹ et un supplément de 29.000¹, bien que n'ayant pas un nombre d'enfants double de celui de Riom.

1787, 1ᵉʳ avril. Mémoire à M. l'Intendant indiquant ces derniers chiffres et signalant la détresse de l'Hôpital qui tombe en ruine.

8 mai. Réponse de l'Intendant qui demande divers états de renseignements; on les lui envoie.

1788, 26 juin. L'Intendant répond que la distribution des fonds relève de l'Assemblée Provinciale.

28 juillet. Les Procureurs Syndics provinciaux annoncent un prochain payement. Ce payement n'est effectué qu'en décembre, l'Hôpital a dû emprunter en novembre.

1789. Nouveaux retards dans les payements. — M. Massonnet, administrateur des enfants, étant aussi député des avocats à l'Assemblée de la ville, a fait inscrire dans le *cahier* de la ville adopté par celui de l'Assemblée générale de la Sénéchaussée d'Auvergne les articles 33 et 35 réclamant secours aux hôpitaux et aux enfants trouvés.

A partir du 1ᵉʳ janvier 1790 on payera aux nourrices de la campagne :

De 0 à 1 an	5¹ par mois
De 1 à 3 ans........	4¹ 10ˢ
De 3 à 7 ans........	3¹ 10ˢ
7 ans et au-dessus...	2¹ 10ˢ

Nous retrouverons dans le chapitre consacré à la Révolution le service des enfants trouvés qui ne cessa de causer chaque année un déficit dans le budget de l'Hôpital.

MANUFACTURE DE SIAMOISES

Nous avons vu (p. 75) les nombreux essais de diverses manufactures tentés par les Administrateurs, et leur complet insuccès.

Un courant irrésistible poussait cependant les Administrateurs à persister dans cette voie (1).

---

(1) Chotard, *L'Industrie en Auvergne au XVIIIᵉ siècle* (*Revue d'Auvergne*, 1894, p. 194).

La solution de la question ne fut atteinte que grâce à la visite de Trudaine à l'Hôpital.

Cette visite eut lieu le 1er mars 1732 ; et là, frappé de la stérilité des entreprises précédentes, l'Intendant décida de faire construire à ses frais 15 métiers et 50 roues à filer.

1733. Nous trouvons tous les renseignements concernant la création de la manufacture de siamoises dans un mémoire présenté sur cet établissement à M. de Mauras, Intendant d'Auvergne.

« Parce qu'il n'était pas possible, lit-on dans ce rapport,
» d'inspirer tout à coup l'esprit du commerce à tout un peuple
» qui ne connaissait rien de mieux que ses vignes et ses
» guérets, il affecta de placer ses manufactures dans les hô-
» pitaux, se proposant par là le double avantage et d'occuper
» utilement les tristes victimes de la misère qui s'y réfugient,
» et d'en former des ouvriers qui puissent dans la suite se
» répandre dans toutes les parties de la province et y ap-
» porter avec eux le goût d'un nouveau travail. » Trudaine
fit venir des cotons et des métiers de Rouen et de Nantes et obtint 10.000 puis 15.000 livres pour l'établissement de la manufacture ; plus tard on installa une calandre et on fit venir un teinturier de Rouen.

En 1735, l'Intendant Rossignol visita la manufacture ; il obtient un secours de 5.500 livres, et dès l'année suivante on compte à la manufacture 28 métiers battants, 90 fileurs ou fileuses, et l'on vend pour 9.836 livres d'étoffes. Le bâtiment destiné à abriter définitivement la manufacture coûte 13.000^l; il est édifié en 1738-1739. « Mgr Rossignol fait construire ce
» long et superbe bâtiment où l'on voit de suite un double
» magazin, un atelier propre à contenir plus de 100 métiers,
» un logement pour la callandre et une vaste salle meublée
» de tous les ustensiles propres aux teinturiers. »

Toute cette industrie est dirigée par le sieur Joliesse qui remplace en 1736 le sieur Leblond, et par la D^{lle} Perret, une des Sœurs de l'Hôpital.

On fabrique « trois sortes de siamoises ou toiles de cotton,

» des cottonades, des cottolines et des mouchoirs. Les cotto-
» nades sont des toiles moitié cotton, moitié fil de chanvre,
» les cottolines sont en entier de cotton ; les mouchoirs sont
» ou tout de cotton ou tout de fil sans mélange. »

Les cotons sont de Saint-Domingue, d'Acre ou de Smyrne.
Le filage des cotons occupe non seulement les pauvres de
l'Hôpital, mais aussi des étrangers.

Le coton qui ne doit pas être teint est blanchi à Château-
neuf. Nous signalerons simplement les autres ateliers : tein-
turerie, bobinage, ourdissoir, tressage, tissage, calandrage
et emmagasinage.

Le mémoire donne les comptes pour les années 1749-1750
et se termine par ces mots : « Notre manufacture doit son éta-
» blissement à Mgr de Trudaine, ses édifices à Mgr de Rossi-
» gnol; il vous était réservé, Monseigneur, d'y mettre cet
» ordre qui peut seul la porter à sa perfection; nous nous
» flattons que cet objet ne vous paraîtra pas indigne de Votre
» Grandeur, il n'est pas moins glorieux d'animer un corps
» que de le créer. »

L'année 1749, le bénéfice de la manufacture était de 2.000^l;
mais cette somme, au lieu de profiter à cette industrie, était
nécessaire aux besoins urgents de l'Hôpital, qui, chargé de
125 enfants et de 212 pauvres, était toujours en déficit.

Les siamoises fabriquées avaient $^3/_4$, $^7/_8$ et $^5/_4$ d'aune de largeur; les toiles de coton rayées et quadrillées avaient $^1/_2$ aune;
quelques mouchoirs enfin $^5/_8$ et $^3/_4$ d'aune.

Nous avons vu aux Archives départementales de superbes
échantillons de ces produits, dont les couleurs sont fort bien
conservées.

1750, 21 décembre. Les Administrateurs nomment un
certain nombre de nouveaux et en continuent quelques-uns.
M. Sirejean qui s'occupe de la manufacture n'est pas continué.

Le 27 on reçoit une lettre de M. de Mauras, Intendant,
priant de le nommer. M. Azan qui avait été continué consent
à se retirer, et M. Sirejean est continué.

1751, 16 février. Mgr de Mauras, Intendant, visite l'Hôpital, et spécialement la manufacture. Il déclare vouloir venir de 6 en 6 mois et demande qu'on lui adresse le plus tôt possible un mémoire sur la manufacture èt sur l'ordre intérieur. Sa visite a duré de 9 heures à 1 heure ¹/₂.

1752. Mémoire du sieur Fontfrayde sur la manufacture de l'Hôpital de Riom. Un des magasins est rempli de papiers d'archives.

1753. Dissensions à la manufacture. Départ des Sœurs. L'Inspecteur Fontfrayde visite la manufacture (1753, décembre) et regrette leur départ.

1755, 4 juillet. Les ouvriers de la manufacture établissent une frairie en l'honneur de Notre-Dame de Pitié.

1756, 20 janvier. L'Intendant visite l'Hôpital et spécialement la manufacture.

1757. On établit une manufacture de bas et bonnets faits au métier, sous la direction de Claude Lemoine.

1758, 7 mai. Le sieur Joliesse fils est autorisé à aller voir les autres manufactures de France (1). « On lui donnera 100ᶥ » pour l'achapt d'un cheval et 400ᶥ; il sera de retour en sep- » tembre et travaillera ici 4 ans, sinon il rendra proportion- » nellement les sommes. »

1760. On fabrique aussi des bas de coton dont la vente est difficile. La manufacture a un bénéfice annuel moyen de 2.285ᶥ.

1768. Il est question d'agrandir le bâtiment des manufac- tures.

1785. Inspection de M. Colombier. Les dépenses de l'Hô- pital excèdent les revenus de 25.297ᶥ, résultat d'un excédent annuel de dépenses pour les enfants trouvés et de dépenses

(1) Voir le *Journal de Joliesse*. M. Fayolle possède le journal de ce voyage tenu par Joliesse; ce dernier y raconte son passage à Moulins, Nevers, Cosnes, s'étend longuement sur les Gobelins et les procédés em- ployés dans cette manufacture, de même pour les manufactures de Rouen, Amiens, Abbeville, Rennes, Saint-Germain-en-Laye. Le laisser-passer délivré à Joliesse par l'Intendant Rossignol, et quelques autres pièces, sont joints au journal.

faites pour l'établissement de la manufacture qui coûte plus qu'elle ne rapporte.

1786-87. Inspection de la manufacture par le sieur Jubié ; elle est dirigée par les sieurs Joliesse et Barthélemy ; on y fabrique des siamoises et des mouchoirs, elle compte 56 métiers montés ; deux particuliers, les sieurs Talon et Le Blond ont aussi établi des fabriques de siamoises, chacune comprend quatre métiers.

La plupart des comptes de la manufacture se trouvent aux Archives départementales.

VII

ORIGINE DE L'HOSPICE DES INCURABLES

Postérieurement à l'ouverture de l'Hôpital Général, nous avons vu la création de l'Hôpital du Refuge. Une autre maison charitable fut établie en 1736 pour recueillir d'autres malades spéciaux : les Incurables. Par son organisation, l'Hôpital ne recevait à l'origine que les pauvres non malades.

Dès qu'un des pauvres de l'Hôpital souffrait, on l'envoyait à l'Hôtel-Dieu et l'on peut voir (p. 95) les règlements fixant ce passage d'une maison à l'autre.

Mais l'Hôtel-Dieu lui-même n'admettait que les fébricitants et refusait impitoyablement toute maladie réputée contagieuse.

Que devenaient alors les malades atteints de ces sortes de maux ? C'est ce que nous allons voir, et ces quelques pages serviront de premier chapitre à l'histoire de l'Hospice des Incurables.

La première mention sur les registres, d'un malade atteint d'écrouelles, date d'avril 1665. C'est un pauvre de l'Hôpital ; on le séquestre d'abord, puis on décide de le remettre à son père ou à une femme de la ville, l'Hôpital lui fournissant toutefois sa nourriture.

14 avril 1669. On congédie dans les mêmes conditions une pauvre enfermée atteinte des écrouelles.

28 janvier 1674. C'est un pauvre épileptique du quartier Saint-Jean « qu'on ne peut mettre avec les autres pauvres et » malades de l'Hôpital ou de l'Hôtel-Dieu, de peur qu'il ne » leur communique son mal. » Les deux hôpitaux contri-

buent à communs frais à la nourriture et subsistance de ce malade qu'on laisse à son domicile.

1677, 27 mars. Les médecins de la ville sont priés de descendre à l'Hôpital pour voir et congédier ceux des pauvres de l'un et l'autre sexe qui auraient les écrouelles. On en renvoie plusieurs qui envoient chaque jour chercher leur nourriture. Mais ce renvoi n'étant pas possible pour tous, certains pauvres ne pouvant être recueillis nulle part, on les garde à l'Hôpital ; mais on les loge à part et séparément, on marque leur linge afin qu'ils ne communiquent pas leur mal aux autres, on les fait manger à part ; ils sont pansés par M. Palebost, chirurgien, suivant l'ordre de M. Savy, médecin ; et on décide qu'à l'avenir, en faisant l'information des pauvres, on les obligera à « rapporter un billet du chirurgien de la » maison comme ils n'ont point les écrouelles. »

L'Administration fait souvent inspecter les pauvres au sujet des écrouelles. En juillet 1682, les médecins visitent la salle des hommes ; ils déclarent « qu'elle n'est pas sayne, et » n'a pas assez d'hair ; qu'il faudrait faire des lucarnes pour » bailler davantage de jour, séquestrer les malades; les mieux » nourrir afin de les médicamenter ; enfin créer une salle » pour isoler les enfants écrouellés. »

Décembre 1683, août 1688, mêmes observations.

Autant que possible les écrouellés sont laissés hors de l'Hôpital, soit dans leur famille, soit dans une des tours de la ville (mai 1691).

En mai 1692, l'Administration décide même de ne plus recevoir aucun pauvre atteint des écrouelles et de ne leur donner aucune portion.

Enfin, le 3 juin 1696, les Aministrateurs entrent à rapport avec les Dames de la Miséricorde « pour trouver quelque » maison pour y mettre les pauvres qui sont atteints de maux » incurables et communicables, pour en décharger cette mai- » son. » Le 10 juin suivant « une demoiselle Legay, vefve, » offre une maison et jardin à elle appartenant dans le fau- » bourg de la Bade pour loger les pauvres de cette ville qui

» ont des maulx communicables et qui ne peuvent être reçus
» aux deux hôpitaux, à la charge qu'on mettra la maison en
» état, qui n'a point de couvert, et que l'Hôpital contribuera
» à la nourriture desdits pauvres. » En juillet, on permet de
quêter du linge aux Dames de la Miséricorde et aux Pères de
l'Oratoire. En août, on séquestre les quatre écrouellés que
renferme l'Hôpital « en attendant l'établissement de l'Hôpital
» des Abandonnés », et on décide de ne plus envoyer à
l'Hôtel-Dieu les pauvres atteints de flux de sang, dyssente-
ries et autres affections communicables.

En mai 1697, l'installation des Incurables n'est pas encore
faite ; on les loge dans une tour de la ville, et l'Hôtel-Dieu,
pour les nourrir, donne 3 sols à chacun d'eux par semaine
(14 juillet 1697). On en envoie d'autres à l'*Hôtel du Chef de
Saint-Jean* (juin 1701), d'autres dans leur famille ou à l'infirmerie de l'Hôpital (ancien Refuge).

Les tours de la ville servirent aussi de locaux pour les Incurables jusqu'à l'établissement définitif de l'Hospice des
Abandonnés qui n'eut lieu qu'en 1736.

Comme les écrouellés, — les seuls dont nous ayons parlé
dans ce chapitre, — on voit l'Hôpital refuser d'admettre ou
renvoyer, en juin 1675 « une fille obsédée à cause des con-
» séquences qui peuvent s'en suivre », des teigneux (septembre 1696 et mai 1687), un pauvre atteint du mal caduc
(juillet 1687 et avril 1694), une fille couverte de lèpre ou gale
(mars 1685 et mars 1691).

La peur des maux contagieux est telle qu'on refuse l'admission au Refuge d'une prostituée « à cause de sa maladie
» qui est communicable ».

Cela étonnera moins si on se rappelle que les lits servaient
à plusieurs malades (v. p. 76).

EMPRUNTS

Nous verrons dans un prochain chapitre quelle fut la détresse de l'Hôpital pendant la Révolution. Les Administra-

leurs virent maintes fois leur œuvre sur le point de sombrer et
cela dès la création de l'Hôpital. En 1693 et 1694, sans un
don de M. de Chazeron, on était à la veille de fermer les portes de l'établissement, faute de provisions. Le xviii° siècle fut
aussi fort éprouvé : « Ce siècle tout entier ne fut qu'une lon-
» gue disette : 1740, 1741, 1742, 1745, 1767, 1768, 1775,
» 1776, 1784, 1789 sont des années de famine » (1). La charité privée sauva à plusieurs reprises l'Hôpital d'une catas-
trophe, et nombreux furent les emprunts auxquels l'Administration dut avoir recours. Les plus importants de ces
emprunts dont les registres portent l'indication sont ceux de
novembre 1658, août 1673 (pour l'achèvement du Refuge de
l'Hôpital), août 1675 (de 1.050 l.), décembre 1709 (1.000 l.
pour achat de grains), janvier 1712 (souscrit par les PP. Au-
gustins d'Ennezat, 1.400 l. à 1 sol la livre de revenu), juillet
1713 (1.100 l., souscrit dans les mêmes conditions par les
mêmes Pères), février 1718 (2.000 l. pour achat de blé), novembre 1734 (3.000 l., souscrit par les PP. Chartreux de Pont-
Sainte-Marie).

En 1788, par suite des dépenses considérables du service
des enfants assistés, l'Hôpital n'a plus de fonds ; le 28 août,
une supplique est adressée au Gouvernement, sinon on est
obligé de renvoyer les enfants trouvés ; on renvoie en tout
cas trente pauvres des plus valides et on emprunte 4.000 livres à l'Hospice des Incurables.

Une des grandes calamités dont l'Hôpital eut particulièrement à souffrir fut la banqueroute de la Banque Royale
(1718-1721). Les billets étaient sans valeur ; des débiteurs de
rente opérèrent avec ces valeurs fictives des remboursements
qui dépassèrent 36.000 livres. 26 décembre 1723, « attendu
» la perte qu'ont souffert les pauvres par le remboursement
» de ces rentes en billets de la Banque Royale, il convient de
» tâcher de remplacer ces rentes perdues par une construc-
» tion de boutiques le long du faubourg, dans l'espace qui se

(1) Max. du Camp, *Paris.* II, p. 18.

» trouve entre la maison attenante à la Chapelle, jusqu'au
» coin de l'enclos, du côté de la place d'Espagne, vis-à-vis la
» porte de ville. » Quatre boutiques furent construites ; d'autre part, on fit clore et planter d'arbres fruitiers le pré de
Saint-Lazare. Cette construction de boutiques est l'indice
d'une misère profonde ; c'est toujours dans ces circonstances
que nos églises furent flanquées de ces appendices malpropres
dont la création avait surtout pour but l'espoir de quelque
maigre revenu.

Nous aurions voulu donner ici un aperçu du cours des denrées au xviiᵉ et au xviiiᵉ siècle, malheureusement les registres
ne portent que de peu nombreuses indications que nous
croyons cependant devoir rappeler.

20 octobre 1686. « Fromage, 39 *francs* le quintal. »

2 avril 1690. « Bœuf, 15 deniers la livre ; mouton et veau,
25 deniers ; » ce tarif est accepté par l'Hôpital.

11 mars 1691. « Le taux de la viande, qui est pendant le caresme de 2 sols 6 deniers, ne sera que de 2 sols pour les deux
Hôpitaux. »

8 avril 1691. « Adjudication de la viande : bœuf, 15 deniers
la livre ; mouton et veau, 21 deniers. »

27 mars 1695. « Adjudication : bœuf, 18 deniers la livre ;
veau et mouton, 3 sols. »

A propos des revenus de l'Hôpital, il nous reste à signaler
la suppression des léproseries et l'affaire des fondations et
legs faits aux pauvres de la Religion prétendue réformée.

AFFAIRE DES LÉPROSERIES

Le 20 août 1673, signification est faite à l'Hôpital d'une déclaration de Sa Majesté, par laquelle « le Roy réunit à l'ordre
» de Mont-Carmel et Saint-Lazare toutes les maladeries, lé-
» proseries et autres choses de quelque qualité et fondation
» qu'elles soyent. » L'Administration de l'Hospice procède
aussitôt à l'examen des titres réunissant la Maladerie à l'Hôpital et, le 17 septembre suivant, elle est assignée en la cham-

bre de l'ordre de Mont-Carmel et Saint-Lazare, establie dans l'Arsenal de Paris, à l'effet de justifier de ces titres. Un rapport sur ces titres est fait et remis au sieur Bourlin fils, médecin, qui est à Paris, lequel verra M⁰ Croisy, advocat, chargé de la défense des droits de l'Hôpital (octobre 1673). D'autre part, l'Hôpital intéresse à sa cause l'Assemblée générale de la ville et les Pères de l'Oratoire. Mais les Consuls résistent à l'opinion de l'Assemblée ; ils refusent (mars 1674) de signer une requête pour avoir l'avis de M. l'Intendant sur la députation que l'on doit faire pour la sollicitation du procès de l'Hôpital Saint-Lazare. Les Administrateurs décident de faire des actes instrumentaires aux sieurs Consuls. Ils s'informent aussi (avril 1674) des personnes intéressées à la Maladrerie, et ils trouvent que les nommés Colin, Ruant et Méraut ont été commis, ce dernier pour les Maladreries qui sont dans les généralités de Riom, Moulins et Bourges. On voit le sieur Méraut et, pendant ce temps, paraît une nouvelle déclaration du Roy (24 mars 1674) touchant les maladreries rendue en faveur des Hôpitaux et Hostels-Dieu du Royaume. Cette déclaration est considérée comme favorable à l'Hôpital, en ce que les revenus de la Maladrerie de Saint-Lazare sont affectés à l'hospitalité, et que l'hospitalité s'exerce actuellement en cette ville (auquel cas le Roy n'entend point réunir à l'ordre de Saint-Lazare ladite Maladrerie).

Enfin, le 2 août 1674, traité est passé entre l'Hôpital d'une part, et MM. les Commandeur, Chancelier et autres Officiers de l'ordre de Saint-Jean de Jérusalem et du Mont-Carmel d'autre part, par devant Notaires royaux au Chastelet de Paris ; par ce traité les pauvres de Riom sont maintenus en possession de l'Hôpital de Saint-Lazare. L'Administration décide en conséquence de poursuivre les Consuls, en restitution des fruits de la Maladrerie qu'ils ont perçus avant l'établissement de l'Hôpital.

1ᵉʳ décembre 1675. On fait « démolir la voûte et la grande » muraille de la Maladrerie de Saint-Lazare qui menace cheu- » ter et qui ne sert de rien. » La chapelle est conservée.

L'Hôpital jouit donc des revenus de la Maladerie. En juillet 1693, on voit même l'Administration demander la réunion à l'Hôpital des Maladeries de Cébazat (1) et Rochefort, d'un revenu annuel de 250 livres, et de celle de Montpensier, en offrant de recevoir les pauvres de ces lieux.

Mais, en avril 1695, le Roy supprime l'ordre de Saint-Lazare et remet aux Hôpitaux Généraux les revenus des maladreries. Mme l'Intendante, usant de son influence, fait unir à l'Hôpital Saint-Joseph de Clermont la Maladrerie de Cébazat, de 5 à 600 livres de revenu. L'Hôpital de Riom proteste et fait des démarches.

Au cours de ces démarches on apprend que les maladreries (non encore réunies) sont rattachées, non aux Hôpitaux Généraux, mais aux Hôtels-Dieu où il y a des malades. L'Administration de l'Hôpital décide alors de voir les Intendants de l'Hôtel-Dieu de Riom pour qu'ils cèdent la Maladrerie de Cébazat, à charge de prendre un ou deux incurables.

Mais cette démarche n'aboutit à aucun résultat. Cébazat, par les efforts de Mme l'Intendante, resta réunie à Clermont.

RELIGION PRÉTENDUE RÉFORMÉE

La fin du XVIIe siècle fut marquée par la révocation de l'Edit de Nantes (1685). La rigueur avec laquelle on traitait les protestants se retrouve jusque dans notre pays où les adeptes de la Religion prétendue réformée (R. P. R.) étaient cependant peu nombreux.

1683, 14 mars. A l'audience du Sénéchal d'Auvergne, est publiée la déclaration du Roy, portant réunion aux Hôpitaux Généraux les plus proches des fondations et legs faits aux pauvres de la Religion prétendue réformée.

1684, novembre. L'Administration décide de s'emparer des biens du Consistoire de Maringues.

(1) L'Administration de l'Hôpital convoitait la Maladrerie de Cébazat depuis janvier 1672.

1685, décembre. On dresse une requête à l'Intendant contre les biens de Huguenots, pour en avoir l'administration.

1688, janvier. Un legs de 3.000 livres au Consistoire de Maringues sera rapporté à l'Hôpital Général de Riom. Mais les poursuites commencées sont abondonnées en juillet suivant ; une ordonnance du Roy réunissait à son domaine les dons et les legs faits aux Consistoires.

Cependant, en février 1699, on voit le Roy accorder à l'Hôpital la confiscation des biens du nommé P. Martin, sorti du Royaume, qui est de la R. P. R. Ces biens sont estimés 587 livres 10 sols ; mais on les lui rendra en cas de retour.

Pour comprendre l'aversion que l'on avait alors pour les Protestants et la joie que causait leur retour au catholicisme, il suffit de relever quelques faits dans les registres :

13 mai 1685. « Refus de recevoir à l'Hôpital un enfant de la R. P. R. »

26 août 1685. « Permis de quester à P. Dumont, sa femme et son fils, de Lyon, nouvellement convertis à la foy catholique. »

23 février 1687. « On saisit et arrête des sommes dues à des marchands du Languedoc, de la *prétendue Religion*, qui n'ont voulu abjurer et se sont absentés de leur province. »

12 septembre 1688. « Permission de quêter pour deux jours, à Estiennette Danguy de Beaune, en Bourgogne, nouvellement convertie à la foy. »

RELATIONS AVEC L'ÉVÊCHÉ

1659, 6 janvier. « Permission de l'Évêque de faire la bénédiction du Saint-Sacrement, à l'issue des vespres, tous les dimanches et festes solennelles dans l'église de l'Hôpital. »

1659, 30 mars. « Réception de la bulle de Sa Sainteté accordant des Indulgences. Règlement pour la fête de Notre-Dame de Pitié. »

1659, 13 juin. « L'Évêque vient donner la Confirmation aux pauvres infirmes. »

1660, avril. « L'Évêque permet de tenir un registre de l'administration des sacrements. »

1677, 10 avril. « L'Évêque accorde de dire la messe dans la salle des femmes (fondation). »

Le 26 avril 1721, l'Évêque de Clermont se trouvant à Riom, les Administrateurs lui font une visite en corps. Le 28 avril, les grands vicaires rendent la visite aux sieurs Administrateurs (1).

Ce n'est qu'en 1757 que l'Évêque daigne pénétrer à l'Hôpital. « Le 10 may de cette année, Mgr de La Garlaye, arrivant à Riom, entre dans la chapelle de l'Hôpital ; de là, il va à Saint-Amable, sous un dais porté par les quatre Consuls, en robes violettes. Son séjour à Riom dure plusieurs jours ; le 13 mai, Mgr vient visiter l'Hôpital. »

Il ne l'oublia pas, et, dans sa charité immense, il laissa à sa mort 25.000 livres à notre Hôpital (1776). L'Administration envoya une députation à son successeur, Mgr de Bonal, et celui-ci vint, le 7 janvier 1777, visiter l'Hôpital de Riom. Les registres donnent les moindres détails de sa visite. « On avait
» été prévenu que Monseigneur, après la cérémonie, souhai-
» tait qu'on lui offrît seulement du pain et de quoy boire un
» verre de vin ; on s'est conformé à ses ordres ; il a effecti-
» vement bu un coup, a pris lui-même du pain à plusieurs
» des Administrateurs, s'est fait apporter du pain de nos pau-
» vres dont il n'a pas dédaigné de manger un morceau et con-
» venant qu'il était bon ; après quoy, il a jeté un coup d'œil
» sur les régistres, est descendu pour visiter les salles, le
» magasin de la manufacture et l'atelier des ouvriers ; et en-
» fin, après avoir fait remettre par M. Peyrot, son grand vi-
» caire, à M. Dufour, cinq louis d'or, il est monté dans son
» carosse... »

---

(1) Le 29 avril 1721, Massillon, évêque de Clermont, autorise d'inhumer, dans la chapelle de l'Hôpital, les personnes décédées à l'Hôpital. Aux archives de la ville se trouve le registre des décès de l'Hôpital, de 1727 à 1792. GG. 105.

RELATIONS AVEC L'INTENDANCE

Les Intendants montrèrent toujours la plus grande bienveillance vis-à-vis de l'Hôpital et furent vraiment dignes du
titre de bienfaiteurs des pauvres ; non seulement ils firent
délivrer, par le Gouvernement, de nombreux secours à l'Hôpital, mais encore ils soulagèrent de grandes misères par de
fréquentes donations. (Voir la création de la manufacture).

26 septembre 1734. « Députation à Mᵍʳ Trudaine, pour le
remercier d'avoir envoyé les lettres patentes de confirmation
des privilèges et prérogatives accordés à l'Hôpital par le défunt Roy Louys Quatorze, et d'en avoir payé les frais. »

24 octobre 1734. « Visite à l'Hôpital de Mᵍʳ Rossignol, qui
remplace Mᵍʳ Trudaine, à l'Intendance. »

16 février 1755. « Mᵍʳ de Mauras, intendant, visite l'Hôpital;
il demande qu'on lui adresse un mémoire sur la manufacture
et un mémoire sur l'ordre intérieur. Sa visite a duré de
9 heures à 1 heure et demie. Le 21 novembre suivant, il
adresse 500 livres. »

20 janvier 1756. « Visite de Mᵍʳ de la Michodière, intendant;
il examine spécialement la manufacture. »

VIII

L'Hôpital Général pendant la Révolution

Détresse de la maison. — Hospice des secours publics. — Les assignats. — Destruction des titres féodaux. — Création d'une commission administrative unique pour tous les hospices de la ville.

Un hiver affreux sévit à l'aurore de 1789. « Depuis le cruel
» hiver qui suivit les désastres de Louis XIV, et qui immor-
» talisa la charité de Fénelon, on n'en avait pas vu de plus
» rigoureux que celui de 1788-89 (1). »

C'est dans un milieu aussi défavorable que l'Hôpital va subir la tourmente révolutionnaire. Son état, loin d'être prospère, avait besoin d'une grande paix et surtout de fonds. Tout
au contraire nous allons voir à la fois les revenus diminuer
et les besoins s'accroître, sans que l'État-Providence ne
puisse, pendant de longues années, y remédier autrement
que par des assignats.

Les charges étaient déjà lourdes ; la manufacture de siamoises ne répondait pas aux espérances que l'on avait fondées ; et le plus clair des revenus disparaissait dans le service des enfants trouvés, véritable gouffre où, malgré une
sage administration, s'engloutissaient des sommes de plus en
plus importantes.

A côté de l'Hôpital Général, les autres hôpitaux étaient
moins éprouvés ; l'Hôtel-Dieu et le Refuge se suffisaient, et
l'Hôpital des Abandonnés réalisait des économies (2).

Telles sont les conditions déplorables de l'Hôpital au commencement de 1789. La charité seule soutint les hommes de
cœur qui en avaient la charge au milieu des épreuves sans

(1) Thiers. *Hist. de la Révol.* I, p. 36.
(2) Nous avons vu, en 1788, l'Hôpital Général emprunter 4,000 livres à
l'Hôpital des Incurables.

nombre qui devaient frapper l'Hôpital pendant une quinzaine d'années. Ils ont laissé sur les registres des notes sobres qui suffiront à éclaircir cette période de notre histoire; nous transcrirons simplement la plupart des délibérations de cette époque, cette seule énonciation dépeignant mieux l'état des choses que toute description personnelle.

1789

26 avril. A cause de la détresse de la maison, et par mesure d'économie, on décide le renvoi de l'aumosnier ; on s'entend avec les PP. Carmes (1) pour assurer le service.

Novembre. La municipalité fait occuper les boutiques que, dans une année de détresse, on avait édifiées à l'angle nordest de l'Hôpital, et y installe les cavaliers de la maréchaussée. L'Administration subit cette occupation mais demande un loyer. Ce loyer lui est momentanément refusé.

21 décembre. La nomination des Administrateurs a lieu conformément à l'ancien usage.

1790

17 octobre. Les Officiers municipaux demandent aux Administrateurs de l'Hôpital Général des renseignements sur les revenus de l'Hôpital, pour les transmettre au Comité de mendicité, près l'Assemblée nationale (2).

31 octobre. Deuxième lettre des Officiers municipaux demandant, par ordre de l'Administration du district, de répondre au questionnaire ci-joint. La réponse fut dressée et envoyée le 27 décembre 1790 ; nous la donnons in extenso.

La veille, 26 décembre, les Administrateurs, inquiets sur la manière d'élire, s'étaient réunis et s'étaient rendus à la maison commune. Il leur fut répondu qu'attendu qu'il y avait

---

(1) Les PP. Carmes occupaient encore alors le couvent situé en face de l'Hôpital et où sont actuellement les Sœurs du Mont-Carmel.

(2) Les registres ne portent aucune trace d'un don de 64.000 livres que, suivant certains auteurs, dom Gerle, prieur de la Chartreuse et député, aurait fait en février 1790 aux hôpitaux de Riom.

lieu d'espérer incessamment un nouveau régime pour l'administration de l'Hôpital, on les priait de continuer et de ne procéder à aucune nouvelle nomination ; ce qu'ils acceptèrent avec abnégation.

ÉTAT DE L'HOPITAL LE 27 DÉCEMBRE 1790

DISTRICT DE RIOM

MUNICIPALITÉ DE RIOM

Hôpitaux. Hôpital Général

« 1° *La fondation ; par qui, et de combien est la fondation.* — La fondation de cet Hôpital, due au zèle et à la piété des habitans de la ville de Riom, consiste uniquement dans les bienfaits, dons, legs, aumônes et charité dont il a été gratifié successivement par différens particuliers, à l'exception de quelques légers droits et privilèges qui lui ont été accordés par le Roi qui s'en est déclaré le protecteur suivant l'édit d'établissement dudit Hôpital, du mois de janvier 1658.

» 2° *La destination de l'Hôpital.* — Etait destiné par son établissement à procurer la subsistance des pauvres de la ville et empêcher la mendicité, mais cet Hôpital ayant été chargé, par arrêt du Conseil du 30 juillet 1743, de la nourriture et entretien des enfants trouvés, moyennant des sommes absolument insuffisantes, les Administrateurs ont été contraints non seulement d'y employer les fonds et revenus particuliers de cet Hospice de charité, en les détournant de leur destination première, mais encore de faire annuellement des emprunts considérables qui absorbent aujourd'hui une grande partie de ses revenus.

» 3° *L'état des dettes actives et passives.* — Les dettes actives consistent en biens fonds, d'après les baux à ferme ou évaluations et rentes, non compris 520 livres de rente viagère sur la tête d'un particulier. Les revenus montent à la somme de neuf mille sept cent vingt-deux livres..... 9.722 l.

» On remarque de plus que l'Hôpital perd quatre setiers émine de dîme évalués 473 livres.

» L'administration des finances a payé pendant longtemps

à cet Hôpital 4.000 livres ; cette somme a été portée depuis quelques années à 9.000 livres annuellement, qui est encore très insuffisante pour l'entretien des enfants trouvés.... 9,000 livres.... Total 18.722 livres.

» Les dettes passives et charges, d'après le tableau des Administrateurs, se portent à la somme de sept mille livres... 7.000 livres.

» 4° *Le régime intérieur.* — La modicité des revenus n'ayant jamais permis d'avoir un économe à gages, les différents emplois sont distribués entre les Administrateurs et sous leur inspection ; les détails en sont confiés à des Sœurs reçues dans l'Hôpital.

» Les pauvres et les enfants en état de travailler sont occupés à la filature de coton, lequel est employé dans une manufacture à faire des mouchoirs et cotonnades dont le produit est très médiocre depuis quelques années, par le défaut de débit.

» Cette manufacture a l'avantage d'occuper les pauvres de l'intérieur de l'Hospital ainsi que ceux de la ville, qui sont en très grand nombre, et de former des ouvriers.

» Nª. — On a été forcé, par économie, de se priver depuis plus d'un an d'aumônier. L'Hôpital est actuellement desservi par les religieux Carmes, moyennant une rétribution.

» 5° *Le régime extérieur pour l'administration des biens.* — Les propriétés de l'Hôpital consistent en héritages séparés, il a paru avantageux de les affermer, excepté quelques vignes pour la provision de vin de la maison.

» 6° *Le nombre des individus qui sont dans l'Hôpital, soit en malades, soit en pensionnaires ; quel est le prix de la pension de ces derniers.* — Il y a dans l'Hôpital 158 vieillards ou enfants trouvés des deux sexes qui y sont nourris et entretenus, cinq demoiselles ou Sœurs pour le service dudit Hôpital, un portier, un boulanger, un jardinier, un garçon meunier et quatre servantes, en tout cent soixante-douze personnes non compris les enfants trouvés qui sont en nourrice, au nombre de plus de 230.

» Il n'y a aucun pensionnaire ny de logement pour en recevoir, surtout dans l'état de dégradation où se trouvent la
plupart des bâtiments qui menacent ruine.

» 7° *Le nombre des Administrateurs, leurs noms, la date
de leur nomination et la durée de leur administration.* — Les
Administrateurs sont au nombre de douze :

MM. Girard, nommé en	1766
Boutarel, —	1773
Valeix, —	1778
Bouyon, —	1779
Crouzet, —	1782
Jourde, —	1783
Valuche, —	1784
Massonnet, —	1785
Milanges, —	1786
Taillard, —	1786
Ussel, —	1786
Grenier, —	1787

» La règle est de les nommer pour deux ans et alternative-
ment chaque année le jour de saint Thomas, le 21 décembre,
de manière qu'il en est nommé six chaque année ou nouveaux, ou anciens par continuation.

» 8° *Les derniers comptes rendus et ceux à rendre.* — Les
derniers comptes de l'année 1789 ont été rendus et arrêtés,
savoir : ceux de l'Administrateur receveur et ceux de l'Administrateur dépensier ; ceux concernant les enfants trouvés
par l'Administrateur chargé de cette partie, le 23 avril dernier.

» Ces comptes se rendent exactement chaque année.

» 9° *La position de l'Hôpital.* — Cet Hôpital est placé assez
avantageusement dans un faubourg de la ville et près d'un
ruisseau.

» 10° *Si l'air est sain.* — L'air n'y serait pas mal sain,
si les bâtiments étaient réparés convenablement, et sans le
voisinage du dépôt de mendicité qui occupe une partie de
l'emplacement même de l'Hôpital.

» On observe que cet emplacement n'a été concédé qu'à titre

de loyer, dans un temps où il paraissait peu utile, mais que par les circonstances il est devenu d'autant plus nécessaire que plusieurs bâtiments particuliers qui étaient alors dans la cour de l'Hôpital et servaient au logement des pauvres, sont tombés en ruines et ont été entièrement détruits ; que d'ailleurs la majeure partie de ceux qui existent sur la rue du faubourg menacent aussi une ruine prochaine et peuvent occasionner les accidents les plus funestes, à quoi il est très urgent de remédier.

» 11° *Les moyens qu'on pourrait prendre pour procurer la salubrité et la commodité.* — Les observations sur l'article ci-dessus servent de réponse à celui-ci.

» Vu par nous, Officiers municipaux, et certifié véritable d'après les instructions que nous ont fournies les Administrateurs.

» A Riom, le 27 décembre 1790.

» Conchon, Chassaing, Gerle, Deparade. »

1791

Les assignats, créés l'année précédente, et émis avec cours forcé, ne peuvent combler les pertes de la maison. Le Trésorier expose, en juin, la situation cruelle de l'Hôpital ; il n'a que des assignats qu'il ne peut convertir sans subir une forte perte. Les Administrateurs rendent compte de cette situation aux Officiers municipaux qui consentent, pour le bien des pauvres, à échanger 4.600 livres en assignats contre pareille somme en numéraire. L'Administration exprime sa reconnaissance aux Officiers municipaux et consacre cette somme à payer les nourrices des enfants trouvés et autres détails journaliers.

3 juillet. Etant donné le départ des PP. Carmes, le service religieux est confié aux abbés Chassaing et Morange.

13 juillet. Les Officiers municipaux demandent, pour les transmettre au Comité de mendicité de l'Assemblée nationale, l'état des pertes subies par l'Hôpital. Cet état est dressé et envoyé le mois suivant. Par suite de l'abolition des dîmes et

privilèges, l'Hôpital se trouve privé de plus de 4.000 livres de revenu, dont voici la liste :

1º Perte d'un tiers des dîmes de la paroisse de Saint-Bonnet	600¹	
2º Perte de la dîme de Banson	190	
3º — — de l'Orme, aux Martres-sur-Morge	200	
4º Redevance par le Sʳ Abbé de Mozat, en blé	300 13 ˢ 4 ᵈ	
5º Redevance par le Sʳ Abbé de Mozat, en vin.................	259 4	
6ᵗ Bancs et tables des Taules..........	130	
7º Droits de réception d'officiers, jurandes, etc...........	500	
8º Amendes........................	150	
9º Droit de queste, troncs.............	800	
10º Exemption des subsides, impositions, etc.	357 10	
11º Droit sur une rente viagère	52	
12º Rente sur les fermages des immeubles.	1.000	
Total..........	4.539¹ 7 ˢ 4 ᵈ	

C'est là une perte nette pour l'Hôpital ; aussi les Administrateurs, en la signalant, insistent-ils sur la « nécessité abso- » lue d'accorder à cet Hôpital les secours les plus prompts, » sans lequels, malgré tout le zèle et les efforts d'une admi- » nistration gratuite, citoyenne et d'ailleurs économique à » l'excès, un établissement aussi utile pour le bien de l'hu- » manité ne pourrait plus se soutenir. » Cet état est signé de six Administrateurs sur douze ; les six autres ont abdiqué ou sont investis de charges publiques. Les six restants, pleins de découragement, ne démissionnent pas mais demandent, vainement, leur remplacement.

25 août. Un nouvel état adressé aux Officiers municipaux expose les revenus actuels de l'Hôpital. Ces revenus sont exactement de 8.127 livres 19 sols 3 deniers, soit les deux tiers des revenus anciens.

La dépense annuelle s'élève à 20.189 livres 9 sols 3 deniers.

Suit un état nominatif accusant :

Pauvres logés et nourris............... 55

Enfants trouvés ici logés 72

Enfants trouvés placés..... 256

Personnel (5 Sœurs, 1 boulanger, 1 portier,

1 jardinier, 1 menuisier, 4 servantes) ... 13

TOTAL........ 396 personnes.

Novembre. Absence presque totale de fonds ; impossibilité de payer les nourrices auxquelles on doit 6.205 livres 10 sols.

21 décembre. On nomme, conformément à l'ancien usage, douze Administrateurs ; il n'y avait pas eu de nomination en 1790.

1792

9 janvier. Leur nomination approuvée par les Officiers municipaux, les nouveaux Administrateurs décident « que n'y » ayant plus de corporations et, par conséquent, de distinc- » tion entre les citoyens, il n'y aura pas de rang entre les » Administrateurs ; on nommera un président tous les six » mois et un vice-président. » C'est la fin aux questions de préséance si délicates que nous avons signalées pendant le siècle précédent.

L'Hôpital prend le nom d'*Hospice des Secours publics*. La caisse est toujours vide ; on ne cesse de demander au ministère de l'Intérieur qui est lui-même sans argent ; on discute sur quel chapitre du budget on pourra prendre les secours immédiats. Le Conseil Général du Puy-de-Dôme propose l'abonnement pour l'entretien des enfants trouvés.

5 avril. Les Administrateurs, après avoir assisté à l'office du Jeudy-Saint, célébré dans la chapelle de l'Hôpital, décident d'accepter l'abonnement (6 livres par mois jusqu'à ce que l'enfant assisté ait 12 ans). La mortalité de ces enfants est de cinquante pour cent.

Le 15 août suivant, paraît le décret mettant les enfants

trouvés à la charge de la Nation, sous le nom d'*Orphelins de la Patrie.*

Le service religieux est mal assuré. L'Administration a été dans l'impossibilité de se conformer d'une manière intégrale aux dispositions de l'article 4 de la loi du 17 avril 1791, c'est-à-dire d'établir un prêtre qui ait prêté le serment. Aussi, « se trouvant dans l'alternative cruelle ou de laisser la mai- » son dépourvue d'aumônier ou de nommer un prêtre non » sermenté, elle adopte le parti qui présente le moins d'in- » convénient » et nomme comme chapelain le P. Bonnabaud, ancien carme. Malgré « le caractère le plus paisible et l'esprit » le plus paisible du Père », cette nomination provoque une violente protestation des patriotes, tant contre l'aumônier que contre les Sœurs.

Les cérémonies du culte ne sont pas abolies. La procession des Rameaux a encore lieu (25 mars) ; elle ne se rend pas à la Recluse comme jadis, mais à l'Oratoire : les Administrateurs mettent leurs bassins devant l'église de l'Oratoire pour recevoir les aumônes des fidèles.

8 mai. A la suite d'une mutinerie des garçons et des filles, on inflige diverses corrections et on renvoie, le 24 juin, ceux qui sont capables de gagner leur vie, les filles avec trois chemises et une robe, les garçons avec trois chemises et leur habit.

Juin. Nouvelle demande de secours provisoires, puis demande à la Nation de rembourser les pertes subies par l'Hôpital. Le ministre de l'Intérieur promet 9.000 livres et en envoie le quart.

Cette somme ne suffit pas aux besoins et l'Hôpital reçoit avec reconnaissance un don de 1.000 livres de M. Chabrol père, et 336 livres d'un anonyme.

Novembre. Les Administrateurs décrivent de nouveau au citoyen ministre de l'Intérieur, la détresse de l'Hôpital, à qui il est dû notamment la somme de 16.749 livres, avancée en 1791 pour les enfants ; ils signalent aussi la lingerie en lambeaux, l'absence des couvertures.

Le département avance 5.000 livres à l'Hôpital, pour subvenir aux payements des nourrices (1).

21 décembre. On surseoit à la nomination des Administrateurs, le Conseil communal se réservant ce droit.

1793

1er janvier. Douze Administrateurs nouveaux nommés par le Conseil Général de la commune sont installés par les Officiers municipaux. Chacun d'eux préside pendant un mois ; on commence par le doyen d'âge.

6 janvier. Ils appellent au bureau les demoiselles (Sœurs) qui habitent la maison et leur exposent le nouveau règlement. Trois l'acceptent ; la quatrième, n'adhérant pas entièrement, est expulsée dans les 48 heures.

18 janvier. Correction à huit filles qui ont fait une insulte très grave au vicaire de la paroisse Saint-Amable qui avait été appelé pour confesser une femme malade, voulant l'empêcher, au point qu'il dut employer la force et la menace pour remplir ses fonctions. Deux de ces filles sont renvoyées.

24 janvier. Le citoyen Béraud, ci-devant Cordelier, est nommé aumônier, à raison de 350¹ par an, sans logement ni aucune autre espèce de dédommagement.

3 mars. Le ministre de l'Intérieur accorde à l'Hôpital 2.500¹, premier quartier d'une somme annuelle de 9.000¹ qu'il demandera à la Convention Nationale. Mais en attendant cette somme, on manque de pain ; aussi le bureau décide, « ne trou- » vant pour le moment d'autres moyens de remédier à pareille » détresse, qu'il sera pris à titre de secours dans la caisse » de la manufacture jusqu'à concurrence de 1.200 livres. » Les nourrices recevront 22 fr. par mois.

18 mars. La municipalité accorde une première somme de 600¹ pour indemnité de l'occupation des boutiques de l'Hôpital par la gendarmerie nationale — occupation effectuée en 1789.

_____

(1) « Pendant la première quinzaine de décembre 1792, le setier, mesure » de Paris, équivalant à 1 hectolitre 59, offre dans les diverses parties de » la France un écart de 25 à 97 livres, de 60 à 97 dans le P.-de-D. où la » viabilité est insuffisante. » Max. du Camp. *Paris*, II, p. 34.

22 juillet. On augmente les appointements des ouvriers de la manufacture.

28 septembre. Un anonyme fait don à l'Hôpital de 17ˡ 16ˢ en monnaie ; on échangera cette somme contre des assignats de la caisse des nourrices.

AN II

13 brumaire (3 novembre 1893). Trente livres sont accordées à un nourricier de Charbonnières qui n'a rien reçu depuis quatre ans.

Id. « Sur l'observation d'un membre que le délai prévu par
» la loy pour le dépôt à la municipalité des titres féodaux
» sujets à être bruslés, était à la veille d'expirer, le bureau a
» arrêté qu'il serait fait une recherche exacte desdits titres
» dans les archives, et que le dépôt en serait fait sans délai
» à la municipalité. » Mais Couthon ne se borna pas à cette
première destruction ; par des ordres du 23 brumaire et du
8 frimaire, tous les papiers, même les titres mixtes, ainsi que
les images des saints, furent brûlés au milieu de la cour de
l'Hôpital Général. (Voir Francisque Mège : *Le Puy-de-Dôme
en 1793 et le proconsulat de Couthon*).

22 frimaire. L'Administration dépeint de nouveau l'extrême
détresse de l'Hôpital dont le délabrement est dû au peu de
secours qu'il recevait de l'ancien gouvernement ; « les lits
» tombent de vétusté ; un peu de mauvaise paille à peine en-
» fermée entre deux guenilles forme la plupart des couches ;
» la lingerie ne mérite guère le nom et n'est formée aujour-
» d'hui que de quelques haillons. »

9 ventôse. Démolition de la chapelle Saint-Lazare, située
sur la berge de la route de Clermont.

14 fructidor. On décide de radouber les lits aux dépens les
uns des autres ; ce radoubage est jugé impossible quelques
jours après. On demande à la municipalité le linge de l'Hôpital du Refuge qui a été supprimé ; ce linge est accordé le
28 fructidor.

14 fructidor. La manufacture n'a plus de fils.

C'est pendant cette année et les suivantes que les noms donnés aux orphelins de la Patrie reflètent les sentiments de l'époque : Mercure, Misère, Liberté, Pivoine, Lionne, La Lance, Républic, La Bonté, L'Adresse, L'Egalité, Barbe-Blonde, Disette, etc., etc.

Les nourrices sont payées 6ˡ par mois, ou 22 fr. en assignats.

AN III

3 frimaire. La situation meilleure permet de donner aux nourrices 7ˡ 10ˢ jusqu'à 6 ans, puis 7ˡ (numéraire).

11 ventôse. Etat du personnel et du budget de l'Hospice :

a). Personnes nourries et entretenues ici :

Vieillards infirmes...............	4
Femmes infirmes...............	10
Garçons orphelins ou indigents....	46
Filles — —	66
Officières ou œconomes	4
2 servantes, 1 portier, 1 boulanger, 1 tailleur....................	5
Total........	135

La dépense par trimestre est de 33.737ˡ 10ˢ.

b). Les Orphelins de la Patrie entretenus sont 331.

Leur dépense par trimestre est de 49.871ˡ 10ˢ.

Telles sont les sommes que l'Hospice de Secours Publics demande à recevoir dans un rapport adressé à la municipalité où l'on fait remarquer la détresse de l'Hôpital, surtout depuis la vente récente de la manufacture.

La manufacture en effet venait d'être vendue aux citoyens Beaulaton, Albert et Tallon.

18 ventôse. Les citoyens Chossier et Ducher, officiers de santé, sont priés de visiter tous les individus qui composent l'Hospice.

9 germinal. La citoyenne Malleret, officière, donne sa démission sans dire pourquoi. On installe à sa place comme

principale officière la citoyenne Frenaye, employée à la tissure.

9 floréal. On constate le dépérissement rapide de la manufacture par l'insouciance de ses nouveaux propriétaires.

24 floréal. Il est décidé d'avoir un officier de santé pour cette maison pour faire la visite tous les jours dans chaque salle, afin de voir les malades, les saigner, panser et leur prescrire les remèdes propres à leur guérison, lesquels remèdes seront pris suivant ordonnance chez un apoticaire de notre commune. Est nommé le citoyen Chassaing par 6 voix sur 8, et recevra 400ˡ par an.

9 messidor. Le citoyen Chazal, représentant du peuple, visite l'Hospice.

14 messidor. Installation de nouveaux Administrateurs par les Officiers municipaux.

21 thermidor. Ordonnance accordant 300.000ˡ à l'Hôpital qui reçoit d'abord la somme arriérée de 27.397ˡ pour les orphelins de la Patrie pour le 1ᵉʳ semestre de l'an III. Mais ces payements irréguliers et la cherté extrême des vivres ont fatigué les nourrices ; elles menacent de rapporter à l'Hospice tous les citoyens en bas âge. On consent à leur donner 30ˡ par mois.

AN IV

1ᵉʳ frimaire. Le semestre précédent se chiffre par

Dépense........	750.000ˡ
Recette	125.000ˡ
Déficit........	625.000ˡ

Ce déficit, il faut le combler par une demande de secours provisoires. On demande 900.000ˡ.

8 frimaire. Le barbier qui recevait 18ˡ autrefois, puis 30, demande une augmentation que justifie le prix des denrées ; il aura 250ˡ.

On renouvelle la demande de secours provisoires.

On reçoit de la commission des secours publics une lettre

datée du 12 brumaire dernier, contenant la loi du 1er brumaire qui suspend celle du 23 messidor an II et ordonne que chaque Administration jouira provisoirement comme par le passé dés revenus qui lui étaient affectés ; à l'effet de quoi les agents de la commission des revenus nationaux seront tenus de remettre à l'Administration, dans la décade, tous les titres de propriété, à l'exception des titres féodaux.

15 frimaire. Réclamations des nourrices. Pour chaque mois du 1er trimestre on leur donnera 90l et le vêtement.

On reçoit 63.000l de secours publics.

21 frimaire. On donnera aux citoyens Marchadier et Favier 3.600l pour fournitures pour l'horloge de l'hospice, et au citoyen Laroche 200l pour deux journées qu'il a passées à faire le nouveau règlement.

25 frimaire. La citoyenne Martine, chargée du placement des orphelins de la Patrie, qui touchait 6l par mois, recevra 40 livres.

20 nivôse. En vertu de la loi du 2 brumaire, s'occuper de reprendre les mesures du marché et la manufacture.

27 nivôse. Nouvelle demande de secours publics pour solder la dépense des mois de nourrice de vendémiaire et frimaire derniers, qui s'élève à 87.627l.

4 pluviôse. Au lieu de percevoir 1s par quarte au marché, on percevra 4 fr.

15 pluviôse. Un ouragan terrible désorganise la toiture de l'Hospice. Pour la seule réparation des dégâts on demande 914.000l (assignats) ou 8.000l en numéraire. On voit ainsi la valeur de l'assignat à cette époque.

23 ventôse. Réclamation des nourrices. On leur accorde 120l par mois.

18 germinal. L'administration municipale rétablit l'Hospice en possession de la manufacture ; on tente vainement de la remettre en état ; les matières premières font défaut.

La dépense des orphelins pour le dernier trimestre s'élève à 117.170l. La détresse augmente ; on demande un secours provisoire de *2 millions en assignats*.

Ces chiffres permettront de trouver moins fantastique l'émission des assignats qui fut alors portée à 45 milliards. Mais ils ne valaient même plus la deux centième partie de leur titre ; le public n'en voulait plus. Aussi la planche fut-elle brisée le 30 pluviôse an IV (19 février 1796).

2ᵉ complémentaire. Le citoyen Chassaing, officier de santé, dont les appointements avaient été portés de 400ˡ à 800ˡ, demande une augmentation ; on lui donnera 150ˡ de valeur métallique par an.

AN V

19 vendémiaire. L'Hospice, auquel l'Etat envoie enfin autre chose que du papier, reçoit 600 quintaux de froment. Sur ce on donnera à chaque nourrice d'orphelins de moins d'un an deux quintaux, de 1 à 7 ans un quintal et demi, et de 7 à 12 ans, cent-vingt livres.

10 pluviôse. Conformément à la loi du 16 vendémiaire dernier, les hospices cessent d'avoir chacun son administration. Il est créé une *Commission administrative des hospices civils*, composée de cinq membres (MM. Assolent, Chassaing, Bonville, Chapuzet et Tailhand) et qui prend la direction des trois hôpitaux : *Hôpital de Secours Publics, Hôpital d'Humanité* et *Hospice de Charité*. On nomme en plus un receveur choisi hors des Administrateurs, auquel on donne un traitement de 800ˡ valeur métallique et qui versera un cautionnement de 6.000ˡ. A côté de la Commission des hospices est créée la Commission du Bureau de bienfaisance. — En somme, cette organisation est restée à peu près la même jusqu'à nos jours. L'unité de direction des Hôpitaux fut un grand bien ; on évitait les rivalités entre maisons et on égalisait les dépenses.

1ᵉʳ ventôse. Etant donné le décès du citoyen Chassaing, chirurgien appointé de l'Hospice des Secours Publics, on nomme en commun pour les trois Hospices deux officiers de santé chirurgiens et deux officiers de santé médecins. Provisoirement, à cause des circonstances cruelles, on ne leur donnera que 600ˡ par an. Sont nommés et installés le 5 ventôse suivant, comme titulaires, les citoyens Dufour et Barthélemy, médecins ; Cornudet et Fournier, chirurgiens ; comme suppléants les citoyens Chossier et Gerzat, médecins ; Désanges et Arnaud, chirurgiens.

20 germinal. On fait une quête pour les Hospices.

9 prairial. Un secours de 10,000ᴵ est accordé par le département pour les orphelins de la Patrie.

23 prairial. On procède aux réparations d'extrême urgence de l'Hôpital ; on refait les toitures du grand corps de logis et des pavillons dégradés par l'ouragan du 19 pluviôse an IV. Le devis s'élève à 500ᴵ.

19 thermidor. On décide de faire des démarches pour avoir pour officières des filles cy-devant attachées à la cy-devant congrégation des filles de la Charité ; on tâchera même d'en faire venir de Bordeaux en payant leur voyage.

AN VI

15 brumaire. Des bouviers amènent des tuiles de la chartreuse de Port-Sainte-Marie ; on n'a pas d'argent pour les payer ; on puise de nouveau à la caisse de la manufacture et on leur donne 600 francs.

2 pluviôse (21 janvier, vieux style). Les Administrateurs sont convoqués et vont à la maison commune assister à la fête anniversaire de la mort du dernier roi des Français.

4 ventôse. Modification au règlement médical. Les citoyens Dufour, Barthélemy, Chossier et Gerzat, officiers de santé, médecins, et les citoyens Cornudet, Fournier, Désanges et Arnaud, officiers de santé, chirurgiens, sont nommés pour faire conjointement le service des trois Hospices de la commune pour lequel ils sont tenus de s'arranger entre eux en sorte que chaque jour il y ait dans chaque Hospice un médecin et un chirurgien. Les deux plus anciens des médecins et des chirurgiens toucheront 600ᴵ.

19 fructidor. L'Hôpital des Secours Publics menace ruines ; on dresse le devis des réparations qui s'élève à la somme de 37.713ᴵ 30ˢ.

AN VII

On constate de nouveau l'incapacité numérique et administrative des deux gouvernantes dont une est septuagénaire ; on décide d'en chercher quatre « dont la capacité, le zèle et le patriotisme puissent répondre à leur désir de remplir le but proposé. » Après quelques recherches, on découvre à Clermont quatre citoyennes que l'on installe comme gouvernantes, le 15 vendémiaire.

2 pluviôse (21 janvier). Cérémonie à la mairie, à propos de l'anniversaire de la mort du dernier roi des Français ; les Administrateurs prêtent le serment prescrit par la loi.

L'an VIII s'écoule sans aucun incident remarquable.

AN IX

La municipalité ayant à subvenir aux besoins des Hospices, va, conformément à la loi, établir des octrois (1).

L'Administration dresse un état exact des dépenses :

Les trois Hospices dépensent annuellement. 37.928 50
Les enfants trouvés.................... 25.000 »»
Les revenus annuels étant de........... 13.110 »»
Le déficit annuel s'élève à............. 49.818 50

En outre il existe un arriéré de dépenses.

Pour l'intérieur de.................... 46.694 50
Pour les enfants trouvés de............ 74.844 21

Tel est l'état déplorable des finances de l'Hôpital.

Un autre état de la même date indique le nombre de malades et hospitalisés de toute sorte :

Hospices de Charité et d'Humanité..... 90 malades
Hospices des Secours Publics.......... 25 vieillards.
    id.   id.   .... 75 indigents.
      Total................. 190
Employés........................ 32
Enfants abandonnés ici ou à la campagne. 360

(1) A l'origine les revenus de l'octroi furent intégralement versés à

19 prairial. Le maire devient président de la Commission des Hospices ; les administrateurs ne choisissent plus leur président parmi eux, mais un vice-président.

19 prairial. La vaccination de tous les enfants de l'Hôpital est pratiquée par les officiers de santé de cette maison sur l'ordre du Sous-Préfet et l'avis favorable du bureau et desdits officiers de santé.

24 messidor. Le droit qu'avait l'Hôpital de mettre des bancs dans la rue des Taules n'étant pas féodal, on réclamera la réexécution de ce droit.

On rétablit aussi le poids public.

AN X

5 frimaire. Création d'un cinquième poste d'officière à l'Hospice des Secours Publics ; on l'attribue à demoiselle Jobin, de la Congrégation de la Charité, présentée par demoiselle Pautet, officière supérieure.

4 ventôse. Nouvelles réclamations de l'Administration auprès de la municipalité qui depuis 1789 a fait occuper des bâtiments de l'Hôpital par la gendarmerie et n'a rien donné sinon un secours de 600^l en mars 1793.

19 ventôse. On fera une quête générale.

5 germinal. On décide d'affermer en argent les bancs de la boucherie et d'acheter de la viande à cause de la mauvaise qualité de celle fournie. La viande est adjugée au citoyen Couture pour 5^l,6^d la livre ou 27^l,10^s le quintal.

7 fructidor. Le citoyen Ducher est nommé chirurgien suppléant (titulaires les citoyens Cornudet et Fournier).

15 fructidor. M. Boucher est nommé chapelain de l'Hôpital des Secours Publics ; sa nomination est approuvée par Mgr l'Évêque de Clermont.

---

l'Hôpital ; en l'an XIII, la municipalité prit possession des droits d'octroi et des droits des bancs, moyennant 17.000 fr. par an ; mais cette dernière redevance diminua chaque année et a disparu actuellement.

AN XI

6 germinal. Sur les réclamations des Hospices, la municipalité « considérant que si la police générale s'est quelquefois
relâchée de la rigueur des règlements et a toléré l'emploi des
bancs, tables et échopes mobiles dans les grandes rues, ce
n'a été que par des considérations particulières à la facilité et
prospérité du commerce, et toujours dans la vue de procurer
aux Hospices de charité quelques rétributions qui viendront
au soulagement des pauvres et, conformément aux lettres
patentes, décide de remettre ce droit aux Hospices. »

AN XII

25 pluviôse. Le règlement concernant les bancs est dressé
par la municipalité. Le voici tel que nous le relevons sur les
registres de la Mairie :

Pour un banc de 1ᵐ625 (5 pieds) le mᵈ chapelier payera		0ᶠ 75
— — le mᵈ de féraille.....		0 75
— 2ᵐ660 (8 pieds) le mᵈ drapier.........		1 20
— — le mᵈ clincailler......		1 00
Pour une surface de 4 mètres, le mᵈ chaudronnier . .		2 00
Pour chaque place où il étalera, chaque mᵈ de poterie ou faïence..................................		0 75
Chaque mᵈ de cire grasse, étalant sur le pavé.... ...		0 20
— — sur un banc.......		0 75
Tout mᵈ de sabots, pour 2 m. de long.............		0 15
Tout mᵈ de chanvre, pour chaque paquet de 50 kg...		0 10
— —· au-dessous..		0 05
Tout mᵈ d'huile à petite mesure payera.....		0 10
Tout mᵈ de tamis et tous autres ustensiles de ménage en bois....		0 15
Tout inᵈ de fromage, pour chaque voiture..........		0 50

Ce tarif, approuvé par le Conseil municipal et le Préfet, pro-
duisait un assez gros revenu dont les Hospices touchèrent l'in-
tégralité jusqu'au 25 pluviôse an XIII. A ce moment ces droits
passèrent à la ville qui n'en céda qu'une partie aux Hôpitaux.

IX

L'HOPITAL PENDANT L'EMPIRE ET LA RESTAURATION

Nous avons vu que le service d'officières était rempli par des filles de la cy-devant Congrégation de la Charité, depuis thermidor an V.

L'apaisement s'est produit ; le Concordat a effacé les dissentiments. Et l'on voit, enfin, l'Administration conclure un traité en règle avec les Sœurs de la Charité, tant pour l'Hôpital Général (Sec. Publics) que pour celui des Incurables (Charité), le 22 frimaire an XIII (13 décembre 1804). Le 3 janvier suivant, un nouveau règlement intérieur est élaboré.

9 ventôse an XIII. S. S. Pie VII accorde aux hôpitaux des indulgences à perpétuité.

29 germinal an XIII. L'Administration ayant eu connaissance de la nomination de Son Altesse Mme Bonaparte, mère de Sa Majesté l'Empereur des Français, à la place de supérieure et protectrice de tous les hospices de l'Empire, s'empresse de lui présenter son respectueux hommage et lui vote une adresse.

28 prairial an XIII. Adjudication de la viande à 31 livres 5 sols le quintal.

15 thermidor an XIII. On tire au sort le nom d'un Administrateur sortant, sur les cinq composant le Conseil, et on désigne un nouveau membre.

8 nivôse an XIV. Le bâtiment tombe en ruine ; on l'étaye et on transporte les lits des malades dans les greniers de la manufacture. Le Sous-Préfet offre les bâtiments des Cordeliers ; mais on les refuse, car ils sont eux-mêmes en vétusté.

1805. Les Administrateurs et les Sœurs obtiennent de Pie VII, en ce moment à Paris, confirmation des indulgences jadis accordées aux fidèles le jour de N.-D. de Pitié.

1806, 21 décembre. Adjudication de la viande à 5 sols la livre.

1807, 28 décembre. Adjudication de la viande à 4 sols 6 deniers la livre, soit 22 livres 10 sols le quintal.

1808, 11 janvier. Députation à M. Barthélemy, doyen des médecins, pour le remercier de son dévouement aux pauvres et de l'abandon qu'il fait de 1.312 livres 6 sols, que lui doivent les Hôpitaux.

Les dernières années de l'Empire, la plupart des délibérations ont trait au refus d'accepter la succession de Mme Caponi qui, croyant laisser une assez grosse fortune aux Hospices, laissait au contraire une insuffisance de biens, due surtout à la vente de la plupart de ses propriétés comme biens nationaux (1).

L'affaire resta en suspens jusqu'à ce que le *milliard des émigrés* permit à la succession de se refaire en partie. Les Hospices purent alors accepter une succession sans passif, et régler les legs particuliers. Le premier versement de fonds à la caisse des Hospices, provenant de ce legs, date du 29 mars 1825 ; les premiers legs furent acquittés en 1832 (2).

22 septembre 1815. L'Administration des Hospices accepte de fournir le pain à tous les détenus des maisons d'arrêt, de justice, dépôt de mendicité, et plus tard de la Maison Centrale, moyennant le tarif de la mercuriale. Une boulangerie est installée dans ce but à l'Hôpital Général ; le boulanger en chef

---

(1) A l'inventaire on trouva :

Passif.	205.038 fr.
Actif	99.634 fr.
Déficit	105.404 fr.

(2) La mairie de Combronde est installée dans l'ancien château des Caponi. Dans la bibliothèque du Dr Girard, député, se trouve un manuscrit indiquant la généalogie des Caponi, avec les armes (en couleurs) des familles alliées, et une histoire illustrée des hommes célèbres de Florence, parmi lesquels deux Caponi.

est payé 50 francs par mois. En 1821, on ramène ce salaire à 40 francs, à cause de l'extradition d'un grand nombre de prisonniers de la Maison de Justice, qui fait qu'il n'y a que trois fournées au lieu de cinq.

Le 25 juin 1824, une décision rattache les enfants assistés à ceux des Hospices de Clermont. Le budget de 1824 a encore 23.240 francs de déficit.

Enfin, nous arrivons à l'année 1825, et, pour la première fois depuis la Révolution et même antérieurement à celle-ci, le budget n'est plus en déficit, il se solde par :

Dépenses.................... 68.125 fr.

Recettes ... .:.......... 73.291 fr.

Ce fut une grande joie pour les Administrateurs ; ils sortaient enfin du chaos. La charité seule avait soutenu leurs prédécesseurs au milieu des épreuves les plus pénibles.

De grandes réformes restaient à opérer, et de grosses dépenses étaient à faire.

Le 30 août 1826, une inondation cause d'immenses dégâts dans l'Hôpital. Toutes les provisions de bouche, les tonneaux, les cuves et la plupart des autres ustensiles, même les vêtements des pauvres, sont entraînés ou brisés par le torrent. La charité privée recueille 3.000 francs, mais cette somme ne peut parer à tous les besoins ; une dépense extraordinaire s'engage et, en juillet 1827, il manque encore 1.822 francs.

Le bâtiment qui, par sa situation le long de l'Embène, avait le plus souffert du cataclysme, était le bâtiment de la manufacture. Une partie notable des marchandises ouvrées était avariée, les matières premières emportées ou corrompues, les presses métières et autres ustensiles de l'atelier de la calandre, de la teinture, brisés ou déplacés ou considérablement avariés. On releva bien quelques métiers et l'on continua à fabriquer pour achever quelques cuves qui n'avaient pas souffert. Mais c'était le coup fatal porté à cette industrie qui d'ailleurs ne fut jamais bien prospère. Aussi l'Administration demanda-t-elle, le 23 novembre 1826, la suppression de la manufacture. Le Préfet donna son approbation le 20 décembre suivant. Les comptes ne furent réglés qu'en 1828-30, avec M. La Geneste, gérant.

L'année 1827 vit l'Hôpital Général dans la gêne. L'Administration se trouva dans la nécessité de réduire le régime alimentaire. On ne donna que 500 grammes de viande fraîche par semaine aux pauvres de l'Hôpital Général « auxquels, » habitués à toute sorte de privations avant leur admission » aux Hospices, il suffira de procurer une nourriture saine » et abondante, salé et légumes. »

Cette même année, l'Administration assure les bâtiments des Hospices contre l'incendie.

DE 1830 A NOS JOURS

En 1830 la situation des Hôpitaux est la suivante :

Il existe trois Hôpitaux entre lesquels sont répartis les divers services :

1º L'Hôtel-Dieu où sont les malades, hommes, femmes et les militaires ;

2º La Charité, où sont les incurables ;

3º L'Hôpital Général, où sont réunis les vieillards et les fous. Une partie des bâtiments est occupée par la gendarmerie.

Mais le nombre ne fait pas la richesse, et l'Administration, avec une sagesse qu'on ne saurait trop louer, chercha à réunir ces divers services dans un même Hôpital. Nous verrons successivement réunir à l'Hôpital Général l'Hôtel-Dieu et la Charité. D'autre part, ce même Hôpital étant déchargé des aliénés et de la gendarmerie, des locaux deviendront vacants et permettront, avec des constructions nouvelles, d'installer au large tous les services et de créer deux orphelinats.

La translation de l'Hôtel-Dieu fut décidée le *31 mars 1831*. Les bâtiments devenus vacants furent loués, le 15 juillet suivant, à la ville qui allait y caserner les troupes envoyées en garnison. L'Hôpital s'y réserve ses bureaux jusqu'en 1845, et un local pour le poids de ville jusqu'en 1875.

A l'occasion de cette translation, on décide de séparer les malades militaires des malades civils, et c'est à cette époque que l'aile occidentale, qui n'avait qu'un étage et qui ne comprenait que les dortoirs des aliénés et des Sœurs, fut surélevée et, dans cette nouvelle construction, fut aménagée la salle des militaires (1837-1840).

En 1840 achat des premiers lits en fer.

L'aile orientale n'existait pas ; quand l'aile occidentale fut édifiée, on dressa le devis de ce nouveau bâtiment qui devait si heureusement compléter l'Hôpital et qui permettrait d'y transférer les services des incurables.

On n'attendit même pas l'édification des bâtiments pour faire cette translation qui fut effectuée le *20 décembre 1843 :* le transport des malades se fit à pied ou en chaise. Quant aux bâtiments devenus vacants de l'ancien Hôpital des incurables, on les vendit au Bureau de bienfaisance.

Enfin, la pose de la première pierre de l'aile orientale eut lieu le 15 avril 1844, sous la présidence de Mme la comtesse de Chabrol-Volvic qui, trois mois avant, avait fait à l'Hôpital un don de 12.000 francs, à la condition de recevoir, en la chapelle de l'Hôpital, les restes de M. le comte de Chabrol, son époux. Cette translation des restes de M. le comte de Chabrol, n'eut lieu que le 26 juillet suivant.

Le 16 mars 1846 eut lieu l'inauguration de l'aile orientale, en présence du Sous-Préfet, du Cardinal-Archevêque d'Aix, de l'Évêque de Clermont, etc. A cette occasion, on proposa la création d'un orphelinat de garçons ; la proposition fut bien accueillie et, en quelques mois, on recueillait 10.000 francs (dont 3.200 par une loterie).

SERVICE DES ALIÉNÉS

La question des aliénés est assez complexe. L'origine première de ce service remonte à 1771 ; l'Administration de l'Hôpital Général vota, le 3 février, « la concession d'un ter-
» rain pour y édifier un bâtiment destiné aux fous de la pro-

» vince qu'y enverra le Roy ». On construisit, en 1772, huit loges qui coûtèrent 3.361 livres.

On y affecta successivement le rez-de-chaussée de l'aile occidentale, non encore surélevée, puis les locaux de l'ancien dépôt, enfin, en 1828, les locaux devenus libres de la manufacture. Mais le service était irrégulier.

Ce n'est qu'en 1838, — au moment même de l'élaboration de la loi qui régit encore les aliénés, — que le Préfet confia le service des aliénés à l'Administration des Hospices. Chaque journée de détenu était payée 0 fr. 685. Un règlement sur le régime intérieur des aliénés fut fait le 20 octobre de la même année.

Mais l'organisation de ce service était sommaire et son voisinage avec l'Hôpital proprement dit, malgré des barrières de séparation, ne lui donnait pas tout l'isolement nécessaire. Aussi le Préfet, par deux lettres de janvier 1843, transmit-il les plaintes du ministre et exposa sept griefs dont le plus grave était que le service médical n'était pas spécial à l'établissement, que le médecin n'y résidait pas.

L'Administration protesta, mais ne se mit dans aucune des conditions prévues par la loi de 1838 sur les asiles : les aliénés ne furent pas classés par divisions ; on ne fit ni cour, ni réfectoire pour chacune des divisions exigées. Aussi les inspecteurs des asiles, MM. Ferrus et Watteville, envoyèrent-ils au ministère des rapports défavorables sur l'asile de Riom. L'Administration, loin de s'incliner, trouva que les reproches n'étaient pas justifiés (1847). Elle se décida cependant, en 1849, à construire deux loges pour les aliénés de passage, et enfin, en 1850, à construire un quartier spécial aux aliénés.

Le prix de la pension fut alors porté à 275 francs par an, pendant sept ans, et l'on édifia en 1851 et 1852 le bâtiment situé à l'ouest du pavillon ouest et qui prolonge au couchant le grand corps de logis.

Malgré cet effort, l'Administration — il faut l'avouer — ne répondait guère plus qu'avant aux exigences de la loi de 1838.

Aussi, lasse de recevoir des reproches, la commission déclara au Préfet, le 10 mai 1859, qu'elle renonçait aux aliénés à partir du 1ᵉʳ janvier 1860.

Les locaux de l'ancien asile furent consacrés à l'orphelinat.

BATIMENTS DE LA GENDARMERIE

A l'origine, ce furent cinq boutiques que dans un temps de disette l'Administration avait fait établir au nord-est de l'Hôpital, pour en tirer quelque loyer (déc. 1723).

En 1789, la municipalité les fait occuper par les cavaliers de la maréchaussée et l'Hôpital ne put obtenir d'être payé de cette occupation pendant toute la Révolution.

En 1832, des réparations furent faites ; on créa cinq escaliers aux bâtiments de la gendarmerie ; pendant ces réparations, on installa provisoirement les gendarmes à l'*Hôtel de la Madeleine,* situé faubourg de Clermont.

La gendarmerie occupa ces bâtiments jusqu'en 1869. Les locaux devenus disponibles furent utilisés ; mais il fallut faire de grosses réparations, presque une réfection. Les dépenses furent supportées par une personne charitable que l'on sut plus tard être la Supérieure des Sœurs de l'Hôpital, Sœur Fréminet. Le 15 mai 1872 on y transportait l'orphelinat des filles créé en 1862, et qui prit alors le nom d'Orphelinat Fréminet.

Tous les services étaient ainsi complets.

⁎ ⁎

De 1800 à 1850, l'Hôpital avait reçu 350,000 fr. que malheureusement on n'avait pas pu utiliser et que l'on avait dû consommer au jour le jour.

Pendant cette même période de 1830 à nos jours, nous devons citer les nominations des médecins.

En 1853, M. Deval, à cause de son âge et de fréquents accès de goutte, demande un suppléant. On nomme le Dʳ Tallon.

1857, 14 janvier. Mort du Dʳ Deval, officier de la Légion

d'honneur. A la suite de ce décès, les services sont divisés ; le Dr Tallon est nommé titulaire de l'Hôpital, et le Dr Chaloin, médecin chef de l'asile des aliénés.

25 avril suivant. Mort du Dr Tallon. Le Dr Aguilhon est nommé médecin chef de l'Hôpital. Le Dr Chaloin reste médecin chef de l'asile jusqu'à sa suppression.

A la mort du Dr Chaloin, 20 août 1870, le Dr Faure fut nommé médecin adjoint de l'Hôpital.

A la mort du Dr Aguilhon, le Dr Faure devient médecin chef en 1885, avec le Dr Deschamps pour adjoint.

En 1892, le Dr Deschamps quittant Riom, le Dr Grasset est nommé médecin adjoint.

Incendie de l'aile orientale le 22 février 1897. Pendant la durée des réparations, les services des malades civils furent installés — bien étroitement — dans les salles d'isolement.

ÉTAT ACTUEL

Nous n'avons que de légères modifications à apporter à la description que le Dr Bouchereau et nous-même avons donnée de l'Hôpital en 1894 (1). L'Hôpital est situé au sud de la ville, à l'ouest du faubourg de Clermont ; il occupe une superficie totale de six hectares.

Les bâtiments sont bien groupés au nord de cet emplacement et sont séparés du jardin proprement dit par la branche principale de l'Embène que l'on désigne communément du nom de ruisseau de l'Hôpital. Un pont établi sur ce ruisseau réunit ce jardin aux cours de l'Hôpital.

Les constructions occupent une superficie de deux hectares ; les divers services répartis dans ces constructions sont :

(1) *Statistique médicale de Riom*, par les Drs Bouchereau et Grasset. Travail honoré d'une mention honorable de l'Académie de médecine, concours Vernois, 1894.

1º Salle de malades civils (hommes).....	25	lits
2º — (femmes)......	31	—
3º Salle d'infirmes (hommes)...........	55	—
4º — (femmes)...........	50	—
5º Salle de militaires (médecine)........	30	—
6º — (chirurgie)....... .	10	—
7º Salle des sous-officiers	5	—
8º Salle des officiers.................	4	—
9º Salle d'isolement, civils (hommes).....	7	—
10º — (femmes).....	7	—
11º Salle d'isolement, militaires (a).......	7	—
12º — (b).......	6	—
13º Loges pour malades en observation...	3	—
14º Orphelinat des garçons.............	34	—
15º Orphelinat des filles................	52	—
16º Dortoir des Sœurs.................	26	—
TOTAL.............	352	lits.

La distribution des salles dans les divers bâtiments est faite de la façon suivante :

Le pavillon central, orienté de l'ouest à l'est, est affecté aux infirmes (hommes au rez-de-chaussée, femmes au premier étage). A ce pavillon central sont adossés quatre autres pavillons ; l'un au nord est affecté à l'orphelinat des filles ; un second, qui prolonge à l'occident le bâtiment central, est réservé à l'orphelinat des garçons ; enfin au sud deux ailes, parallèles entre elles, renferment : l'une (aile orientale), les malades civils, hommes au rez-de-chaussée, femmes au premier étage, lingerie à l'entresol ; l'autre (aile occidentale), le logement des Sœurs au rez-de-chaussée et à l'entresol et les salles militaires (1) au premier étage.

Les quatre salles d'isolement sont disposées le long du ruisseau dans la partie orientale du long bâtiment qui abri-

(1) Pendant l'été, la musique du régiment donne le jeudi soir un concert dans la cour centrale de l'Hôpital.

tait au siècle dernier les manufactures de cretonnes et siamoises. Dès qu'elles cessent d'être occupées, ces salles d'isolement sont désinfectées par les lavages au crésyl et les
vapeurs sulfureuses.

Le cubage d'air de ces divers locaux est partout suffisant.
La plupart des salles sont cimentées, quelques-unes ont des
parquets cirés ; les murs sont recouverts de ciment et peints
à l'huile ; enfin les plafonds sont en plâtre et sans saillies. La
ventilation est assurée par de nombreuses ventouses, et surtout par la disposition opposée des deux rangées de fenêtres
des salles.

Toutes les pièces sont éclairées au gaz et chauffées par des
poêles ; chaque salle a ses annexes, cabinet de surveillance,
lavabo, cabinets d'aisance. Ces derniers ne forment pas de
bâtiments séparés ; ils sont rapprochés des salles dont ils sont
isolés par un couloir aéré ; ils comprennent des urinoirs avec
chasse d'eau, des sièges en bois ou en porcelaine, munis d'un
système à soupape, mais sans chasse. Le sol des cabinets est
partout cimenté, ce qui permet de fréquents lavages. Enfin
les matières fécales sont recueillies dans des canaux qui les
transportent directement au ruisseau ; seuls, les cabinets des
salles d'isolement sont munis de fosses étanches fixes. Il est
actuellement question d'établir des fosses étanches pour tous
les services de l'Hôpital.

Les malades ont à leur disposition des crachoirs en porcelaine au fond desquels on met une solution de sulfate de
cuivre.

L'eau est abondante : l'Hôpital reçoit 20,000 litres par
vingt-quatre heures, fournis par le service de la ville.

Tous les lits sont en fer et munis de sommiers élastiques ;
leur nombre a été jusqu'à ce jour légèrement supérieur aux
besoins.

La lingerie, installée à l'entresol de l'aile orientale, est
riche et bien entretenue. La buanderie est située dans l'Hôpital même, le long du ruisseau, dans la partie occidentale
de l'ancien bâtiment des manufactures ; à côté est aménagé

un séchoir à air libre (1). Dans ce même bâtiment est installé un service balnéaire bien compris, qui compte dix-huit baignoires où se donnent des bains simples ou médicamenteux (2). A la salle de bains fait suite une salle de douches. Enfin, dans ce même bâtiment, se trouve le dépôt mortuaire qui sert pour les malades décédés à l'Hôpital et pour les gens trouvés morts sur la voie publique; une salle pour les autopsies est aménagée à côté du dépôt.

Les deux sections de l'Orphelinat, garçons et filles, sont très bien organisées, chacune dans un pavillon isolé; les salles de classe sont installées au rez-de-chaussée, avec un bon éclairage latéral; aux étages sont les dortoirs et les ateliers de couture où travaillent les jeunes filles; les garçons sont exercés à la profession de jardinier.

La cuisine de l'Hôpital est installée au rez-de-chaussée du pavillon occidental; elle est vaste et bien aérée; le transport des aliments se fait de la cuisine aux salles dans des bassines qui conservent aux mets leur chaleur. Il se fait à l'Hôpital trois repas par jour; la quantité et la qualité des aliments sont assurées. Les récoltes de l'établissement sont une de ses principales ressources.

Le budget de l'Hôpital s'élève à environ cent mille francs, exactement pour l'année 1896, 98,750 francs.

Le mouvement des malades, entrées et sorties, donne, en moyenne, les résultats suivants : 442 entrées; 410 sorties; 32 décès.

Le mouvement des infirmes est plus limité; les salles qui leur sont destinées sont presque toujours au complet.

La mortalité des divers services est la suivante :

Malades................ 7,23 pour cent.
Infirmes.............. 12,65 —
Enfants............... 0,41 —

(1) Au-dessus de la porte du séchoir on peut voir une inscription en partie effacée et un écusson mutilé qui représentait vraisemblablement les armes du Roy.
(2) A la porte de la salle de bain se trouve une inscription rappelant

Ces chiffres sont très satisfaisants ; ils sont dus en grande partie à la pratique de l'antisepsie, aux progrès de la médecine et au dévouement sans bornes des Sœurs de charité : mais il y a lieu d'espérer qu'ils seront encore meilleurs lorsqu'on aura remédié à la situation défectueuse des égouts, soit en procédant à leur réfection avec des chasses d'eau, soit en créant des fosses étanches dans tous les services. Après cette réfection et quand la salle d'opérations sera terminée, les Administrateurs pourront être fiers de leur œuvre et rien n'empêchera l'Hôpital de Riom d'être cité comme un hôpital modèle.

Notre appréciation de 1894 reste la même quatre ans plus tard.

La réfection des égouts n'est pas encore faite, mais grâce à une libéralité du Dr Girard, député, une salle d'opérations qui n'a pas coûté moins de 20.000 francs, a été édifiée dans la cour d'honneur, sur le prolongement de l'aile orientale dont elle est séparée par le jardin de l'aumônier. Cette construction, appelée salle Girard, comprend la salle d'opérations proprement dite, une salle des appareils, un vestiaire et un vestibule ; l'installation en est parfaite et répond à toutes les exigences de la chirurgie moderne.

Avant de clore cette étude, il nous reste encore à parler de la Chapelle et de la Salle du Conseil.

CHAPELLE

Nous ne reviendrons pas sur la fondation de la chapelle que nous avons vu avoir été bâtie en 1702. Elle a subi peu de modifications depuis cette époque. Pour les détails, nous nous rapportons au procès-verbal de la visite faite par M. Gannat, vicaire général, en 1844.

que cette installation est due à la générosité de M. de Gromont des Ronzières, 1852.

Procès-verbal de visite

« Aujourd'hui, 16 février 1844, noüs, Christophe Gannat,
» vicaire général du diocèse de Clermont-Ferrand, avons
» procédé ainsi qu'il suit à la visite de l'église de l'Hôpital
» Général de Riom et de ses dépendances, dans le canton
» ouest de Riom.

» Après avoir adoré le très Saint-Sacrement et invoqué
» les lumières de l'Esprit-Saint, nous nous sommes immé-
» diatement occupé de notre opération dans l'ordre suivant :

§ I. — *Dimension de l'église, sa forme et son état.*

» L'église a vingt-trois mètres de longueur et neuf mètres
» de largeur, sans compter les chapelles. Elle se compose, in-
» dépendamment du chœur, d'une nef et de cinq autels, sa-
» voir : le maître-autel sous le vocable de Notre-Dame de
» Pitié, l'autel de la première chapelle du côté de l'Epître,
» dédié à Notre-Dame de Bonne-Mort, celui de la deuxième
» chapelle dédié à saint Vincent de Paul, celui de la troi-
» sième chapelle dédié à saint Lazare, celui de la quatrième
» chapelle dédié au Saint Cœur de Marie pour la conversion
» des pécheurs.

» L'église nous a paru de construction moderne (plein
» cintre) ; on croit qu'elle remonte au dix-huitième siècle. Sa
» solidité ne laisse rien à désirer, son état de décence est
» parfait.

» Le chœur est séparé de la nef par une balustrade en fer
» qui sert de table de communion. Il y a dans l'église quatre
» troncs, dont le produit est peu important.

§ II. — *État des autels, des fonts baptismaux,*
des confessionnaux et de la chaire.

» Le tombeau du maître-autel est en bois peint à filets
» dorés, d'une longueur de 3 m. 10, sur une longueur de
» 1 m. 17, surmonté de deux gradins. La pierre sacrée

» est en lave, elle est pourvue de reliques et nous l'avons
» revêtue du sceau épiscopal; nous l'avons, du reste, trou-
» vée couverte de trois nappes prescrites par le Rituel (1).

» Le tabernacle est en bois doré surmonté d'une exposi-
» tion aussi en bois doré, d'un bon travail ; la porte ferme à
» clef, et le revêtement intérieur est conforme aux règles ca-
» noniques.

» Le tombeau de l'autel de la première chapelle, du côté
» de l'Epître, est en bois peint avec filets dorés, d'une lon-
» gueur de 1 m. 95, sur une largeur de 1 mètre, surmonté
» de deux gradins et d'un retable doré à filets et ornements
» dorés, avec le tableau de saint Vincent de Paul au milieu ;
» la pierre sacrée est en marbre de Nonette, pourvue de
» reliques, et nous l'avons revêtue du sceau épiscopal.

» Le tombeau de l'autel de la seconde chapelle, première
» du côté de l'Évangile, est en marbre blanc, surmonté de
» deux gradins avec un retable à double colonne en lave,
» peint et doré aux chapiteaux, d'une longueur de 2 mètres,
» sur une largeur de 1 mètre; la pierre sacrée est en lave,
» elle est pourvue de reliques et nous l'avons revêtue du
» sceau épiscopal.

» Le tombeau de la troisième chapelle, du côté de l'Évan-
» gile, est en bois peint avec filets et médaillons dorés, d'une
» longueur de 1 m. 95, sur une largeur de 0 m. 90, sur-
» monté d'un gradin et d'un retable terminé par deux pi-
» lastres marbrés au milieu desquels est un tableau repré-
» sentant la résurrection de Lazare. La pierre sacrée est en
» lave, nous l'avons revêtue du sceau épiscopal.

» La chaire, placée et adossée au mur septentrional (?) de
» l'église, est propre. Les trois confessionnaux, régulière-
» ment placés et pourvus de grilles, sont dans un état décent.

§ III. — *Sacristie.*

» La sacristie a son entrée par le chœur, elle a 6 mètres

(1) Le maître-autel est privilégié par Bref du S. P. Pie IX, en date du
17 mars 1868.

» de longueur et 3 mètres de largeur ; elle doit être rempla-
» cée par une plus vaste.

§ IV. — *Vases sacrés et ameublement.*

» 2 calices en argent, la coupe et la patène dorées.

» 2 ciboires en argent ; le petit ciboire sera restauré et re-
» doré dans le courant de l'année.

» 1 ostensoir en vermeil.

» 3 paires de burettes, 1 en argent, 1 en cristal et 1 en
» verre, avec plateau d'étain.

» 3 clochettes.

» 2 encensoirs avec leurs navettes, 1 en cuivre, 1 en argent.

» 1 petite piscine d'autel, en terre de pipe.

» 1 reliquaire en cuivre doré, reposant sur un piédestal
» avec monture en cuivre doré, de la forme d'une croix, noyée
» dans une gloire en cuivre doré, ayant à l'intersection des
» bras de croix une petite croix en cristal en deux comparti-
» ments reliés par une lame d'argent, laissant apercevoir un
» morceau de la vraie croix ; la ligature des deux comparti-
» ments est faite par deux filets de soie rouge réunis et scel-
» lés d'un sceau épiscopal, le tout conforme à l'authentique
» qui nous a été montrée.

» 2 châsses en bois marbré avec filets dorés, de pareilles
» dimensions, de 0 m. 48 de hauteur, 0 m. 43 de largeur
» et 0 m. 24 de profondeur, une scellée de quatre sceaux
» à la partie supérieure, que nous n'avons pas cru devoir
» ouvrir, à raison des caractères d'authenticité dont elle est
» revêtue.

» L'autre que nous avons ouverte, où nous avons trouvé une
» authentique délivrée par M. l'abbé de Mons, vicaire géné-
» ral de Paris, attestant l'authenticité des reliques de saint
» Vincent de Paul enfermées dans un petit reliquaire placé
» dans ladite châsse ; cette authentique est visée par M. de
» Bégon, vicaire général de ce diocèse, le 11 juillet 1807 ; et
» dans la même châsse sont déposées des parcelles de reli-
» ques des saints Constant, Lazare, Hilaire et de sainte

» Chantal, pour lesquelles il n'existe pas de testimonial au-
» thentique.

» Nous avons renfermé ladite châsse et l'avons revêtue du
» sceau épiscopal où nous avons déposé, avec l'authentique
» ci-dessus, un procès-verbal dressé par M. Bouchet, aumô-
» nier de l'Hôpital, en présence de M. Dalbine, succursalier
» de la ville, de Sœur Boulanger, supérieure, et de MM. Bou-
» chet et Davayat, clercs tonsurés.

» Le double de ce procès-verbal a été remis aux archives
» des Hospices, et nous avons scellé le couvercle de ladite
» châsse aux quatre coins du sceau épiscopal, avec des ru-
» bans de couleur.

» 4 missels, 3 pupitres de missel, 1 antiphonier, etc., etc.,
» ornements composés de chasubles, étoles, manipules,
» etc., etc.

» Tous les objets ci-dessus spécifiés sont portés aux arti-
» cles de l'inventaire du mobilier de l'église, à la date du
» 22 mai 1829, que nous nous sommes fait représenter et dont
» une ampliation nous a été remise pour être jointe au pré-
» sent procès-verbal.

» Signé : Gannat, *vicaire général.* »

» Les reliques de saint Vincent sont déclarées authentiques
par Mgr le cardinal du Bellay, archevêque de Paris, le 11 novembre 1803 ; l'Évêque de Clermont autorise leur exposition
dans la chapelle de l'Hôpital Général, le 11 juillet 1807.

» A ces reliques, l'Aumônier de l'Hôpital joignit « quatre
» petits paquets inscrits saint Constant, saint Lazare, sainte
» de Chantal, saint Hilaire », inséra le tout dans un reliquaire
en bois doré, avec couvercle en forme de toit. Du tout, procès-verbal fait par l'aumônier Pierre Bouchet, prêtre, chapelain de l'Hôpital, le 22 mars 1808.

» Ont signé : Bouchet, clerc tonsuré.

» Davayat, clerc tonsuré.

» Dalbine, succursalier.

» Sœur Boulanger.

» Bouchet, prêtre et chapelain. »

Une autre pièce, délivrée par Joannes Baptista Etienne, superior generalis Congregationis missionis et Puellarum Charitatis, datée de Paris, le 17 mars 1846, confirme également l'authenticité des reliques de saint Vincent de Paul, que possède l'Hôpital de Riom.

Enfin, nous avons aussi trouvé, aux archives, l'authentique délivrée pour le fragment de la vraie croix, par Mgr Franciscus Xaverius Passari, archiepiscopus Larissensis, etc. Signé à Rouen, le 19 mars 1790.

Dans la chapelle sont enterrés trois des membres de la famille de Chabrol :

1° De Chabrol (Claude Gaspard François), fils du célèbre commentateur, né à Riom en 1740, baron de Tournoël, de Murols, seigneur de Chaméane, officier de dragons, avocat du Roy, lieutenant général criminel et président de la Sénéchaussée, député de la noblesse d'Auvergne, comte héréditaire, mort en 1816, bienfaiteur des pauvres.

Hic jacet
C. G. F. Comes de Chabrol
Qui
Justi severus cultor
Æqui acerrimus defensor,
Civium lumen et decus,
Pauperum tutamen et amicus
Fuit
Plenus dierum
Æterna dignus memoria
Mœrentibus omnibus
Obiit
Quinta decembris
Anno Domini 1816
Ætatis vero suæ 76
Requiescat in pace.

†

2° De Chabrol de Volvic (Joseph Gilbert Gaspard, comte),

né à Riom, en 1772, ingénieur, sous-préfet, préfet de la Seine, député de Paris, député de Riom, membre de la Société Royale d'agriculture, fondateur et président du Comice agricole de Riom, fondateur de l'École d'architecture de Volvic, fondateur de l'École de dessin de Riom, sous la direction d'un élève distingué d'Ingres, Vallet, peintre Riomois (cette école n'existe plus), membre de l'Académie des beaux-arts, baron de l'Empire, grand croix de la Légion d'honneur, commandeur des Ordres de Saint-Wladimir, du Lion d'or, de l'Aigle rouge de 2ᵉ classe, chevalier de Saint-Louis, mort en 1843. Bienfaiteur des pauvres.

Hic jacet
J. G. G. comes de Chabrol-Volvic
Qui dignitatibus maximis
Diu insignitus
Annis octo supra decem
Parisiensi præfectura
Functus
Justi bonique assertor
Firmus
Pauperum Christi pater
Piissimus
Bene merens
Obiit
Prid. cal. maii. MDCCCXLIII
Anno ætatis LXXII ineunte
Requiescat in pace.

✝

3° De Chabrol-Murols (Guillaume Michel), né à Riom, en 1777, prêtre de la Congrégation de Saint-Sulpice, savant mathématicien, membre de l'Institut, mort en 1810. Bienfaiteur des pauvres.

Hic jacet
Guilelmus Michael
De Chabrol, sacerdos

Qui
Dei amicissimus
Pater pauperum
Exemplar virtutum
Insignisque memoriæ
Inter nos
Fuit,
Tandem
Plenus bonis operibus
Obiit
In fama sanctitatis
Die 18 julii mensis
Anno Domini 1810
Ætatis vero suæ 33
Requiescat in pace.

†

Les principales cérémonies sont, outre les grandes fêtes de l'Eglise :

Notre-Dame de Pitié,

Saint Vincent.

Saint Lazare. — Une procession a lieu ce jour-là dans la cour de l'Hôpital ; on y conduit un très grand nombre d'enfants de la ville, surtout les enfants malingres et chétifs. En patois, cette fête est dite fête des *languissoux*.

Enfin, suivant un vieil usage, MM. les Avocats de Riom se rendent chaque année, en robe, à la chapelle de l'Hôpital, le 19 mai, pour y ouïr la messe de saint Yves, leur patron, à l'issue de laquelle un repas est donné par eux aux vieillards de l'établissement. En outre, quelques jours après le décès d'un membre du barreau, un service est dit pour le repos de son âme, dans la chapelle de l'Hôpital.

Tant que dura le service des aliénés, une chapelle spéciale exista, desservie par l'aumônier de l'Hôpital. Cette chapelle fut supprimée en 1860, en même temps que le service des aliénés ; le local, ainsi laissé vacant, sert aujourd'hui de réfectoire aux grands orphelins.

Sur la façade sud du bâtiment central, tout à côté de l'aile orientale, se trouvent trois corbeaux destinés à supporter deux cloches. Sur l'un de ces corbeaux on lit la date 1779. L'une des deux places est vacante ; l'autre est occupée par la seule cloche de la maison. Sur cette cloche, appelée Thérèse, sont en relief les mots suivants : *Jesus, Maria, Joseph. Sit nomen Domini benedictum.*

SALLE DU CONSEIL

Cette salle a été organisée en 1888 telle qu'elle est actuellement ; on y a réuni les portraits des principaux bienfaiteurs des Hôpitaux. Ce sont :

1° Mgr Bide de la Grandville, Intendant d'Auvergne (pastel).

2° M. Girard, curé de Ménétrol, décédé le 12 mars 1733, enterré dans cette maison, a donné la somme de quinze mille livres (peinture).

3° M. Poullet, maître de musique du Chapitre de Saint-Amable, décédé en janvier 1738, après avoir donné aux pauvres de l'Hostel-Dieu (peinture).

4° Anne Rose Moreau, veuve de Gilbert François de Capponi, décédée à Riom le 23 octobre 1807 ; par testament mystique du 2 septembre 1806, elle lègue aux Hospices de Riom les quatre cinquièmes de ses biens ; ce legs produisit une rente annuelle sur l'État de 9.857 francs (pastel ; l'artiste a représenté Mme de Capponi en Diane chasseresse, avec arc, carquois, etc.).

5° Gilbert François de Capponi, seigneur de Combronde, époux d'Anne Rose Moreau, mort en 1788 (pastel).

6° Lorenzo de Cappone-Capponi (1512-1573), patricien de Florence, chevalier de l'ordre de Saint-Michel ; nourrit à Lyon, pendant la famine de 1573, quatre mille pauvres pendant quarante jours ; fut appelé père des pauvres (peinture).

7° Le même (autre peinture).

8° E. Cappone-Capponi, grand amiral de la religion, mort à Malte, en 1669, âgé de 63 ans (peinture).

9° Cardinal de Capponi (portrait sur toile, signé Amigoli, à Florence, 1770).

10° . . . . .

11° M. de Vissac, avocat, administrateur des Hospices (portrait sur toile, par Degeorges).

12° Comte de Chabrol-Volvic, député, ancien préfet de la Seine, membre de l'Institut, grand croix de la Légion d'honneur (gravure).

13° P. J. Verny-Lamothe, notaire ; a fondé onze lits de malades (buste plâtre).

14° Archon-Despérouses, a laissé 200.000 francs aux Hospices (dessin).

15° Grelliche Barthélemy, président à la Cour d'appel, administrateur des Hospices (photographie).

16° Allezard, administrateur des Hospices (photographie).

17° Docteur Girard, député du Puy-de-Dôme, a donné 40.000 francs à l'Hôpital (photographie).

On peut encore remarquer, dans la salle des séances du bureau, un Christ au jardin des Oliviers (peinture), dans la sacristie, une adoration des Mages (peinture), et, dans la salle des femmes infirmes, deux toiles que l'on dit provenir du Refuge, une sainte Magdeleine et la translation de la maison de la Vierge. La cour principale de l'Hôpital est ornée d'une statue de l'Immaculée-Conception, et, récemment, une statue de Jeanne d'Arc a été érigée dans la cour des malades militaires.

Enfin, dans le vestibule qui s'étend de la salle Saint-Pierre à l'escalier de l'aile orientale, l'Administration a fait placer des cadres où sont inscrits les noms des principaux bienfaiteurs des Hospices.

Cette liste, malheureusement incomplète, ne comprend guère que les noms des bienfaiteurs de l'Hôpital Général. Les noms des bienfaiteurs des anciens Hôpitaux (Hôtel-Dieu, Saint-Jean des Abandonnés et Refuge) y sont rares ; nous retrouverons quelques-uns de ces noms dans la notice consacrée à chacun de ces Hôpitaux.

—

NOMS DES DONATEURS

DATES DES DONATIONS — SOMMES DONNÉES

M. Girard de Lalande de Basmaison, 26 novembre 1658, 5 quartelées de terre au terroir de Chantegrelle.

Pierre Goy, 31 janvier 1659, 1 terre de 4 journaux à Pérette-Arnaud.

Jean de Brion, marquis de Combronde, 25 octobre 1661, 1 pré de 4 œuvres, 2 journaux de terre, 1 pré d'une œuvre 1/2, 1 vigne de 4 œuvres à Layat.

Jean de Régy, baron de Palerne, etc., 16 octobre 1667, 20.127 livres 12 sols.

Philippe Martin, conseiller du Roi, 5 janvier 1669, capital de 500 livres.

Cirgues Lauradoux, maître tailleur, 8 août 1669, 10 livres et une terre à Châteaugay.

Michel de Rochefort, 5 mars 1672, rente annuelle de 100 l. et un pré de 8 journaux.

Anne Dumoulin, femme de Michel Rouberton, 14 mai 1678, le quart de tous ses biens.

Rochefort Françoise, veuve d'Antoine Arpin, 15 mars 1679, 150 livres.

Michel Jay, laboureur, 16 juin 1683, 2 œuvres de vigne à Layat.

Antoine Girard, Conseiller du Roi, 31 décembre 1684, 6 œuvres de vigne à Chalusset.

Maistre Jean Chaduc, bourgeois à Riom, 15 janvier 1685, deux journaux de terre à la Varenne.

Jacques Chaptard, maréchal, 16 septembre 1691, 100 livres.

Amable Charbonnier, veuve de la Clède, 3 novembre 1692, 200 livres à chacun des trois Hôpitaux.

Louis de Rochefoucauld, comte de Lauriat, 25 août 1693, 1 pré de 30 charretées de foin, et une dîme de 3 setiers de froment.

Jeanne Redon, veuve de messire Jean Guérin, 15 juillet 1698, 4.000 livres.

Jeanne Redon, 26 décembre 1712, une rente de 112 livres 10 sols.

Jacques Rollet, Premier Président, 8 mai 1705, 1 terre de 2 journaux à Saint-Don et 300 livres.

Jean-Paul Courtin, Trésorier de France, 20 décembre 1712, 1.000 livres.

Guillaume Merle, prêtre, chanoine, 25 mai 1717, 4 terres contenant ensemble 13 journaux, un contrat de rente de 55 livres et un autre de 35 livres, plus tous ses ornements d'église évalués à 4.030 livres.

Amable Rollet Davaux, Conseiller du Roi, 23 mars 1718, 200 livres et 10 setiers de blé.

Jacques Millange de Noailhat, Conseiller, 23 août 1734, 150 livres.

Mᶥᶥᵉ Marguerite Faydit, 2 avril 1720, tous ses biens, meubles et immeubles.

Jeanne Pascal, veuve de Georges Courtin, escuier, 22 novembre 1722, rente annuelle de 600 livres.

François Fouet, prêtre, Docteur de Sorbonne, 4 août 1710, 225 francs de rente.

Id., 17 novembre 1730, a fondé un lit de malade à l'Hôpital de Vichy.

Id., 19 avril 1731, 6.000 francs.

Amable Girard, curé de Ménétrol, 6 août 1732, 1 rente annuelle de 406 livres 15 sols.

Id., 11 octobre 1733, 1 rente annuelle de 754 livres.

Etienne Poulet, maître de musique à Saint-Amable, 9 septembre 1733, 1 rente de 201 livres 10 sols.

Jacqueline Santoise, veuve de Pierre Gendre, 27 janvier 1737, 1 terre d'une stérée à la Varenne.

Anne Villefeux, 23 avril 1738, 1 maison et 1 grange au faubourg de Mozat.

Mᶥᶥᵉˢ Françoise et Elisabeth de Sarrazin de la Fosse, 30 juin 1739, 34.000 livres, plus leurs meubles, vaisselle, argenterie.

Antoine-Joseph Rollet, seigneur de Rochedagoux, 2 avril 1744, 1 rente foncière de 8 livres 10 sols.

Monseigneur François-Mary Le Maistre de la Garlaye, Evêque de Clermont, 28 mai 1776, 25.000 livres.

Chrétien de Machecault de Marcilly, 23 février 1783, 1 rente annuelle de 200 livres.

Mme Anne-Rose Moreau, veuve de Gilbert de Capponi, 2 septembre 1806, tous ses biens, meubles et immeubles (les immeubles ont été évalués à 48.541 fr. 38).

M. de Montaignac a fondé un lit d'infirme.

Mme Gabrielle Pradier, veuve d'Antoine Prohet, ancien magistrat, 12 floréal an X, 1.800 francs.

Marguerite Dubois, veuve d'Amable Soubrany, 11 floréal an VII, 1 pré de 9 journaux à Pérette-Arnaud.

Gilberte Rollet, épouse de Claude de Chazerat, 17 floréal an X, 20 setiers de froment et 10 setiers de seigle par an.

Michelle-Antoinette Pélissier, veuve Dagonneau-Marcilly, 1er prairial an X, 2.500 livres.

Id., 1er fructidor an XI, 4.000 écus tournois.

Amable Rochette de Malauzat, ancien militaire, 7 ventôse an XIII, 1.200 livres.

Michel Berton, négociant à Riom, 19 juin 1811, 400 francs.

Denis Pannetier, prêtre à Riom, 3 août 1814, tous ses objets mobiliers, obligations, billets, existant après son décès.

Mlle Marie-Jeanne Bertin, 31 mars 1809, 300 francs.

Claude de Chazerat, comte de Lezoux, 27 mai 1817, 1 rente annuelle de 660 francs.

Françoise Rigaud, veuve de Jacques Lenormand de Maupertuis, 24 juin 1818, 800 francs.

Pérette Bréchard, veuve de Martin Grégoire, 24 juin 1818, 600 francs.

MM. Guillaume Michel, comte de Chabrol-Tournoëlle, Antoine-Joseph de Chabrol-Chaméane, Christophe, comte de Chabrol-Crouzol, Gilbert-Gaspard, comte de Chabrol-Volvic, et Dame Anne de Chabrol, épouse du sieur Amable Soubrany de Bénistant, 24 juin 1818, 1 vigne à Bionet de 1 h. 14 ares, 24 ares au Sablon.

M. de Vissaguet, Administrateur de l'hospice, 11 juin 1817, 900 francs.

M. le comte Gabriel-Joseph de Cordoue, 1er décembre 1816, 338 francs.

M. Lavort, curé de Saint-Amable, 16 décembre 1818, 1.180 francs.

Mlle Catherine Dufal, 21 mars 1821, 500 francs.

Marie Barthélemy, veuve de Bouillon François, 15 mai 1822, 1.000 francs.

Philippe Deschamps, curé du Marthuret, 2 décembre 1822, 2.400 francs.

Annet Sol, 28 avril 1824, 600 francs.

Françoise Ferrière, veuve Maigne, 3 septembre 1823, 450 francs.

Pierre Bayle, 28 janvier 1823, tous ses biens, meubles et immeubles.

Pierre Sauret, ancien marchand de cuirs, 17 mai 1823, 600 francs.

Jean-Baptiste Valleix, 23 octobre 1822, 6.500 francs.

Jean-Antoine Boyer, 28 mars 1825, une rente annuelle de 83 francs.

Marie Grange, 4 janvier 1825, 100 francs.

Amable-Bénigne Assollent, 3 décembre 1823, une rente annuelle de 189 livres 10 sols.

Mlle Antoinette Chambon, 20 février 1826, 300 francs.

Mlle Antoinette Marmy, 23 mai 1827, 300 francs.

Antoine-François Tixier, 30 avril 1824, 100 francs.

Jean-Baptiste Mandet, curé de Saint-Hippolyte, 5 novembre 1827, 800 francs.

Marguerite-Elisabeth de Fretat, veuve de Bertrand de Provenchères du Chassaing, 20 novembre 1820, tout son mobilier et 1.000 francs.

Sophie Croizier, épouse de Pierre Andraud, 4 juin 1828, 1.000 francs.

Catherine de Saincy, épouse de M. Chardon de Roche-Dagoux, 24 juillet 1830, 1.400 francs.

Suzanne Legroing, 11 septembre 1820, 1.600 francs.

Antoine Dumas, 4 janvier 1832, 100 francs.

Mlle Françoise Mioche, 22 août 1833, 6 contrats de rentes s'élevant à 188 francs de rente.

Antoine Serre, émouleur, 27 novembre 1825, tous ses biens s'élevant à 4.301 fr. 25.

Martial Astier, ancien conseiller, 1er avril 1833, 150 francs.

Angélique Raynaud de Versiliole, 22 avril 1833, 4.000 fr.

Marie Machebœuf, veuve de Jean Gaby, 3 mai 1811, une rente annuelle de 30 livres tournois.

Madeleine Barilhot, veuve de Jacques Gimel, 12 mars 1835, tous ses biens évalués à 8.993 fr. 91.

Antoinette Dagonneaud, veuve de Machecault, 22 avril 1829, 6.000 francs.

Amable Soalhat, veuve de Léger Ricard, 6 novembre 1829, une rente de 25 livres.

Jeanne Déat, veuve Pierre Bardin, 30 juillet 1837, 200 fr.

Anne de Chabrol, épouse Soubrany de Bénistant, 15 janvier 1838, un pré à Epinet.

Marien-Martin Dousse, 3 avril 1839, 500 francs.

Luc Rosemont, 5 mars 1841, 1.000 francs.

Le baron Grenier, pair de France, 16 janvier 1835, 400 fr.

Anne Barthélemy, veuve Jusseraud, 27 germinal an VII, 300 francs.

Mme veuve Veysset, 26 décembre 1842, 500 francs.

Amable-Jacques Soubrany de Bénistant, 22 décembre 1841, 12.000 francs.

Marie-Procule Papon, 21 mars 1841, 600 francs.

Marie-Anne-Joseph Peyronnet, 23 février 1844, 500 francs.

Marie Boiry, 5 mars 1824, 300 francs.

Dauge Gilbert, 7 novembre 1845, 2.000 francs.

Anne Richard, veuve de Joseph Peyronnet, 8 décembre 1845, 400 francs.

Dorothée Lebrun de Plaisance, veuve de Gilbert-Joseph Gaspard, comte de Chabrol de Volvic, 13 août 1844, 12.000 fr.

Mlle Amable Frelut, 23 janvier 1846, 400 fr.

Pierre Rollet Desmarais, 20 juin 1837, 800 francs.

Gervais Vacher, prêtre à Riom, 2 avril 1827, une terre à la Varenne et divers objets mobiliers.

Mlle Gilberte Boutarel, 14 mai 1846, 1.000 francs.

M. Vallon de Grandville, 27 novembre 1847, 1.200 francs.

M. Mandet Desmureteix, homme de lettres, 20 octobre 1839, 300 francs.

Henriette-Pauline de Monestay de Chazeron, épouse de Louis-Albert de Brancas, 17 février 1847, une rente annuelle de 150 francs.

Françoise-Elisabeth Robert, épouse de Jean-Baptiste Allezard, 18 décembre 1847, une terre et vigne de 78 ares 11 centiares, plus 1.040 francs.

Mme du Crohet, née Cécile Touttée, 12 janvier 1828, 6.000 fr.

Marie-Nathalie Andraud, religieuse à la Visitation, 31 janvier 1849, une terre de 2 hectares à la Chabanne.

Pérette-Marie Bergier, veuve de M. Pierre de Vissac, 28 avril 1850, 300 francs.

Charlotte du Crozet, veuve Dubuisson des Aix, 28 septembre 1840, 1.000 francs.

Mlle Marie Issat, 11 novembre 1840, tous ses biens, meubles et immeubles, évalués à 4.970 francs.

M. Cathol du Deffant, 6 juin 1850, 300 francs.

Mlle Pérette Faradèche de Gromond, 27 janvier 1852, 8.000 francs.

Apolline Delsellier, supérieure de l'Hospice, 2 octobre 1842, une vigne à Saint-Paul, de 20 ares.

Jeanne-Antoinette Charmat, épouse de M. Léonard Fromenton de Lalande, 30 mars 1842. 300 francs.

Mlle Jeanne-Françoise Richon, 30 juillet 1838, 200 francs.

Mme Brugière-Démons, veuve de M. Valleix d'Auteroche, 21 mai 1853, 12.000 francs.

Mme de Vissac, épouse de M. Pierre-Alphonse de Labrosse, 27 octobre 1855, 6.000 francs.

François Sahut, propriétaire à Riom, 24 août 1855, 5.000 francs.

Marie Faucher, veuve de André Montel, et M. Louis Faucher, chanoine, 9 avril 1858, 1.300 francs.

Anne Giraudet, Sœur de Saint-Vincent de Paul, 22 mars 1858, une terre à la Prade de 44 ares.

Mlle Gilberte Dalmas, 27 septembre 1858, divers immeubles.

Mlle Pérette Faradèche de Gromond, 27 mars 1859, 3.000 francs.

Mlle Brun Anne de Targnat, 21 juillet 1860, divers immeubles évalués à 2.666 francs.

Marie Laroche, Sœur de Saint-Vincent de Paul, 28 septembre 1859, 4.000 francs.

Mme Léontine Veysset, épouse de M. Claude Salneuve, 8 janvier 1861, 5.700 francs.

Mlle Marguerite de Laverchère, 14 mars 1861, 4.000 francs.

M. Verny-Lamothe, 22 mai 1862, 6.000 francs.

Marie-Adèle Sardier, épouse de François Bernet-Rollande, 30 mars 1861, 500 francs.

Gaspard-Antoine Pagès, écuyer, 27 février 1863, 6.000 fr.

Louis-François de Brujas, Mlle Pérette-Antoinette de Brujas, Léon-François de Brujas, 12 mars 1861, 6.000 francs.

Mme Tournadre de Noaïlhat, veuve de M. le baron Simmer, ancien général de division, 18 avril 1862, 6.000 francs.

Mlle Françoise Mioche, 24 mai 1862, 2.700 francs.

Anne Giraudet, Sœur de Saint-Vincent de Paul, 2 juin 1862, une terre à la Prade, de 32 ares.

Joseph Duché Cristal, 31 décembre 1862, 6.000 francs.

Léonie Chaput du Bost, épouse de Symphorien de Chamerlat, 19 octobre 1856, 6.000 francs.

Gabrielle de Combre, épouse de Imbert de Trémiolle, 17 décembre 1861, 4.000 francs.

Jean-François Archon Despérouses, 27 novembre 1857, 15.000 francs.

Mlle Marguerite Mathieu, 30 octobre 1863, 4.000 francs.

M. l'abbé Claude-François Chades, aumônier de l'Hospice, 23 janvier 1864, 1.200 francs.

Mlle Catherine Kreuter, 15 janvier 1863, 20.000 francs.

Gabriel-François du Jouhannel, 22 novembre 1857, 8.000 fr.

M. l'abbé Pierre-Joseph Franceschini, 24 août 1864, 6.000 francs.

Adeline Collin, veuve de M. Louis Morand, ancien maître d'hôtel à Riom, 17 octobre 1864, 700 francs.

M. l'abbé Chaluan, 9 juin 1864, 300 francs.

Gilberte-Catherine de Chamerlat, veuve de François Bonnadier, 20 septembre 1863, 3.000 francs.

M. l'abbé Antoine Mothon, à Riom, 8 février 1864, 6.000 fr.

Sœur Marie Goubault, religieuse de Saint-Vincent de Paul, 14 juin 1866, 8.000 francs.

Pierre-Jean Verny-Lamothe, ancien notaire, 23 mai 1854, un pré au Moulin-d'Eau de 1 hectare 29 ares, plus 60.000 fr.

Marie Parret, domestique à Riom, 22 février 1866, 600 fr.

Marie Déat, épouse d'Antoine Desnier, tripier, 30 janvier 1867, tous ses biens, évalués à 2.350 francs.

Marie-Thérèse Faucher, veuve Montel, à Clermont-Ferrand, 23 août 1870, 6.000 francs.

Mlle Marie Lecourbas, 21 juin 1871, six obligations des chemins de fer de l'Est.

Besseyre Michel, ancien Administrateur, 13 octobre 1867, 600 francs.

Baron Joseph d'Arnoux de Maison-Rouge, 1er mars 1863, 7.000 francs.

Mlle du Corail, 30 janvier 1840, 5.000 francs.

Sœur Anne Lepetit, 12 août 1872, 8.000 francs.

Comte de Chabrol Tournoël Amédée, 30 janvier 1875, une rente annuelle de 450 francs.

Mme Chalvon, veuve Pons de Pouzol, 30 août 1876, 1.635 francs.

Mme veuve Thuel, de Mozat, 25 mars 1884, 7.000 francs.

Mme veuve Legay, 7 février 1888, 15.500 francs.

Frelut Elisa, veuve Conchon, 5 novembre 1889, 7.000 fr.

Riclot Caroline, 7 septembre 1895, 7.500 francs.

Eugène Tixier, de Châteaugay, 28 juin 1875, 8.000 francs.

Mme veuve Leyragne, 30 avril 1896, 6.000 francs.

Mlle Grelliche Catherine-Joséphine, 4 janvier 1839, 8.000 fr.

Grelliche Barthélemy, Administrateur, 19 novembre 1866.

Veuve Frelut, née Foret, 16 janvier 1868.

Mlle Chossier des Ponteix Célestine-Félicité, 9 février 1867, 2.000 francs.

De Labrosse Louis, Administrateur, 10 novembre 1870.

Veuve Beynaguet, née Euphrasie Bathol, 7 juillet 1873, 2.000 francs.

Mlle Marie Bonnefond, à La Moutade, 10 avril 1875, 1.800 francs.

Mlle Gorce Marie, 17 mars 1875, 450 francs.

Jean-Baptiste Allezard, Administrateur des Hospices, 5 juillet 1875, une terre à la Prade de 12 ares.

Vicomte de Chabrol Guillaume, 8 mars 1873, services signalés.

Sœur Fréminet, supérieure des Sœurs de l'Hospice, 11 avril 1877, 55.000 francs.

Marchelet Marie, veuve Pouzol, 28 février 1878, 500 francs.

Grellet de Laribière Félix, 24 juin 1879.

Archon-Despérouses François-René, 25 mars 1868, divers immeubles d'une contenance de 78 hectares 81 ares, évalués à 180.000 francs.

M. l'abbé Saulze, 7 décembre 1878, une rente annuelle de 60 francs.

Mlles Parrain, Annette, Marie et Charlotte, 19 avril 1879.

Mme Chandèze, veuve Boulard, 9 janvier 1874, 500 francs.

Espezol Gilbert, 18 mars 1880, 654 fr. 30.

M. et Mme Favier, 23 février 1886, une obligation du Crédit Foncier et 2.000 francs.

M. et Mme Parrain Gaspard, 24 août 1889, 2.000 francs.

Mme de Vaure, née Massonnet, 24 août 1881, 3.000 francs.

M. Rigaud, 15 avril 1893, 500 francs.

Auguste Robert, 13 août 1895, 500 francs.

Mme veuve Castan de Bages, 20 mars 1892, 14.000 francs.

Dallet Michel, curé du Marthuret, 14 septembre 1889, 5 fauteuils et 200 francs.

Docteur Girard, député du Puy de-Dôme, 31 mars 1897, 40.000 francs.

Julie-Albine-Mathilde Culluaud, veuve de Gaston de Vissaguet, 7 février 1897, le capital nécessaire pour la fondation d'un lit de malade ou infirme.

PERSONNEL DE L'HOPITAL EN 1898

Administrateurs

M. Millet, maire de Riom ;

M. Verdier, conseiller à la Cour d'appel ;

M. Picot, conseiller à la Cour d'appel ;

M. Gorce, juge au Tribunal ;

M. Desrioux, avoué de 1re instance ;

M. Chassaing, ancien magistrat ;

M. l'abbé Duprat, curé de Saint-Amable.

Receveur des Hospices : M. Bergounioux.

Médecin en chef : Dr Faure.

Médecin adjoint : Dr Grasset.

Aumônier : M. l'abbé Combes.

Sœurs de Saint-Vincent de Paul : 25.

Architecte : M. Roussel.

Secrétaire : M. Caussade.

Un commis, un jardinier, un maçon, un menuisier, une concierge, deux infirmiers et une infirmière.

DEUXIÈME PARTIE

—

LES HOPITAUX DISPARUS

LA LÉPROSERIE OU INFIRMERIE DE SAINT-LAZARE

L'HOTEL-DIEU — LE REFUGE

L'HOPITAL DE SAINT-JEAN-DES-ABANDONNÉS OU DES INCURABLES

———

LA LÉPROSERIE OU INFIRMERIE SAINT-LAZARE
xii° siècle (?) - 1629

—

Les documents que nous possédons sur la léproserie de Riom ne nous permettent pas de fixer la date de sa fondation. Pour M. de Vissac (1) la léproserie remonte au x° siècle; pour l'abbé Beudant (2) la fondation serait contemporaine de celles des léproseries de Cébazat, Rochefort et Herbet, qui ne datent que du xii° ou xiii° siècle. M. Bernet-Rollande (3) indique que Ponce, évêque de Clermont (1170-1189) donna à l'abbaye de Riom une chapelle des lépreux située au Maréchat.

L'existence de la léproserie n'est affirmée d'une façon irréfutable que par le testament d'Alphonse, comte de Poitiers et d'Auvergne, mort en 1270. Par ce testament, Alphonse lègue une rente de dix livres à la léproserie de Riom et une rente semblable à l'Hôtel-Dieu de notre ville.

(1) De Vissac, *Journal de l'Oratoire*.
(2) Abbé Beudant, *Abbaye de Neufontaines*.
(3) Bernet-Rollande, *Saint-Amable*.

Dans le *Spicilegium Brivatense*, M. Chassaing (1) publie
les comptes de Jean de Trie, bailli d'Auvergne, pour le terme
de l'Ascension de 1294, et ceux de Gérard de Paray, bailli
d'Auvergne, pour le terme de l'Ascension de 1299. Dans ces
comptes, au chapitre intitulé : *Legata domini Alphonsi, quondam Comitis Pictavensis*, sont indiqués *Domus Dei de Ryomo,
pro toto X l.*, *Leprosarie ejusdem loci, pro toto X l.* ; enfin
vingt sols sont accordés aux léproseries des lieux suivants :
Landes, Pontantes (près d'Aulnat), Saint-Georges près Yssoire,
Langeac, Roche-d'Agoût, Saint-Gervais, Pont-du-Château,
Vichy, Saint-Pourçain, Auzon et Cournon.

Ces documents précieux indiquent l'importance de ce genre
d'établissements en Auvergne au xiiie siècle. Nous ignorons
comment était administrée la léproserie de Riom à cette époque. Il est vraisemblable que son organisation était analogue à celle de la léproserie de la Bajasse (2) et que l'administration en était confiée à l'ordre religieux des Antonins,
fondé par Urbain II. La bulle de fondation est datée de Saint-
Paul-Trois-Châteaux, le 19 septembre 1095 ; cet ordre avait
pour but de recueillir ceux qui étaient atteints du mal
des ardents ou feu de saint Antoine (3). L'existence des Frères Mineurs à Riom à cette époque est attestée par un testament d'Hérail, seigneur de Clavelier et de Roche-Savine, qui
leur légua quinze sols, le 13 janvier 1252 (4).

En dehors de ces documents et jusqu'à 1629, année où la
léproserie fut supprimée, les renseignements que nous avons
pu nous procurer sont empruntés à l'Inventaire sommaire
des Archives communales de Riom, par M. Boyer (5).
Malheureusement lorsque nous avons voulu examiner au
dépôt des Archives communales les pièces indiquées par
M. Boyer, nous n'avons trouvé aucune de ces pièces ; elles

(1) Chassaing, *Spicilegium Brivatense.*
(2) A. Chassaing, *Spicilegium Brivatense.*
(3) Abbé Crégut, *Concile de Clermont.*
(4) A. Chassaing, *(loco citato).*
(5) F. Boyer, Archives communales de Riom.

ont disparu des Archives ainsi qu'un grand nombre de documents concernant les Hôpitaux de la ville. Nous nous bornerons donc à mentionner ici par ordre chronologique toutes les pièces indiquées à l'Inventaire de M. Boyer, qui se rapportent à la léproserie ou infirmerie de Saint-Lazare.

1364. Condamnation d'Administrateurs nommés par les consuls qui avaient mal géré les biens de l'Infirmerie (G. G. 142).

— Protestations des gouverneurs de l'Infirmerie contre les habitants de Marsat (id.).

— Condamnation obtenue par les consuls contre les Administrateurs qui ne doivent recevoir personne sans la volonté des consuls (id.).

— Lettres anciennes indiquant que les malades doivent apporter dans la maladrerie cinq serviettes (id.).

— Le maître de l'Infirmerie de Lados doit chaque année une somme au gouverneur de la maladrerie de Riom et lui prête serment (id.).

— Indication du sceau de l'Infirmerie (id.).

— Condamnation au profit des consuls contre le directeur de la maladrerie qui ne doit recevoir ni corps, ni ladre, ni ensevelir ou faire ensevelir sans l'autorisation des consuls, excepté les gens de Riom ou de Marsat (id.).

— Acte établissant que le curé de Marsat doit envoyer à l'infirmerie les bouts des cierges, les oublies... de Marsat (id.).

— Institution de l'Infirmerie faite à Etienne de... sa vie durant, lequel a donné quatre setiers de blé de rente à cette Infirmerie, ensemble une robe... (id.).

— Bail de l'administration de l'Infirmerie par les consuls à Pierre Duchastel, qui leur rendra compte chaque année (id.).

— Procès entre les consuls et Pierre Didon, prêtre, pardevant l'abbé de Riom, délégué du cardinal légat (id.).

1412-1413. Lettres de sauvegarde données par le Roi à Pierre Teinturier, prêtre, demeurant à Clermont, ès exemption

d'Auvergne, maître et gouverneur de la maison des ladres de
Riom, qui sera maintenu en ses droits, possessions, franchi-
ses, usages et libertés, sera défendu de toutes injures, griefs,
violences et molestations, et en signe de cette sauvegarde,
pourra mettre sur ses biens, maisons, terres et possessions,
les panonceaux et bâtons royaux. — Commission du lieut^t du
bailli de Saint-Pierre-le-Moutier, au premier huissier requis,
de faire exécuter les titres royaux ci-dessus (GG. 140 bis).

1463. Douze écus d'or neuf donnés pour l'entrage de
Guillaume M. de... près Courpière, et de Marguerite, sa
femme (GG. 142).

1484. 15 octobre. Les consuls ôtent l'infirmier et prennent en mains l'Infirmerie pour la régir et gouverner et
disposer des fonds comme des choses leur appartenant
(GG. 142).

1539. Commission du Sénéchal d'Auvergne obtenue par
les consuls sur la plainte de Pierre Duclaux, prêtre, adm.
de l'Infirmerie, à l'effet de faire assigner divers tenanciers
des biens de l'Infirmerie « pour raison duquel exploit la
nourriture des pauvres lépreux et autres commodités d'icelle
étaient retardés » (GG. 140).

1574. Réparations à l'église de N.-D. du Bon-Secours
(Recluse) (CC. 151) pour y établir les Minimes. — Procès
avec le sieur Dubois pour le payement de ces réparations
(GG. 118).

1578. Inventaire des meubles trouvés à la Recluse après
le *partement* des Minimes (CC. 91).

— Présentation par les consuls de Annet Bérard pour la
vicairie fondée par Guillaume Martin en l'église de N.-D. du
Bon-Secours ou Recluse, ou Ermitage, et vacante par le départ
des religieux de l'ordre de Saint-François de Paule (GG. 118).

Plus tard refus d'installer les Récollets (GG. 118).

1581. Les fruits de l'Infirmerie sont affermés 35 écus 15 sols.
10 écus sont payés par une femme atteinte de lèpre pour être
reçue en la maladrerie et y vivre d'aumônes; cette somme est
destinée aux réparations de la maladrerie (CC. 91 bis).

1585. Le cimetière pour les morts de la contagion sera à la Recluse (BB. 10 bis).

1594. Sur la demande des malades on fait « accoustrer » les portes de la couverture de l'infirmerie (BB. 12).

1598. Jean Fauchier atteint de la lèpre est admis à la maladrerie où ne se trouve qu'une pauvre femme veuve (BB. 16).

— Chute de la voûte de l'église de la Recluse (BB. 16).

1599. Les Cordeliers demandent la chapelle de la Recluse ; on la leur refuse pour y placer, suivant les statuts, « un her- » mite vieux » (BB. 17).

1600. Réparation de l'église de la Recluse (BB. 18).

1601. Les Capucins, installés provisoirement à la Recluse, en attendant la construction de leur couvent, dans le jardin de la Volpillière ; ils quittent la Recluse en 1602 (BB. 19).

1603. Opposition de la ville au don fait par le Roi à M. de La Frette, des vicairies de l'Infirmerie, affectées jusqu'alors au Collège (BB. 21).

1604. Frère Mathieu de Hautefaye, ermite, autorisé à loger à la Recluse (BB. 22).

1607 Séjour à Riom de M. Mérauld, « intendant de justice » en ce pays, commissaire député pour l'édit sur le fait des » hôpitaux et léproseries »; il demande compte des revenus de l'Hôtel-Dieu et de la léproserie (BB. 24).

1611. Réparations à l'Infirmerie, sur la demande de Jean Fouchier, malade, demeurant en ladite Infirmerie (BB. 27).

1629. Abandon par la ville aux PP. de l'Oratoire, comme régents du Collège, des revenus de l'Infirmerie (environ 160¹), « n'ayant aucun lépreux en icelle » (BB. 45).

Nous avons vu (chap. III, de l'*Hôp. Gén.*) que les PP. de l'Oratoire furent dessaisis de la possession de l'Infirmerie, lors de la création de l'Hôpital Général. Ils n'abandonnèrent pas sans protester les biens de l'Infirmerie et les rendirent à la ville, qui les céda à l'Hôpital (1660). Un arrêt de la Chambre royale de Paris, tenue à l'arsenal, le 11 août 1674, confirma l'Hôpital Général dans sa possession.

Laissée sans destination depuis 1629, la léproserie tombe bientôt en ruine. En 1675, on démolit la voûte et la grande muraille de Saint-Lazare « qui menace cheuter ». On conserve la chapelle de la Recluse.

Jusqu'à la Révolution, la procession des Rameaux se dirige jusqu'à la Recluse ; au passage, les Administrateurs de l'Hôtel-Dieu et ceux de l'Hôpital Général tiennent des bassins pour recevoir les aumônes des fidèles.

La petite chapelle de la Recluse est représentée dans la gravure de Le Gay, donnant l'aspect méridional de Riom (1745) ; elle fut démolie le 9 ventôse an II.

Que reste-t-il actuellement de l'antique léproserie de Riom ? Quelques vestiges peu nombreux, mais non sans intérêt. Des maisons ont été construites sur l'emplacement de la chapelle de la Recluse ; dans l'une de ces maisons, portant le n° 58, du faubourg de Clermont, est aménagée, à la hauteur du premier étage, une petite cavité fermée d'une porte vitrée ; dans cette cavité est une madone (pieta), dont la fête se célèbre le 8 septembre (1). Tout à côté, au débouché de la route de Chappes, se trouve une magnifique croix de lave ; deux anges en prière se trouvaient jadis au pied de la croix ; ils ont été brisés. Dans la cour d'une maison voisine, à laquelle est adossée la fontaine Grenier, se trouve l'écusson bien conservé de dom Guillaume Foucaud, sacristain de l'abbaye de Mozat, en 1440 (2).

Le musée de la ville possède un splendide bas-relief, représentant les saintes Femmes au tombeau, qui provient de l'ancienne léproserie (3).

Enfin, une autre pierre intéressante existe encore de nos

(1) A chacune des cinq anciennes portes de Riom, se trouve une statue de la Vierge : Porte de la Bade, Rampe ou place des Cordeliers, Porte de Mozat, Poterne ou Rue Sirmond ; il n'existait pas d'image sainte à la porte de l'Hôpital ; à l'entrée de la ville, de ce côté, se trouvait la chapelle de la Recluse.

(2) Grasset et Bouchereau. *Note sur des sépultures anciennes, trouvées au territoire de la Varenne, à Riom.*

(3) Surface du bas-relief : 0m 75 sur 1m 80.

jours, adossée au mur d'un enclos situé route de Chappes et qui porte encore le nom de Saint-Lazare. On y lit cette curieuse inscription :

ACCENSSOS · S^{TUS} · RES
DŒMONE · VEXATOS · S

Bien qu'incomplète, cette inscription indique nettement que ceux qui étaient atteints du mal des ardents et aussi les possédés du démon guérissaient grâce à l'intervention du saint, patron de la léproserie. Nous ne connaissons pas d'autre inscription en France, dans laquelle il soit question d'ardents et de démoniaques ; c'est ce qui nous a décidé à la publier (1). Nous renvoyons au travail déjà cité fait en collaboration avec le Dr Bouchereau, pour l'étude des ossements trouvés près de la léproserie et, notamment, pour une face présentant une anomalie du squelette nasal, qui nous semble le résultat d'une tropho-névrose chez un hérédo-lépreux.

La fête de Saint-Lazare est célébrée chaque année à l'Hôpital Général, dont la chapelle renferme des reliques de saint Lazare. Une procession a lieu dans la cour de l'Hôpital, le 25 mars. On y conduit les enfants chétifs (languissoux).

(1) Surface de cette pierre : 0^m 34 sur 1^m 05.

L'HOSTEL-DIEV

(xiiᵉ siècle - 1831)

—

I

De l'origine à la Révolution

Origine. — Hôpital de Saint-Cassi. — Don d'Alphonse de Poitiers. — Transaction entre les Consuls et le Chapitre de Saint-Amable. — L'Hôtel-Dieu avant la Révolution. — Rapports entre l'Hôtel-Dieu et l'Hôpital Général.

L'Hôtel-Dieu, appelé autrefois Hôpital de Saint-Cassy (du nom de Cassius, martyr de la ville d'Auvergne), occupait les bâtiments qui forment de nos jours la caserne Lafayette. Son origine est fort ancienne. Les premiers documents qui s'y rapportent datent de 1196. A cette date, Guy II, comte d'Auvergne, en fit don à l'abbé et aux religieux de Saint-Amable, en raison de l'amitié qu'il avait pour eux. On lit en effet dans l'acte de donation : « *Cum monasterium Riomense plurimum* » *diligam, hospitale pauperum quod est Riomi et ordinationem* » *ipsius.... Riomensi monasterio dono et concedo in perpe-* » *tuum ordinendum et possidendum* » (Bal., tom. II, p. 96).

A l'origine, l'Hôtel-Dieu se trouvait situé en dehors de l'enceinte de la ville ; les murailles occupaient l'emplacement actuel de l'église du Marthuret. Dans les documents relatifs à la fondation de cette église, on voit que la nef fut édifiée en 1262 sur les anciennes murailles au delà desquelles était l'Hôtel-Dieu ; mais déjà à cette époque l'enceinte avait été reportée plus au sud, c'est-à-dire au niveau du boulevard actuel.

1270. Alphonse, comte de Poitiers et d'Auvergne, fait donation à l'Hôtel-Dieu de Riom de 100 sous tournois pour un service annuel dans la chapelle de l'Hôtel-Dieu et de 100 sous pour secours aux pauvres, lesdits 200 sous à prélever sur la prévôté de Riom (1). Philippe III, par des lettres patentes de 1275, confirme cette donation. Aux archives de la ville on trouve divers mandements (1275-1501) du duc de Berry et d'Auvergne, enjoignant au Receveur Général du duché d'Auvergne et au Sénéchal d'Auvergne de faire payer au commandeur de la Maison-Dieu cette rente de dix livres, suivant l'ordonnance de dernière volonté du comte de Poitiers (2).

En 1548, le monastère de Saint-Amable est sécularisé par bulles du pape Paul III. Ces bulles sont déclarées abusives par les Grands-Jours de Moulins (1550), en ce qu'elles unissent au chapitre créé l'Hôpital de Saint-Cassi. La question fut réglée par une transaction entre les chanoines et les consuls, en 1554. Voici les termes de cette transaction : « Les » revenus des hospitaliers, autrement appelé le prieuré de » Saint-Cassi, demeureront à l'Hôpital et aux pauvres d'iceluy, » lequel sera régi et gouverné par celuy ou ceux qui seront » commis par lesdits consuls, commune et habitans, sauf que » lesdits de Saint-Amable pourront commettre homme capa-» ble, tel que bon leur semblera, pour administrer les sacre-» ments auxdits pauvres et faire le service de ladite église » dudit Hôpital accoutumé. » Cette cession fut approuvée par le Pape Célestin III, et une ordonnance de l'official de Clermont, de 1570, régla définitivement la sécularisation du monastère de Saint-Amable, en en détachant l'Hôtel-Dieu ; ce dernier fut dès lors administré par des intendants ou délégués des consuls.

Pendant le xvIe siècle, le seul événement qui mérite l'attention est la détresse extrême de l'état des finances de l'Hôtel-

(1) Dans les comptes des baillis d'Auvergne Jean de Trie (29 mai 1294) et Gérard de Paray (28 mai 1299), un chapitre de dépenses est consacré aux *legata domini Alphonsi quondam Comitis Pictavensis;* l'Hôtel-Dieu de Riom est ainsi désigné : « *Domus Dei de Ryomo pro toto X l.* ». L'Hôtel-Dieu de Saint-Pourçain recevait XXX sols; XX sols étaient donnés aux Hôtels-Dieu du Breuil, Yssoire, Langeac, Saint-Gervais, Pont-du-Château, Cébazat, Vichy, Auzon et Cournon. De nombreuses léproseries, parmi lesquelles celle de Riom, recevaient aussi diverses sommes. — Voir A. Chassaing : *Spicilegium Brivatense,* pp. 227 et 260.

(2) Voir F. Boyer, Archives communales de Riom, GG. 137.

Dieu ; les Intendants sont obligés de vendre le jardin de la maison.

Jusqu'en 1641, les pauvres étaient servis par des domestiques gagés ; le 16 août de cette année, à la suite d'un scandale, on les renvoya. Les Intendants exposèrent alors aux Consuls que ne pouvant s'occuper suffisamment des choses qui sont le but de cette maison, ils croyaient qu'il faudrait y établir des religieuses qui auraient le plus grand soin des malades, leur donneraient les meilleurs exemples, les porteraient à la piété. Des notables furent nommés pour examiner cette question. Le 6 mars suivant, un traité fut signé entre l'Administration et sieur Jacques Pasquier-Bourrey, prêtre, administrateur spirituel de l'Hôtel-Dieu de Loche, lequel, en qualité de procureur constitué des Hospitalières de Loche, promit de faire venir quatre d'entre elles pour établir dans l'Hôtel-Dieu de Riom une communauté qui aurait soin des pauvres malades. L'installation des Sœurs eut lieu le 16 mars 1642. Le P. Martin, supérieur de l'Oratoire et doyen de Saint-Amable, et M. Blich, Lieutenant Général du Présidial, contribuèrent beaucoup à leur établissement. Le nombre des Sœurs, primitivement fixé à quatre, fut plus tard augmenté.

En 1644, le 19 juin, est créée à l'Hôtel-Dieu, par les soins des Intendants, une manufacture de soie, pour donner de l'occupation aux habitants peu aisés de la ville.

Dès la création de l'Hôpital Général en 1658, une réunion générale des bureaux des deux Hôpitaux a lieu le premier jour de chaque mois ; dans cette réunion on discute les attributions, droits et privilèges des deux maisons.

1666. L'Hôtel-Dieu regorge de malades ; tous les lits sont occupés ; le revenu ne suffit pas. Les Intendants se réunissent avec les Administrateurs de l'Hôpital Général et décident de ne plus recevoir les malades de Mozat et de poursuivre tous les mendiants.

1674. L'Hôtel-Dieu et l'Hôpital Général décident de contribuer à communs frais à la nourriture et subsistance d'un pauvre épileptique du quartier Saint-Jean, comme ne pouvant être mis avec les autres pauvres malades desdits Hôpitaux, de peur qu'il ne leur communique son mal.

1679. Etablissement dans la ville de Riom des Frères de la Charité pour le service des pauvres malades.

Les années 1718-1720 sont marquées par une contestation qui s'élève entre la ville et le Chapitre de Saint-Amable à propos de l'administration des biens de « l'ancien Hôpital, vulgairement appelé Hôtel-Dieu », lequel appartient à la ville en vertu de la convention de 1554, à l'exclusion de MM. du Chapitre qui néanmoins y sont entrés depuis quelques années. Règlement de l'affaire par la nomination de cinq Administrateurs ou Intendants dont le premier est un chanoine nommé par le Chapitre de Saint-Amable ; les quatre autres sont nommés par l'Assemblée générale de la ville et choisis dans les différents ordres ; on les renouvelle tous les deux ans, mais ils sont rééligibles.

C'est seulement en 1748 qu'un registre des entrées et délibérations est régulièrement tenu. Ce registre, que nous avons trouvé dans les archives de l'Hôpital Général actuel, contient les délibérations du Conseil jusqu'au 20 messidor an IV. Tout ce qui suit est emprunté à ce registre, à l'exception de quelques documents dont nous indiquerons la provenance.

1748, 7 janvier. « Nous Jean Colonges, prêtre et prévôt
» du Chapitre de Saint-Amable et de celui de Nostre Dame du
» Marthuret, Michel Rollet de Mirabel, escuyer cons' du Roy
» en la Sénéchaussée d'Auvergne et siège présidial de cette
» ville, Bénigne Amable Touttée, avocat en parlement, Jean
» Frétières, Procureur en la dite Sénéchaussée et siège prési-
» dial, et Amable Buxerolles, marchand, tous Intendans de
» l'Hôtel-Dieu, étant assemblés au bureau après la réception
» et installation desdits sieurs Rollet et Buxerolles marquées
» aujourd'hui au présent registre, avons délibéré et arrêté
» que le présent registre à commencer de ce jour, pour y
» insérer les jours d'entrée au bureau, les délibérations et
» règlement qui seront par nous faits, et par nos successeurs
» pour la police intérieure, celles qui concerneront les affai-

» res extérieures pour lesquelles il s'agira de délivrer des
» expéditions qui sont exemptées de papier timbré et droits
» de contrôle revenant au Roy, de mesme que le présent re-
» gistre, livres, journaux et autres, le tout suivant et confor-
» mément aux articles 6 et 16 *des lettres patentes du mois de*
» *décembre 1746, portant confirmation de l'établissement*
» *dudit Hôtel-Dieu.*

» La queste du linge n'étant permise qu'une fois par an,
» on la fera à l'avent (1), attendu que les Administrateurs de
» l'Hôpital Général la font pendant le caresme.

» Et ledit jour avons assisté à la messe qui a été célébrée
» par M. le prévôt Collonge à l'hôtel des Salles, à l'issue de
» laquelle il a fait la bénédiction du gâteau des rois ; ensuite
» la distribution a été par nous faite en la manière accou-
» tumée. »

1748, 14 janvier. « Compliment reçu de MM. de l'Hôpital
» Général du dimanche 14 janvier. Nous Intendants soussi-
» gnés, avons tenu le bureau de l'Hôtel-Dieu en la manière
» ordinaire, pour l'administration des affaires des pauvres, où
» MM. Faydit, advocat, et Sirjean, bourgeois, deux des Admi-
» nistrateurs de l'Hôpital Général, sont venus par députation
» de leur bureau faire le compliment ordinaire ; M. Faydit
» portant la parole, auquel M. Colonges, prévôt, a répondu,
» affin de maintenir l'union qui règne depuis plusieurs années
» entre les deux hôpitaux, et après qu'ils se sont retirés et ont
» été conduits par M. Touttée, avocat, et Frétières, procu-
» reur, jusqu'à la porte au bas de l'escalier, et que lesdits
» sieurs Touttée et Frétières sont rentrés au bureau, il a été
» arrêté que dimanche prochain ils iront au bureau de
» MM. de l'Hôpital Général pour leur faire pareil compli-
» ment. »

1748, 28 janvier. « Compliment rendu à MM. de l'Hôpital
» Général. — Ledit jour nous Touttée et Frétières avons
» été à l'Hôpital Général pour rendre à MM. les Administra-

---

(1) Cette quête est faite par les femmes des Intendants.

» teurs la visite que nous avons reçuc d'eux le dimanche
» 14 janvier dernier, et ayant été reçus dans leur bureau aux
» deux premières places, M. Touttée a fait le compliment
» ordinaire auquel M. de Vissaguet, Trésorier de France,
» premier Administrateur, a répondu. »

1748, 7 avril. Dimanche des Rameaux. « Nous avons assisté
» à la procession générale de la manière ordinaire, au retour
» de laquelle nous nous sommes tenus aux bassins pour
» recevoir les aumosnes des bienfaiteurs. »

— 11 avril. Jeudi-Saint. « Nous nous sommes rendus dans
» les salles des pauvres à une heure après midy, où M. Faure,
» chanoine semi-prébendé de Saint-Amable, a fait une
» exortation à la suite de laquelle M. le prévost Colonges a
» fait la cérémonie du lavement des pieds des pauvres, en-
» suite nous sommes allés dans l'Église pour la quête des
» aumosnes où nous avons demeuré jusques après la proces-
» sion générale.

— 25 août. « Pouvoir donné à une de nos pauvres malades
» (de Marsat), d'aller prendre les bains à Vichy, conformé-
» ment à la fondation de M. Fouet. »

— 8 septembre, id., pour une autre (de Cellule). »

— 29 décembre. « Nomination (réélection) de MM. Touttée
» et Frétières, sortant après 2 ans. »

1749, 1er janvier. « Approbation à l'assemblée générale de
» la ville. »

— 7 janvier. « M. Colonges, prévost, a été remplacé comme
» Intendant par M. Bonnefont, chanoine honoraire, nommé
» par le Chapitre de Saint-Amable. On lui rend visite. Buxe-
» rolles, marchand tanneur, Intendant, refuse de signer à
» cette visite et à l'installation de Bonnefont. — Refus de
» signer après Frétières (conflit entre procureur et mar-
» chand). »

19 janvier. « Visite reçue de MM. de l'Hôpital Général. »

30 mars. Rameaux. « Avons assisté à la procession géné-
» rale qui a été portée à la Recluse au retour de laquelle
» nous nous sommes tenus aux deux tables mises à chaque

» côté de la rue près l'Hôtel-Dieu, pour y recevoir les aumos-
» nes des bienfaiteurs. »

3 avril. Jeudi-Saint. « Lavement des pieds des pauvres.
» Processions et bassins. »

— Juin. « Réclamer les 830 l. des consuls pour le sol pour
» livre de taille — encore non payées. »

— Décembre. « Quête du linge à l'avent par les femmes
» et filles d'Intendans. »

12 décembre. « Un Intendant va à l'office de M. Perol,
» Administrateur de l'Hôpital Général. »

19 décembre. « On fait faire un office pour ledit Perol. »

1750. 11 janvier. « L'an dernier, la maladie de M. Touttée,
» Intendant, a empêché d'aller rendre la visite de MM. de
» l'Hôpital Général, cette année pour répondre, on ira les
» voir, sans tirer à conséquence. »

— 18 janvier. « MM. les Administrateurs de l'Hôpital Géné-
» ral rendent la visite. »

— 22 mars. « 100 l. données en dédommagement au sieur
» Bach (à titre d'épingles ou pot de vin) au sujet du dé-
» guerpissement volontaire de sa maison au profit des pau-
» vres. »

— 9 décembre. « Mort de M. Soubrany, Trésorier de France,
» qui lègue 500ᴵ à l'Hôtel-Dieu. Nous assisterons à son en-
» terrement avec les pauvres de la ville précédés des deux
» estafiers dudit Hôtel-Dieu, revêtus de leur casaque, l'un
» portant la croix et l'autre la clochette, et à 11 heures, nous
» nous sommes rendus en la maison dudit sieur Soubrany
» où, après avoir jeté de l'eau bénite sur le corps, nous som-
» mes entrés dans la chambre où était le doeuil, et après
» avoir fait compliment aux héritiers, nous avons assisté à
» l'enterrement dans l'église de Saint-Amable, et après avoir
» été à l'offrande de la messe dans le Cœur avant MM. les
» Administrateurs de l'Hôpital Général et ceux des Incura-
» bles auxquels il a été fait pareil legs, nous nous sommes
» retirés. »

Les comptes des recettes et dépenses de l'Hôtel-Dieu pour

les années 1749 et 1750 se trouvent aux Archives départementales (1).

Pour l'année 1749, Recettes : 9.033 livres 7 sols 9 den.
— Dépenses : 8.848 — 6 — 9 —

Suit un mémoire de M. Buxerolles, en explication de l'état que les Administrateurs de l'Hôtel-Dieu ont fourni en janvier 1751 : Sur les 9.033 livres de recettes, il y a 3.530 livres de remboursements, de sorte que les revenus réels ne s'élèvent qu'à 5.530 liv. 7 sols 3 den. ; la dépense excède ordinairement de 3.500 livres les revenus fixes ; détails sur les dépenses et les besoins de la maison ; on propose des réunions d'aumônes ; « il n'y a presque pas une abbaye des Bénédictins dans laquelle il n'y ait un office claustral d'aumônier ; les titulaires de ces offices sont chargés par les titres de faire certains jours de l'année une distribution manuelle en grains, en pain ou en argent aux pauvres du lieu....., l'expérience apprend qu'il y a un abus énorme dans ces sortes de distributions » ; il y a de ces offices dans les trois abbayes d'Ebreuil, de Menat et du Moutier de Thiers ; autres aumônes à Teilhède et Lezoux ; confrérie de charité à Prompsat ; les Administrateurs proposent également de réunir à l'Hôtel-Dieu les revenus des prieurés de Médagues et de Buihon, à 3 lieues de Riom, lesquels appartiennent à l'abbaye de la Chaise-Dieu et peuvent s'élever à 1.500 livres ; l'usage qu'en ferait l'Hôpital serait bien préférable « à l'opulence inutile de ces religieux » qui viennent d'acheter sur leurs épargnes une terre de 200,000 livres.

1751, 10.janvier. « Visite reçue de MM. de l'Hôpital Gé
» néral. »

— 17 janvier. « Visite rendue à MM. de l'Hôpital Général. »

1752, 1er janvier. « L'Assemblée générale remplace M. de
» Mirabel par M. Delaval et continue M. Buxerolles. »

— 3 septembre. « Mort de M. Busserolles, marchand, In
» tendant de l'Hôtel-Dieu. On lui fera une messe à haute

(1) Archives départementales. C. 1032.

» voix à laquelle assisteront MM. de l'Hôpital Général.
» M. Legay est nommé à sa place. »

1753, 7 janvier. « Installation de M. Arnaud, prestre,
» que le Chapitre de Saint-Amable a nommé à la place de
» M. Bonnefon..., lequel a été conduit par M. Arnaud jus-
» qu'à la première porte d'entrée de cet Hôpital. »

— 4 février. « Insuffisance de lits. Pour y remédier on
» supprime dans la salle des hommes un escalier de bois
» allant au grenier, ce qui fera 2 ou 3 places ; et dans la salle
» des femmes on fera élargir le lit de l'une des 2 servantes
» pour les faire coucher ensemble de manière qu'il y aura
» un lit de femme de plus. »

— 25 février. « La quête du linge n'ayant pu être faite
» dans l'Avent dernier à cause du mauvais temps, sera faite
» la première semaine de caresme. »

1754, 21 avril. « Crépissage à grain d'orge des murs de
» la cour ; s'entendre avec les dames hospitalières pour qu'el-
» les y contribuent. »

— 7 juillet. « Bauchaudy, un pauvre de l'Hôpital Général,
» est ici atteint d'un « rumatisme qui luy ote luzage des
» cuises et des jambes... MM. les médecins ont jugé à propos
» qu'il prît les bains du Mondor pour parvenir à sa guérison. »
» L'Hôpital Général devrait fournir à cela. Toutefois on lui
» donne 15 livres, sans néanmoins tirer aucune conséquence
» pour l'avenir. »

— 28 août. « Sermon le jour de saint Augustin, et grand'-
» messe. »

1755, 17 février. « Pour honorer la mémoire d'Elisabeth
» de Sarrazin de la Fosse, demoiselle bienfaitrice des pau-
» vres de Hôtel-Dieu, avons assisté à son convoi et avons
» été à l'offrande avant MM. les Administrateurs de l'Hôpital
» Général, comme étant ledit Hostel-Dieu plus *encien*. »

— 23 mars. « Détails de la Procession des Rameaux. In-
» tendants en robes. Bancs de quête. »

— 8 avril. « On trouve dans les troncs de la salle des pau-
» vres et de l'église 119 livres 1 s. Entente avec MM. de

» l'Hôpital Général pour partager les aumosnes provenant des
» condamnations accordées aux pauvres, et d'amendes infli-
» gées aux curés. »

— 3 août. « On envoie au Mondor quatre pauvres ; le
» bureau ne leur payera que la dépense de départ et de re-
» tour, les dits pauvres ayant d'ailleurs trouvé le secours
» pour leur séjour. »

— 28 août. « Panégyrique de saint Augustin et grand'-
» messe en musique, et l'exposition du très Saint-Sacre-
» ment. »

1756, 20 janvier. « Visite de l'Évêque de Clermont. Diffi-
» culté pour obtenir la nomination de Sœur Saint-Paul,
» comme supérieure des novices. »

— 20 avril. « Détails de la Procession des Rameaux. »

— 24 avril. « Cession aux hospitalières de deux boutiques
» sises sous la salle des hommes. Enregistrement de l'acte
» capitulaire des Religieuses. »

1761, 22 février. « Le chapelain dira la messe tous les
» jours, comme le faisait son prédécesseur, et aura 180 livres
» par an et le logement. »

— 29 mars. « On trouve dans les troncs des salles et de
» l'église 33 livres 14 s. »

— 3 may. « Mademoiselle Marmay, donatrice, demande à
» se faire enterrer dans l'église de cette maison. Accordé. »

1764, 17 mars. « Excès de dépenses ; il y a trop de
» rentes à servir à des femmes. Diminution du nombre des
» lits ; huit sont supprimés. Cessation des rentes viagères à
» l'avenir, à moins de quelque cas particulier où l'intérêt des
» pauvres serait évident. »

1766, 15 février. « Règlement de comptes entre l'Hôtel-
» Dieu et l'Hôpital général. »

1771, 11 août. « Enterrement de M. Legay, Aminis-
» trateur (veuf). Nous fûmes à la maison du défunt saluer
» les parents et ressortîmes de suite ; nous primes les quatre
» bouts du drat, nos deux estafiers portant chacun un cierge
» avec des écussons aux armes de la ville étaient aux deux

» côtés de la bière, et MM. de l'Hôpital Général venaient
» ensuite. Le cortège étant arrivé à l'église des Cordeliers,
» nous nous plaçâmes tous à la chapelle de Saint-Pierre et de
» là nous fûmes à l'offrande immédiatement avant les pa-
» rents et nous nous retirâmes par la porte du chœur. »

— 18 août. « Office pour ledit Legay. Les Administrateurs
» de l'Hôpital Général placés à droite par politesse et engagés
» à aller les premiers à l'offrande. »

— 25 août. « Office semblable à l'Hôpital Général. MM. de
» l'Hôtel-Dieu passent après les parens à l'offrande. »

1772, 20 avril. « Il sera avantageux de prendre de la
» meilleure viande que de la viande à bas prix en ce que la
» bonne viande se diminue moins et le bouillon en est meil-
» leur. »

1774, 10 janvier. « Le chapelain recevra 350 livres par
» an, et cependant ne pourra avoir par semaine plus de trois
» messes de fondation. »

1777, 4 may. « Mgr l'Évêque passant dans l'Hôtel-Dieu
» y laisse 120 livres pour être employées à de petits agré-
» ments extraordinaires en faveur des pauvres qui pour-
» raient en avoir besoin et que le bureau n'est pas en usage
» de fournir. »

1785, « Inspection de l'Hôtel-Dieu et rapport à l'Inten-
» dant, par M. Colombier (1). Il rappelle la composition du
» Conseil d'Administration; l'Hôpital est desservi gratuite-
» ment par une communauté de religieuses de saint Augus-
» tin, qui ont leur mense particulière et sont au nombre
» de 30. Quatre médecins font le service gratuitement par
» trimestre. L'Hôpital est bien tenu ; il a été confirmé par
» lettres patentes de décembre 1746. Le revenu est de
» 14.238 livres et la dépense de 9.690 livres, 4 sols, 10 de-
» niers. »

(1) Archives Départementales. C. 1043.

II

INTENDANTS

A la suite du conflit qui éclate en 1718-1720 entre la ville et le chapitre de Saint-Amable, le nombre des Intendants est fixé à cinq ; il en est ainsi jusqu'à la Révolution. Le premier Intendant est un chanoine nommé par le chapitre de Saint-Amable ; les autres, choisis dans les différents ordres, sont élus par l'Assemblée générale de la ville ; on les renouvelle tous les deux ans, mais ils sont rééligibles. Ce sont un conseiller ou un trésorier de France, un avocat et deux notables.

Les questions de préséance soulevées fréquemment à l'Hôpital Général qui compte douze membres, sont plus rares à l'Hôtel-Dieu ; un conflit s'élève cependant entre deux Intendants en 1749, l'un marchand, l'autre procureur.

Hors de la maison, le premier rang parmi les Administrateurs des divers hôpitaux leur était reconnu et ils ne manquaient pas d'occuper cette place d'honneur soit dans le chœur de Saint-Amable, pour les diverses cérémonies religieuses, soit dans les autres chapelles (Cordeliers, etc.) à l'occasion des enterrements des bienfaiteurs des pauvres ou des Administateurs des hospices et maisons charitables de la ville.

Chaque année, en janvier, une délégation du Conseil d'administration de l'Hôpital Général leur rendait visite au Bureau de l'Hôtel-Dieu ; quelques jours plus tard, visite était rendue à *ceux* de l'Hôpital Général, nous avons vu avec quel cérémonial.

Les jours de procession (Rameaux, Jeudi-Saint, jubilés), les Intendants en robes assistent à la procession elle-même et, au retour — la procession étant généralement portée jusqu'à la Recluse — ils se placent autour de deux tables mises de chaque côté de la rue, devant l'Hôtel-Dieu, et reçoivent dans des bassins les aumônes des bienfaiteurs.

A l'intérieur de la maison, ils distribuent le gâteau, le jour des Rois, et, le 28 août, assistent en grande solennité au Panégyrique de saint Augustin, cérémonie suivie d'un repas donné par l'Intendant de semaine jusqu'en 1755, puis par chaque Intendant à son tour. Le Jeudy-Saint ils assistent à l'office au cours duquel le Prévôt, premier Intendant, procède au lavement des pieds des pauvres.

Enfin les quêtes de linge sont faites une ou deux fois par an, à domicile, par les femmes et filles des Intendants.

MÉDECINS ET CHIRURGIENS

La première mention d'un traitement de chirurgien de l'Hôtel-Dieu remonte à 1665 (1). A cette date, Coquery, chirurgien, demande un traitement, étant donné le nombre croissant des malades de l'Hôtel-Dieu. Les Consuls décident de ne pas lui payer de traitement, mais de diminuer ses cotisations (cotes d'impôts). Une nouvelle diminution d'impositions est accordée au chirurgien de l'Hôtel-Dieu en 1671.

En 1729, les registres de la ville font mention d'une modération de la cote des chirurgiens qui servent gratuitement à l'Hôtel-Dieu. Jusqu'à la Révolution les médecins et chirurgiens de l'Hôtel-Dieu ne payent que trois livres pour toute imposition. Ce privilège fut aboli en 1791 et nous verrons plus loin la protestation des intéressés.

Au XVIIe siècle, nous ne trouvons la mention que d'un seul chirurgien. Au XVIIIe siècle, leur nombre est plus considérable ; le plus souvent ils sont quatre, faisant le service par quartier, c'est-à-dire chacun trois mois consécutifs. Ce système entraîne de graves inconvénients signalés dans une délibération du 14 janvier 1748.

14 janvier 1748. « M. Frétières a remontré que depuis » quelques années le bureau a été informé de la dissipation » qui se fait des drogues et remèdes nécessaires au service

(1) Boyer, Archives communales, BB. 73, 78, 104.

» des pauvres, par les changements des chirurgiens et de
» leurs garçons qui servent par quartier et qui rebuttent par
» jalousie ou contrariété de leur profession les drogues ou
» remèdes dont ceux qui sortent de quartier ont commencé
» de servir, et qui tombent par ce moyen en corruption, ce
» qui occasionne une augmentation de dépense pour en
» acheter d'autres, que d'ailleurs il arrive que quelques-uns
» des garçons ou *aprentifs* des chirurgiens vont prendre au
» nom du bureau des drogues et remèdes chez le sieur Tallon,
» marchand de cette ville, duquel on a accoutumé de se ser-
» vir, et qu'au lieu de les porter dans la chambre de l'*apoti-*
» *quairerie* de l'Hôtel ou de les employer au service des pau-
» vres, ils les retiennent en tout ou partie et les tournent à
» leur profit, ce qui augmente considérablement les mémoires
» dudit Tallon, comme il paraît par les payements qui lui
» sont faits de ce qu'ils contiennent en détail des drogues et
» remèdes qu'il délivre, et qu'il est moralement impossible
» que tout se consomme à l'usage des pauvres. ...

» .... a été arrêté que pour remédier à tous ces désordres
» et épargner à l'avenir de si grandes dépenses, il sera fait
» des provisions de toutes espèces de drogues et remèdes qui
» sont le plus en usage et qui seront tirés de la première
» main, des marchands du Languedoc et autres lieux pour
» être voiturés en voiture au bureau par des factures au nom
» de l'Hôtel-Dieu, sur des états et mémoires qui seront arrêtés
» et signés par nous et nos successeurs et envoyés auxdits
» marchands.... pour à quoi venir, MM. Fretières et Buxe-
» rolles sont priés d'aller à Montferrand le jour de la foire
» des provisions prochaines pour faire les conventions néces-
» saires à ce sujet avec les marchands du Languedoc ou
» autres lieux.... Un registre est donné à la Sœur pharma-
» cienne. »

1753, 11 mars. « MM. les médecins et chirurgiens qui ser-
» vent cet Hôpital ont rapporté que l'ensevelissoir est sy
» petit qu'il ne leur est point possible de pouvoir faire aucune
» ouverture de cadavre dans les maladies épidémiques ou

» autres qui exigent semblable ouverture et enfin qu'ils ne
» peuvent faire aucune *dissequetion* ce qui serait très utile au
» public par les instructions qu'ils donneraient aux aprentifs
» et élèves de la chirurgie, sur quoy la matière mise en déli-
» bération il a été arrêté qu'à côté de l'ensevelissoir actuel il
» serait fait une chambre à *plin* pied dudit ensevelissoir et
» une autre au-dessus pour servir aux chirurgiens et à leurs
» élèves, de la longueur et largeur de 12 à 13 pieds et suivant
» le devis qui en sera fait par le sieur Saladin, ingénieur... »

1759, 13 mai. M. Cartier étant mort, ses confrères Bourlin, Bertin et Dufour nomment à sa place M. Foucauld.

Le bureau casse cette nomination, attendu que par les délibérations des 20 mars 1701, 31 décembre 1706, 30 novembre
1707, 19 novembre 1724, etc., etc., les médecins de cette
maison ont toujours été nommés et reçus par les Administrateurs. MM. Chapus, Tixier et Foucauld (lequel reconnaît
l'inutilité de sa première nomination), demandent au bureau
à être médecins de l'Hôtel-Dieu. Ils sont admis.

1761, 1er mars. M. Bertin fils, médecin, est nommé médecin de l'Hôtel-Dieu, concurremment avec les cinq autres pré-
cédemment reçus, au moyen de quoi le service de chacun
d'eux sera de deux mois.

1763, 30 janvier. Réception de MM. Cornudet et Rolland,
chirurgiens, qui offrent de servir gratuitement l'Hôtel-Dieu
concurremment avec MM. Vernier, Mallet et Viallette déjà
en fonctions ; chacun aura deux ou trois mois de service.

1764, 30 décembre. Réception de M. Fontanier de la Garenne comme médecin de l'Hôpital Général ; il prendra son
quartier à son tour.

Id. pour MM. Mignot et Chassaing, chirurgiens.

1766, 28 décembre. On fera rayer les cotes portées aux
quatre médecins et quatre chirurgiens qui font gratuitement
le service, Bertin père, Dufour, Chaput et Tixier, médecins,
Verniol, Viallette, Cornudet et Rolland, chirurgiens.

1768, 10 juillet. Réception de M. Barthélemy, médecin de
l'Hôtel-Dieu. M. Boirot sera nommé cinquième médecin de

l'Hôtel-Dieu avec privilèges; on élimine ainsi MM. Berlin fils et Barthélemy qui servent sans privilège, mais qui sont fils de famille ou non mariés et ne supportent ainsi aucune imposition. Si la ville refuse, on payera les impôts dudit Boirot.

1784. M. Viallette fils est nommé quatrième chirurgien de l'Hôtel-Dieu à la place de son père, décédé.

1786, 23 mai. Lettre de M. de la Millière adressant à M. de Chazerat, pour les distribuer aux hôpitaux de sa généralité, 20 boîtes d'une poudre antihémorrhagique inventée par le sieur Faynard « mais l'intention de Sa Majesté n'a pas été » de rendre cet envoi annuel comme celui des remèdes de » charité. Elle a eu seulement en vue de faire connaître le » remède du sieur Faynard »; à Riom, le sieur Vialette en a fait usage, mais sans succès.

1788. M. Gerzat est nommé médecin de l'Hôtel-Dieu.

RELIGIEUSES HOSPITALIÈRES

L'installation des religieuses hospitalières eut lieu le 16 mars 1642. L'Hôtel-Dieu de Riom se trouva ainsi desservi par des religieuses du même ordre que celles de l'Hôtel-Dieu de Paris. Ce dernier hôpital possède des Sœurs depuis le viie siècle.

Cet ordre a des maisons indépendantes; chaque communauté suit la règle de Saint-Augustin, d'où le nom de Sœurs Augustines.

Aux archives du greffe de la Cour d'appel de Riom sont conservés (1) deux registres des actes de vêture et profession des religieuses exigés par déclaration du Roy du 9 avril 1736.

La formule de l'acte de vêture est ainsi conçue : « Aujour- » d'hui, le...., la nommée...., originaire de...., âgée » de...., fille de.... et de...., a pris l'habit de notre » Sainte Religion suivant le cérémonial qui est à l'usage des » religieuses hospitalières de l'ordre de saint Augustin, éta- » blies dans le diocèse de Clermont, et ce des mains de

(1) Archives de la Cour d'appel, liasse 453 bis.

» nous...., Prieure, par permission de Mgr l'Evêque de
» Clermont, représenté en la cérémonie par M... , en la
» présence et du consentement de M...., père de la novice.
» et aussi en présence de.... »

De 1737 à 1768, nous relevons ainsi les noms de :

Sœurs de chœur : Marguerite *de Lingendes*, Gilberte *Robert*, Marguerite *Martinet*, Amable *Bach*, Suzanne *Maubet*, Gilberte-Hélène *Soubrany* (fille de Messire Amable Soubrany, seigneur de Verrières, Trésorier Général de France en la généralité de Riom), Gilberte *Dupéroux*, Jeanne *Mallet*, Marguerite *Rochefort*, Françoise *Valon*, Elisabeth *Dupéroux des Ecures*, Anne *Bonnet*, Marie *Labris* (qui sortit un mois plus tard, ne pouvant suivre la règle), Thérèse *Duc*, Victoire *Belin*, Françoise *Mazuer*, Marie *Boisson*, Antoinette *Voiret* (fille du docteur en médecine Jacques Voiret, d'Aigueperse).

Converses : Marguerite *Vernaut*, Jeanne *Jeannot*.

La formule de l'acte de profession : « Au nom du Père et
» du Fils et du Saint-Esprit, je, Sœur...., fille de...., mes
» père et mère, résidant à...., âgée de...., originaire
» de...., voue et promets à Dieu tout puissant, sous la pro-
» tection de la sacrée Vierge Marie, de saint Augustin, de
» tous les saints, à Monseigneur l'Evêque de Clermont et à
» ses successeurs, et à vous ma révérende Mère...., Prieure
» de ce monastère, et à celles qui vous succèderont, comme
» me tenant la place de Dieu, de garder l'obéissance, la chas-
» teté, la pauvreté, et de servir les pauvres malades toute ma
» vie sous clôture et vivre selon les règles et constitution de
» notre Institut. En foi de quoi j'ai signé le présent acte,
» le...., en présence de.... (notre supérieur), entre les
» mains duquel j'ai fait l'émission de mes présents vœux, en
» présence de la communauté et pareillement de.... »

Profession des Sœurs Vissac, de Lingendes, Robert, Martinet, Maubet, Soubrany, etc.

1749-1755. Différend entre l'Evêque de Clermont et les religieuses de l'Hôtel-Dieu.

1749. Les Hospitalières tombent en disgrâce auprès de-

Mgr l'Evêque qui leur interdit de nommer une supérieure et de recevoir aucune professe.

1752, 13 avril. Une délibération constate qu'elles ne sont plus que 24, que malgré leur zèle elles ne peuvent suffire au service de l'Hôtel-Dieu qui compte 60 lits et que toute la ville gémit de cet état de choses.

1755, 1er janvier. Rapport des Administrateurs ; l'Hôtel-Dieu ne pourra plus être desservi, il va falloir recourir à des mercenaires. Nomination d'une députation composée de MM. Arnaud, avocat, 1er consul ; les échevins ; Carraud, conseiller ; Touttée, avocat ; Papon, bourgeois.

— 7 janvier. La députation est reçue à Clermont par l'Evêque qui lui répond que tout dépend de l'adhésion entière des religieuses à la bulle *Unigenitus* (1). On lui représente que c'est un objet de ceux sur lesquels la déclaration du Roy du 2 septembre 1754 a imposé silence. L'Evêque répond qu'ils se trompent et qu'il ne rend compte à personne de sa conduite.

— 17 janvier. La députation rend compte de sa démarche à l'Assemblée générale. On décide de faire nouvelle démarche et, si l'Evêque refuse, le requérir d'avoir à donner en la forme authentique une réponse par écrit déduisant les causes et motifs de son refus.

Le 18 janvier, la députation se rend à Clermont ; l'Evêque lui fait bon accueil ; il s'engage à aller visiter l'Hôtel-Dieu après Pâques et donnera ensuite sa réponse par écrit.

Le 2 février suivant, on décide de présenter un mémoire à Mgr le Contrôleur Général, protecteur des hôpitaux et à Mgr le comte de Saint-Florentin, ministre Secrétaire d'Etat.

Enfin à l'Assemblée du 1er juin, M. Andraud annonce que les Hospitalières sont remises dans leur droit d'élire une supérieure et par suite d'admettre des novices.

Nous verrons plus loin ce que devint la communauté pendant la Révolution.

---

(1) Bulle du Pape Clément XI, du 8 septembre 1713, contre les « Réflexions morales du Père Quesnel ».

14

III

1790, 10 janvier. M. Mazuer est nommé quatrième chirurgien, en remplacement de M. Rolland, décédé.

— 30 avril. Les agents nationaux du district, en vertu des arrêtés du Comité de Salut Public, se rendent à l'Hôtel-Dieu et dressent :

1° L'état des Religieuses (19 de chœur et 3 converses) ; réunies dans la salle du chapitre et interrogées successivement, elles déclarent toutes ne point vouloir sortir de la maison ;

2° L'état des biens fonds estimés à 5.969 livres ;

3° L'inventaire des locaux (42 cellules dont 23 garnies d'un petit lit, d'un prie-Dieu et d'une petite table) et du matériel.

Les biens des Hospitalières, déclarés biens nationaux, sont soumissionnés par la ville de Riom pour la somme de 136,172 livres. (Sur ce chiffre, le couvent, en mauvais état, n'est estimé que 3,000 livres ; le reste est en prés, jardins, terres, etc., dans les appartenances de Riom, Ennezat, Artonne, Chappes et Davayat.)

Le 27 décembre il est répondu au questionnaire adressé à chaque Hôpital.

DISTRICT DE RIOM
—
Municipalité de Riom

Hôpital de l'Hôtel-Dieu.

« 1° *La fondation, par qui et de combien est la fondation?* —
» La fondation de cet hôpital est très ancienne ; elle peut
» dater de l'année 1196.

» Il paroit que le chapitre de Saint-Amable posséda cette

» hospitalerie sous le titre de Prieuré de Saint-Cassy qui
» exista jusqu'en l'année 1553, tems auquel le chapitre aban-
» donna aud. hopital tous les fonds et revenus de lad. hospi-
» talerie.

» On ne saurait reconnoître et estimer avec précision la
» valeur des fonds que le chapitre abandonna.

» 2° *La destination de chaque hôpital.* — Cet hôpital était
» autrefois destiné au soulagement des pauvres sains et ma-
» lades, mais depuis l'établissement de l'hopital général dans
» la ville, sa destination a demeuré tout entière pour les ma-
» lades de la ville et des environs et par préférence pour les
» soldats de troupe qui se trouveront malades.

» 3° *L'état des dettes actives et passives.* — L'état des reve-
» nus de cet hôpital se monte à huit mille neuf cent vingt-
» quatre livres, dix-huit sols........... 8.924 l. 18 s.

» Les rentes viagères que doit l'hôpital
» montent à onze cent vingt-sept livres dix
» sols............... 1.127 l. 10 s.

» La dépense pour les honoraires du cha-
» pelain, entretien des bâtiments et service
» de 60 lits monte à neuf mille trois cent
» trente livres, sept sols. 9.330 l. 7 s.

　　　　　　　　　　　　　　　　　　　　　　—————
　　　　　　　　　» Total........... 10.457 l. 17 s.

» Partant la dépense excède la recette
» de quinze cent trente-deux livres...... 1.532 l. 19 s.

» Cet excédent de dépense a jusqu'ci été comblé par les
» aumônes qui diminueront certainement dans l'état actuel
» des choses.

» 4° *Le régime intérieur.* — La desserte de l'Hôtel-Dieu
» se fait gratuitement et avec le zèle le plus édifiant par les
» religieuses hospitalières qui ont leur revenu séparé et un
» couvent contigu audit hôpital. Les Administrateurs four-
» nissent seulement deux valets et deux servantes. Sans ce
» service gratuit des religieuses et celui des médecins et
» chirurgiens de la ville, cet hôpital ne saurait subsister.

» 5° *Le régime extérieur pour l'administration des biens.* —
» Le régime extérieur est dévolu à cinq Administrateurs
» dont le premier était un chanoine nommé par le chapitre
» de Saint-Amable et les quatre autres étaient nommés par la
» commune dans les différens ordres qui se renouvelleroient
» tous les deux ans mais qui peuvent être continués.

» 6° *Le nombre des individus qui sont dans l'hôpital, soit*
» *en malades soit en pensionnaires, quel est le prix de la pen-*
» *sion de ces derniers ?* — La diminution de la charité et
» l'augmentation des denrées ont fait réduire à soixante le
» nombre des lits, qui dans le préambule des lettres patentes
» de 1746 étoient portés à soixante-dix. Ils sont successive-
» ment occupés par les pauvres malades de la ville et ils sont
» toujours remplis. On n'y reçoit jamais de pensionnaires.

» 7° *Le nombre des Administrateurs, leurs noms, la date de*
» *leur nomination et la durée de leur administration.* — Le
» nombre des Administrateurs est de cinq, savoir :

» 1° M. Antoine-Joseph Touttée, chanoine de Saint-Amable,
» en exercice depuis 1781.

» 2° M. Bravy-Dumazet, trésorier de F. depuis 1772.

» 3° M. Bénigne-Amable Touttée, avocat, depuis 1789.

» 4° M. Gabriel-Jean Gaillard, notaire, depuis 1775.

» 5° M. Jean Bonville, notaire, depuis 1772.

» 8° *Les derniers comptes rendus et ceux à rendre.* — Le
» dernier compte-rendu a pu être opéré le 28 février 1781 ;
» mais à chaque bureau l'administrateur chargé de cette partie
» présente son livre journal et fait connoître la situation exacte
» de cette maison. Par le résultat du dernier compte il y avait
» en caisse deux mille huit cent vingt livres.. 2.820 l.

» Le compte de la régie postérieure est prêt
» à apurer et il paraît qu'il y aura en caisse, y
» compris le susdit reliquat................ 4.167 l. 7 s.

» Outre ce, il y a une somme de 3.200 l.
» provenant du rachat d'une rente foncière
» et 4.800 l. de créances exigibles.......... 8.000 l.

» 9° *La position de l'Hôpital.* — Cette position est très
» désavantageuse, étant dans l'intérieur de la ville ; les fe-
» nêtres des salles donnent sur une rue très fréquentée ; il
» n'y a aucune cour ou jardin pour faire respirer l'air aux
» malades.

» 10° *Si l'air est sain.* — Ce qu'on vient de dire suffit pour
» prouver que l'air y est mal sain, surtout si on ajoute qu'il
» est traversé par un ruisseau qui sort des tanneries et
» qu'il est entouré par plusieurs tueries appartenant aux
» bouchers de cette ville, ce qui rend l'air très infect, surtout
» dans la saison de l'été.

» 11° *Moyens à employer pour la salubrité et commodité*
» *de l'Hôpital.* — Ces moyens consistent dans son transport
» à la maison des Carmes, placée dans un faubourg et vis-
» à-vis de l'Hôpital-Général où il y a un enclos assés consi-
» dérable.

» Mais on prévoit que ce transport exige des dépenses
» assés considérables pour approprier cette maison au ser-
» vice des pauvres et au logement des religieuses sans les-
» quelles nous avons déjà dit que cet établissement ne saurait
» exister.

» Ces dépenses seraient cependant allégées par la vente
» des bâtiments servant actuellement aux religieuses et aud.
» hôpital.

» Vu par nous, officiers municipaux, et certifié véritable
» d'après les instructions fournies par les Administrateurs.

» A Riom, le 27 décembre 1790.

» Dutour, Gerle, Chassaing,
» Conchon, Deparades. »

1791, 6 janvier. Le maire, pour se conformer à la nouvelle loi concernant les religieux et religieuses, arrête que
M. Pagès ira présider l'assemblée des religieuses hospitalières qui procéderont à l'élection d'une supérieure et d'une
économe.

— 24 juin. Les Hospitalières reçoivent communication de

l'arrêt du Directoire du département ordonnant fermeture des portes extérieures des chapelles. Plus tard divers arrêts fixent le nombre des messes et ordonnent l'enlèvement des cordes des cloches.

M. Deval, chirurgien avec traitement, feu et logement, voit supprimer tous ces avantages; on ne lui laisse que le privilège de payer 8 livres pour toutes impositions, ainsi qu'il est fait aux médecins et chirurgiens de la ville.

1793, 6 janvier. Les citoyens Desanges et Tournaire, officiers municipaux, viennent à l'Hôtel-Dieu vérifier les comptes et installer quatre nouveaux Administrateurs : Barthélemy, Deschamps, Flourit et Bayle.

— 31 janvier. Le citoyen Flourit, un des nouveaux Administrateurs de l'Hôtel-Dieu, signale : 1° la plainte des malades qui souffrent du bruit qui se fait toute la journée au-dessus de leur tête, bruit occasionné par une multitude d'enfants que les religieuses instruisent, incommodité qui n'a d'autre terme que le sommeil des enfants.

2° La mauvaise distribution des remèdes et des repas, la coïncidence de l'administration des remèdes avec la messe.

Le Conseil interdit toute espèce d'éducation aux Hospitalières et leur retire la salle au-dessus du dortoir.

— 3 mars. Les religieuses résistant à cette délibération, on leur adresse un dernier avertissement.

— 14 juin. « Rapport sur la conduite anti-civique de la ci-
» devant religieuse hospitalière Belin qui, abusant du décret
» qui maintient les communautés dévouées au service des
» pauvres malades dans les différents hôpitaux de la Répu-
» blique et qui leur conserve la jouissance de leurs biens,
» affecte d'entretenir cette communauté dans l'état de corps
» et de corporation, de faire des actes capitulaires dans les-
» quels elle s'intitule toujours supérieure et donne à quel-
» ques-unes le ci-devant titre de conseillère, dénoncée
» comme introduisant dans la maison des écrits suspects et
» entretenant des liaisons et des correspondances capables
» d'y perpétuer l'esprit du fanatisme dont elle est animée.

» Le Comité du Salut Public se transportera à l'Hôtel-Dieu
» pour vérifier les faits, rechercher les écrits suspects, pren-
» dre toute mesure exigée par la chose publique et dresser
» procès-verbal. »

— 16 juin. « La dame Belin est arrêtée et transférée à la
» maison de détention. Tous les papiers trouvés sur elle et
» inventoriés seront lus dimanche prochain à la Société
» populaire. »

— 23 juin. « La dame Belin a la liberté de rentrer dans sa
» maison ci-devant religieuse. Les citoyens Flourit et Bordes
» se transporteront à l'Hôtel-Dieu pour déclarer les raisons
» de l'arrestation et dire que toutes les religieuses eussent
» dû être traitées comme elle parce qu'elles étaient aussi
» coupables; ils leur feraient une morale relative à la peine
» qu'elles auraient toutes encourue. »

Quelques mois après, le 18 brumaire an II, les ci-devant
Hospitalières exposent que le petit nombre auquel elles sont
réduites et leurs mauvaises santés ne leur permettent pas de
continuer le service des pauvres. Elles demandent cependant
qu'il leur soit fait des pensions proportionnées aux services
qu'elles ont rendus et aux dots qu'elles ont versées. Le Conseil passe à l'ordre du jour sur ce que n'ayant plus ni corps ni
corporations, il ne peut être présenté que des pétitions indi-
viduelles.

An III, 28 pluviôse. Tableau des consommations et dépenses.

Tableau des consommations et dépenses faites dans le cy devant Hôtel-Dieu de Riom, aujourd'hui Hospice d'humanité, *pris sur les sommiers de dépenses des années 1788, 1789 et 1790 d'après lesquelles il est formé une année commune de chaque objet de consommation pour parvenir à un aperçu de dépenses à faire dans ledit Hospice, avec des observations relatives à l'augmentation de chaque objet de dépense et de consommation.*

DÉPENSE ET CONSOMMATION — Année commune

NATURE des objets de dépense et de consommation	ANNÉES	QUANTITÉ des objets consommés et sommes employées chaque année	PRIX du blé de la viande du vin et autres objets	QUANTITÉS	PRIX	TOTAUX des achapts et employés	OBSERVATIONS	MONTANT de la dépense commencée le 1er nivôse an III et à continuer jusqu'au 1er nivôse an IV
1° Blés	1788 1789 1790	165 sept. à 17 l le sept. 151 sept. à 20 l le sept. 175 sept. à 26 l le sept.	163 sept. 20 à 20 l			3437 l	Cet objet de consommation a pris une valeur considérable depuis 1790 et notamment dans le moment actuel, de manière qu'il doit être porté à une somme dix fois plus forte vu que le prix commun des années 1788, 1789 et 1790 n'était qu'à 21 l. le septier, et qu'aujourd'hui il vaut 200 l. Cet article doit donc être porté en dépense présumée pour la somme de 34.370 l... cy	34370 liv.
2° Façon et cuissage du pain	1788 1789 1790	1991 l. 15 s. 206 l. 15 s. 201 l. 10 s.				202 l 13 s 4 d	Cet article doit suivre la même augmentation, attendu que la main-d'œuvre et le bois ont eu la même progression; ainsi il paraît qu'il doit être porté à la somme de 2 000 l........ cy	2000 liv.
3° Bois, paille et charbon	1788 1789 1790	445 l. 8 s. 6 d 907 l. 9 s. 4071 l. 18 s.				585 l 18 s 6 d	En 1788-89-90, la corde de bois se vendait trois l., le charbon six deniers la livre; actuellement, la corde de bois est à 20 l., le charbon en proportion. Cet article présente, dès lors, une dépense de la somme de trois mille livres au moins...... cy	3000 liv.
4° Viande	1788 1789 1790	9178 liv. à 5 d la liv. 9765 liv. à 5 d 6 d la liv. 8378 liv. à 5 d 6 d la liv.	9107 livres à 5 s 4 d			2428 l 10 s 9 d	Relativement à cet objet de consommation, le prix commun des années 1788-89-90 était de 5 s. 4 d. la livre; il est actuellement de 40 sols. La consommation est la même. Cet article doit être porté à la somme de 18.214 l................. cy	18214 liv.
5° Pharmacie	1788 1789 1790	249 l 17 s 6 d 243 l 4 s 6 d 274 l 7 s				255 l 16 s 4 d	La rareté des drogues nécessaires à la pharmacie leur a donné une valeur considérable, en sorte que cet objet a souffert et doit souffrir une forte augmentation avec d'autant plus de raison qu'il se consomme actuellement dans cet Hospice une plus grande quantité de drogues, en raison de ce que l'on y traite des maladies que l'on n'était pas en usage d'y traiter, tels que la gale et maux vénériens. De là, cet article présente une dépense de 2.500 l.. cy	2500 liv.
6° Sel	1788 1789 1790	30 livres 78 livres 71 liv. 5 s.				57 l 1 s 8 d	Le sel se vendait, en 1788-89-90, un sol six deniers la livre; il vaut actuellement vingt sols; c'est une dépense dix-huit fois plus considérable, l'on doit donc porter cet article à la somme de 1.000 l.. cy	1000 liv.
7° Vin	1788 1789 1790	207 pots à 1 l 13 s le pot 235 pots à 1 l 14 s 6 d 283 pots à 3 l 10 s 6 d	208 pots à 2 l 6 s			478 l	Il doit se consommer la même quantité de vin, ainsi le pot vaut actuellement vingt livres, ce qui doit faire porter cet article à la somme de 4.160 l....... ...... cy	4160 liv.
8° Meubles Toiles et Linges	1788 1789 1790	226 l 6 s 8 d 464 l 9 s 6 d 326 l 8 s 6 d				338 l 1 s 10 d	Dans le moment actuel, cet objet doit être renouvelé, attendu que, depuis trois ans, il n'a pas été possible de se procurer des toiles, soit à cause de la diminution sensible des revenus de cet Hospice, soit à cause de la cherté du fil, soit, enfin, à cause des dites réquisitions; il doit souffrir, d'ailleurs, une augmentation considérable vu que l'on traite dans cet Hospice, comme on l'a dit à l'article Pharmacie, des maladies que l'on n'était pas en usage d'y traiter, maladies qui nécessitent un changement continuel de linge; ces motifs paraissent devoir déterminer à porter cet article de dépense pour la somme de six mille livres... cy	6000 liv.
9° Dépense journalière (dans laquelle sont compris les achapts d'huile et chandelle, ustensiles et autres objets de détail	1788 1789 1790	909 l. 5 s. 647 l. 1 s. 771 l. 8 s.				775 l 18 s	Cet article de dépense a suivi la même progression que les autres objets et même est à un taux plus considérable. L'huile se vendait, en 1788-89-90, dix sols la livre, la chandelle douze sols et tous les autres objets de détail en proportion; chacun de ces articles se vend aujourd'huy dix fois plus, ainsi il semble que pour remplir cet objet il serait nécessaire d'une somme de 7.500 l.. cy	7500 liv.

NATURE des objets de dépense et de consommation	ANNÉES	QUANTITÉ des objets consommés et sommes employées chaque année	PRIX du blé de la viande du vin et autres objets	QUANTITÉS	PRIX	TOTAUX des achapts et employés	OBSERVATIONS	MONTANT de la dépense commencée le 1er nivôse an III et à continuer jusqu'au 1er nivôse an IV
10° Entretien des bâtiments et des fontaines à l'usage de l'Hospice						300¹	Le prix de la chaux, tuiles, vitres, et autres objets d'entretien a surhaussé considérablement, de manière que l'on croit devoir porter cet article de dépense à la somme de quinze cents livres............................. cy	1500 liv.
11° Gages du barbier						9¹	Ce gage a souffert une augmentation en raison des augmentations de tout genre ; il est actuellement réglé à la somme de trente six livres........... cy	36 liv.
12° Gages des domestiques et servantes	1788 132 livres 1789 132 livres 1790 132 livres					132¹	Suivant un ancien usage, les domestiques avaient quelques profits tels que les portages des malades et enterrements et à raison de ce leurs gages étaient modiques. Les Administrateurs ont cru devoir abolir cet usage, et, soit à cause de cette suppression, soit à cause de la cherté des vêtements, les domestiques ont demandé une augmentation Les domestiques mâles sont au nombre de deux, leur gage est fixé à la somme de 80 l. chacun, ce qui fait pour eux deux 160 l. Les servantes étaient au nombre de deux, aujourd'hui elles sont quatre; cette augmentation a été nécessitée par la retraite de plusieurs des religieuses qui desservaient cet Hospice. Le gage de chacune de ces servantes est fixé à la somme de quarante-cinq livres. Pour quatre 180 l. Total 340.............	340 liv.
13° Gages d'un portier							Il n'y a point eu jusqu'à présent de portier dans cet Hospice, quoiqu'il fût dans l'esprit de tous les Administrateurs d'en établir un ; mais la modicité des revenus et le défaut de fonds avaient retenu leur zèle à cet égard ; mais cet établissement est nécessaire et indispensable pour éviter les abus qui se glissent journellement. Les parents des malades les viennent visiter, leur portent des choses contraires à leurs santés et peuvent, en s'en allant, emporter des objets de consommation utiles à la maison. L'établissement de ce portier remédierait à cet inconvénient et servirait de retraite à un ancien défenseur de la patrie. L'on croit devoir porter cet article de dépense à la somme de 1.200 l............................. cy	1200 liv.
14° Traitement des citoyennes desservant l'Hospice							Cet Hospice était desservi par des religieuses hospitalières vivant en communauté de leurs revenus qui étaient distincts et séparés de ceux de l'Hospice. Ces religieuses faisaient le service gratuitement et leur retraite a nécessité le choix de six citoyennes de la commune qui n'ont encore reçu, à raison du soin qu'elles rendent et du service qu'elles font, aucun traitement.	
15° Traitement des Officiers de santé							Jusqu'à ce jour, les officiers de santé (médecins et chirurgiens) de cette commune ont servi cet Hospice par trimestre. Ils faisaient le service gratuitement, ils étaient dédommagés de leurs peines et soins par un privilège d'impôts dont ils jouissaient dans la commune. Ce privilège a été supprimé. Ne serait-il pas juste qu'ils eussent un traitement?	
Total de la dépense année commune prise sur les années 1788-89-90,................ 9001¹, 0ˢ, 4ᵈ							Total de la dépense commencée et à continuer à faire, sans y comprendre le traitement des officiers de santé et des citoyennes destinées au service des malades.	82820 liv.

Fait et arrêté par nous Administrateurs dudit Hospice en notre bureau, le vingt pluviôse an III de la République Française une et indivisible, et à la minute ont signé : DESCHAMPS, BAYLE et BONVILLE.

Vu et vérifié par nous maire et officiers municipaux de la commune de Riom, ce vingt-deux pluviôse an III de la République Française une et indivisible, et ont signé : CHAPSAL, maire. FARADESCHE et TOURNAIRE, officiers municipaux.

Certifié par nous Administrateurs du district de Riom, département du Puy-de-Dôme, réunis en séance publique et permanente le vingt-trois pluviôse l'an 3 de la République Française une et indivisible.

Pareil tableau adressé à la Commission des Secours publics le vingt-huit pluviôse l'an III de la République Française, une et indivisible.

Une loi du 4 mai renvoie en possession provisoire de leurs revenus les administrations des hospices. On reprend les loyers et on afferme pour du blé au lieu de monnaie, en suivant son prix (1).

— 15 messidor. Les citoyens Gaillard et Brujas, officiers municipaux, se rendent à l'hospice d'Humanité et y installent comme administrateurs, les citoyens Touttée, Ferrières, Verny notaire et Bayle.

— 24 messidor. Installation comme administrateur du citoyen Vernière.

An IV. La fin de l'an III et le commencement de l'an IV sont marqués par une pétition des officiers de santé de l'hospice d'Humanité (médecins et chirurgiens).

Nous reproduisons ces pétitions des médecins et des chirurgiens.

Pétition des médecins

« *Aux citoyens administrateurs du district de Riom.*

» Citoyens,

» L'Hôpital des malades, ci-devant Hôtel-Dieu, de la com-
» mune de Riom, n'a été fondé que par des dons particuliers
» de quelques personnes bienfaisantes. La modicité de ses
» revenus ne pouvant suffire à l'entretien des lits de malades,
» les Administrateurs étaient obligés de faire des questes à
» certains jours de l'année et dans les fêtes solennelles pour
» subvenir au déficit; il n'était pas même en état de salarier
» les médecins qui le servaient. C'est en cette considération
» que le corps de ville de ce temps voulant venir au secours
» de son Hôpital, se détermina par délibération et à la solli-
» citation des Administrateurs à faire une cote d'office de la
» somme de trois livres pour toutes impositions aux méde-
» cins, en indemnité des services qu'ils rendaient aux ma-
» lades.

(1) Le 18 ventôse an IV, le blé valait 6.002 francs. On exigeait qu'il fût pur, net, marchand, ni noir, ni piqué.

» Cette indemnité quoique insuffisante et disproportionnée
» sous tous les rapports dans les temps actuels aux services
» que les médecins rendent à cet Hôpital, a cessé en 1790 inclu-
» sivement; et en l'année 1791 et suivantes la municipalité
» comprit ces mêmes médecins dans les rôles de la contribu-
» tion foncière et mobilière. Cette abolition de privilèges ne
» leur a pas fait discontinuer leurs services; on les a vus
» aussi zélés auprès des malades qu'auparavant.

» D'après cet exposé, ils se croient bien fondés à demander
» d'être salariés comme tous les médecins des hôpitaux de la
» République. Le nombre des lits de notre Hôpital est de 64;
» il y a quatre médecins et un suppléant qui servent tour à
» tour et par quartier. Nous demandons en conséquence un
» traitement proportionné aux services que nous rendons
» tous les jours. Nous espérons que la nation, qui ne veut
» marcher que sur des principes de justice et d'humanité,
» aura égard à notre réclamation.

» Dufour,   Bertin,   Barthélemy,   Chossier. »
d. m. m.   d. m. m.   méd.   d. m. m.

Pétition des chirurgiens

« *Aux citoyens administrateurs du Directoire du district*
» *de Riom.*

HOSPICE DES MALADES

COMMUNE DE RIOM   » Citoyens,

» Exposent Antoine Cornudet, Louis Chassaing, Gaspard
» Mazuer et Joseph Fournier, officiers de santé habitants de
» cette commune, qu'ils font le service à l'Hospice des mala-
» des de cette commune, appelé autrefois Hôtel-Dieu, savoir
» les citoyens Cornudet et Chassaing depuis au moins trente
» ans, et les citoyens Mazuer et Fournier depuis nombre
» d'années.

» Pendant tout le temps que cet Hospice a eu des revenus
» particuliers et bornés, les exposants ont fait le service *gra-*
» *tuitement*, et pour indemnité ils jouissaient de quelques pe-

» lits privilèges. Mais depuis six ans ces privilèges sont sup-
» primés et n'existent plus; l'entretien de cet Hospice est
» devenu à la charge de la République qui s'est emparée des
» biens de cette maison. Les exposants, chargés de nombreu-
» ses familles, n'ayant d'autres ressources pour leur existence
» que leur état, et ne pouvant pendant leur trimestre audit
» Hospice aller voir et médicamenter les malades pour les-
» quels ils sont appelés à la campagne, demandent que vous
» leur accordiez une indemnité pour le service qu'ils ont fait
» audit hospice depuis que les privilèges dont ils jouissaient
» n'existent plus, et à être salariés pour l'avenir.

» Leur demande est d'autant plus juste que d'une part il
» n'y a dans cet Hospice aucun instrument de chirurgie et
» que les exposants sont obligés de fournir ceux qui sont né-
» cessaires pour ce service, ce qui est aujourd'hui pour eux
» une dépense très considérable; et que, de l'autre, toutes
» les denrées de première nécessité sont à un prix excessif.

» D'après tous ces exposés qui sont de votre connaissance,
» citoyens, les remontrants ont lieu d'espérer que vous pren-
» drez leur réclamation en considération et que vous leur
» accorderez une indemnité pour le service passé et un trai-
» tement pour l'avenir, proportionné à la peine qu'exige le
» service et au taux actuel des denrées.

    » Cornudet, Chassaing, Fournier, Mazuer. »

Les administrateurs du district de Riom reçoivent les deux
pétitions le 12 fructidor an III; ils les renvoient à la municipalité de Riom avec demande de renseignements. Celle-ci estime « qu'il est de justice rigoureuse que ces officiers de santé
» soient désormais salariés, que même il leur est dû une
» indemnité pour les cinq années qu'ils ont servi l'Hospice
» gratuitement,.... mais qu'il n'appartient pas aux officiers
» municipaux de fixer en quelque sorte la générosité natio-
» nale.... » Les pétitions et l'avis favorable de la municipalité émis le 15 fructidor reviennent aux administrateurs du
district, ceux-ci donnent un avis favorable aux pétitions,
admettant le bien fondé des réclamations et « estimant qu'il

» y a lieu d'accorder aux pétitionnaires une indemnité de
» 400 livres chacun pour l'année présente et de leur fixer
» provisoirement un traitement de pareille somme pour cha-
» que année à venir, d'autoriser en conséquence l'adminis-
» tration de l'Hospice de Charité de Riom à payer dès à pré-
» sent le montant de ladite indemnité, d'acquitter le traite-
» ment à l'expiration de chaque trimestre et comprendre le
» tout dans l'état de ses dépenses, sauf à modifier le montant
» dudit traitement lorsque les circonstances le permettront.

» Fait en Directoire, le 16 fructidor an III de la République
» Française, une et indivisible.

> Cathol du Deffant, Touttée, Teilhot,
> Grangier-Lamothe. »

Les administrateurs du département donnent leur approbation le 15 vendémiaire suivant (an IV); on donnera aux
médecins et chirurgiens 800ᵗ pour le service de chaque trimestre de l'an III, soit 6.400ᵗ pour eux tous.

An IV, 13 vendémiaire. On accorde à l'hospice d'Humanité 200.000ᶠ.

— 1ᵉʳ messidor. Les domestiques mâles (30 fr.) et femelles
(27 fr. par an) ne veulent plus être payés en assignats. « On
» leur donnera du bled » (2 setiers 1 quarte) et (6 pintes).

An V, 10 pluviôse. Conformément à la loi du 16 vendémiaire dernier, il est institué une commission unique pour
tous les hôpitaux de la ville. Cette commission administrative
est composée de cinq membres ; un receveur choisi hors des
Administrateurs est nommé.

— 7 messidor. Les domestiques mâles recevront 40 fr. au
lieu de 30, et les domestiques femmes 33 fr. au lieu de 27.

A partir de l'an V, l'administration de l'Hôtel-Dieu est
confondue avec celle de l'Hôpital Général, et nous renvoyons
à l'histoire de ce dernier. — Il ne nous reste à mentionner
que quelques faits vraiment spéciaux à l'Hôtel-Dieu, notamment le projet de le transférer dans les bâtiments de l'ancienne Visitation.

Les pourparlers pour ce transfert de l'Hôtel-Dieu hors de

là ville durèrent jusqu'en l'an VIII. Le projet était d'échanger l'Hôtel-Dieu contre la Visitation appartenant au citoyen Hom.

Le 2 brumaire an VIII, les administrateurs municipaux de la commune de Riom écrivaient à leur collègue Tailhand, chargé de traiter avec Hom : « Citoyen, des pouvoirs parti-
» culiers pour la manière de terminer avec le citoyen Hom
» vous étaient parfaitement inutiles par plus d'une raison,
» mais puisque vous le désirez, nous allons vous faire con-
» naître non intentions dernières. Le citoyen Hom persistant
» dans ses prétentions — non seulement exagérées, mais in-
» convenantes envers une commune où il a pris naissance —
» nous vous déclarons que quant à l'échange dont il a été
» question entre lui et vous, nous verrions dans ce parti,
» d'après les réflexions que vous nous faites, plus de perte
» que de gain pour notre commune, et, en conséquence, nous
» n'entendons plus échanger l'hospice de l'Hôtel-Dieu contre
» le bâtiment de la Visitation. 16.000 fr. etc....
                              » Signé : BAYLE aîné et PURAY. »

Il fut aussi question de transférer dans ce bâtiment l'hospice des Incurables.

An IX, 15 nivôse. Acceptation de l'offre du gouvernement de recevoir les militaires malades à l'Hospice d'Humanité, moyennant 0,70 centimes par jour, y compris le produit des feuilles de retenue.

— 21 fructidor. Arrêt des Consuls fixant à cinq sixièmes la retenue des militaires hospitalisés, quel que soit leur grade.

An XI, 13 ventôse. Projet de rouvrir l'église de l'hospice d'Humanité, conformément au Concordat, et de nommer chapelain M. La Garenne, qui en a rempli sans titre les fonctions depuis plusieurs années.

— 16 ventôse. L'Evêque approuve ce projet.

An XII, 28 nivôse. Rétablissement à l'Hôtel-Dieu des Religieuses Hospitalières attachées depuis près de deux siècles à la desserte dudit Hospice. On les reprendra au fur et à mesure des besoins sur la liste des Sœurs qui formaient l'ancienne conventualité. La proposition, faite par Victoire Belin, préposée en chef, est adoptée.

— 13 floréal. Installation dans un local sur la rue, du Poids Public, avec les nouveaux poids et mesures.

An XIII, 23 floréal. La journée d'un militaire est estimée ainsi qu'il suit :

1 livre 1/2 de pain, y compris les soupes.	0 fr.	30
1 livre de viande....................	0	40
Feu (chauffage et cuisson des aliments)..	0	10
Une demi-bouteille de vin	0	10
Fourniture de linge de corps ou pour plaies	0	15
Médicaments	0	15
Total.........	1 fr.	20

1806. Mort de MM. Deval et Cornudet. Création d'un *chirurgien-major* en chef, logé et chauffé à l'Hôtel-Dieu. On lui donnera les instruments et 1.000 francs tournois. Nomination de M. Deval ; il loue quelques pièces, pour son ménage, au-dessous de celles qu'on lui accorde.

1808. Députation à M. Barthélemy, doyen des médecins, pour le remercier de son dévouement aux pauvres et de l'abandon qu'il fait de 1.312ᶫ 6ˢ que les Hôpitaux lui doivent.

1820, 25 juillet. Engagement écrit pour remplacer l'engagement verbal de verser 400 francs aux Dames Hospitalières réintégrées en 1797.

1823. « Acheter un hectolitre trois décalitres de fèves dites » de Guéret qui seront réduites en farine pour les cataplas- » mes à l'usage des malades. »

1827, 3 mai. « Les étrangers ne seront plus admis, sauf » urgence. Les malades de la ville ne seront admis qu'après » la visite du médecin et sur billet signé de l'Administra- » teur. » (Ce règlement régit actuellement l'entrée dans les salles civiles.)

1831, 31 mars. Rapport de M. de Vissac sur le projet de réunir l'Hôtel-Dieu à l'Hôpital-Général :

« L'Hôtel-Dieu, situé au centre de la ville, sans cours ni
» jardins, ne présente aux convalescens aucun moyen de
» prendre l'air; la rue est leur seul refuge et il en résulte
» de graves inconvénients. D'ailleurs les bonnes Hospitalières
» qui le desservent, enfermées dans une sorte de clôture,
» quoiqu'elles communiquent avec le public, ne sont pas
» assez imprégnées de ces idées d'améliorations qui sont ce-
» pendant si nécessaires, et on ne pèut disconvenir qu'avec un
» véritable esprit de charité elles sont abandonnées à d'an-
» ciennes routines. Enfin cet hôpital, seul, exige pour 60 mala-
» des, un aumônier, 5 religieuses, 4 domestiques, non compris
» le portier, et un matériel d'administration fort coûteux....
» .... Sort des Hospitalières. Elles forment dans l'ordre
» ecclésiastique une corporation isolée qui ne relève d'aucune
» congrégation générale et ne se rattache à aucun corps
» permanent dans lequel elles puissent se refondre en cas de
» dissolution. Cinq seulement sont à la charge de l'adminis-
» tration, mais elles se sont associées de nouvelles religieu-
» ses au nombre de douze, non compris une tourière....
» .... Trois, dont la respectable Sœur Voyret, économe,
» vont s'établir à Aubiat ;
» Une à la Visitation de Riom ;
» Quatre à Blanzat, dans une maison qui m'appartient ;
» Une ou deux rentrent dans leur famille ;
» Les autres, dont la supérieure : les loger maison Mazuel,
» près des Incurables. »

Les propositions de M. de Vissac sont acceptées par l'administration des Hospices qui offre à la ville les bâtiments de
l'Hôtel-Dieu pour y conserver les troupes qui paraissent devoir
être envoyées en garnison. Le bail est signé le 15 juillet 1831;
l'Hôpital se réservait les boutiques ayant entrée sur la Grand'-
Rue, les bureaux des hospices et le logement de l'aumônier.
. Les premiers jours de 1832, les malades furent transférés
à l'Hôpital Général, où ils trouvèrent avec les mêmes Administrateurs, les mêmes médecins et, au lieu et place des
Hospitalières, les Filles de Saint-Vincent.

Il est regrettable qu'en transportant à l'Hôpital les services de l'Hôtel-Dieu, on n'ait pas conservé l'appellation consacrée par près de sept siècles et qu'à côté de l'inscription *Hôpital Général*, celle d'*Hostel-Dieu* n'ait été précieusement gardée comme à Lyon. Dans cette ville, où les services hospitaliers sont luxueusement aménagés, les anciennes inscriptions ont été conservées ; au-dessus de la porte d'entrée, celle d'HOPITAL GÉNÉRAL et tout à côté, au-dessus de la porte de la chapelle, la suivante : LE GRAND HOSTEL DIEV DE LYON.

ÉTAT ACTUEL

Les bâtiments composant l'Hôtel-Dieu et le couvent des Augustines furent loués à la ville en 1831, puis vendus à celle-ci en 1842. L'administration des hospices se réserva ses bureaux jusqu'en 1845 et le poids de ville jusqu'en 1875. En dehors de ces locaux, tous les bâtiments furent convertis en caserne, et l'administration militaire, en prenant possession de l'Hôtel-Dieu, y fit de nombreux remaniements.

Elle barra la porte principale, située rue du Commerce, sur laquelle on lisait l'inscription suivante : « *Omnes mors* » *trucidat juvenesque senesque* » (1) ; l'entrée fut reportée sur la petite rue ; le jardin des Augustines servit de cour et une grille remplaça le mur longeant la rue qui reçut alors le nom de rue de la Caserne (2). On construisit plus tard une aile orientale le long de la rue Croisier ; l'ensemble ainsi constitué a reçu le nom de *Caserne La Fayette*. Cette caserne a logé jusqu'à 900 hommes ; aujourd'hui elle ne répond plus, paraît-il, aux exigences de l'hygiène moderne ; on l'a réservée aux magasins et ateliers et au logement de la section (musiciens, tailleurs, cordonniers, armuriers, etc.).

---

(1) Dans le vestibule auquel on accédait par cette grande porte se trouvait l'inscription : « *Nati, Pati, Mori* » ; enfin au-dessus de la porte de la chapelle le jeu de mots : « *Soli Soli Soli* ».

(2) On eût pu appeler cette rue : *rue de l'Ancien Hôtel-Dieu*.

LE REFUGE
(1687-1790)

—

Dans une ville où les passages de troupes étaient fréquents,
où abondaient les clercs de la basoche attirés par l'éclat de
la Sénéchaussée, la débauche trouvait un milieu de culture
favorable et l'on relève des traces de l'intervention de la
police jusqu'en 1616. Cette année-là 20 sols sont donnés aux
gastiers pour avoir jeté et sorti de ville plusieurs caymans et
put..... avec leur meubles (1). En 1634, 17 sols sont donnés
au portier de l'Hôpital pour pain et vin baillé par lui « aux
garces » qui furent emprisonnées dans la tour de l'Hôpital et
ensuite fustigées par la ville (2). Le désordre causé par les
prostituées était tel qu'une dame pieuse, Mᶦˡᵉ de Serre, veuve
de M. de Serre, avocat, obtint de réunir ces filles dans une
maison particulière ; cette organisation provisoire fut de
courte durée et, en février 1673, l'Hôpital Général organisa un
Refuge dans son enceinte (3). Ce Refuge de l'Hôpital subsista
jusqu'en 1690 ; mais les Dames de la Miséricorde, maintenues
à l'écart de cet établissement, avaient cherché à en faire une
maison spéciale et à le détacher de l'Hôpital Général. En 1681,
l'assemblée générale de la ville leur avait accordé l'autorisation de fonder une maison de refuge, sans que la ville soit
tenue à aucune contribution. En 1687, le Roi leur délivra des
lettres patentes qui ne furent enregistrées qu'en 1690. A cette
époque la réglementation de la prostitution reposait sur les
lettres du Roi du 20 avril 1684, contresignées Colbert, vi-
sant « les femmes d'une débauche publique et scandaleuse. »
Ce qu'on avait eu vue, c'était surtout la punition : « Elles seront habillées de tiretaine avec des sabots ; elles auront du

---

(1) F. Boyer. Archives communales. C.C. 102.
(2)   Id.   Id.   C.C. 113 et FF. 21.
(3) Voir *Hôpital Général*, chap. VI.

pain, du potage et de l'eau pour toute nourriture, et une paillasse, des draps et une couverture pour se coucher. On les fera travailler le plus longtemps et aux ouvrages les plus pénibles que leurs forces pourront permettre..... » Pour réprimer la paresse et l'insubordination, on avait recours au carcan, aux malaises, au fouet (1). Tel était le système en vigueur au moment de la création du Refuge et dont nous avons déjà vu l'application au Refuge de l'Hôpital.

Nous n'avons pas l'intention de refaire l'histoire du Refuge de Riom, cette histoire étant faite par M. Gomot (2), et d'autre part M. Boyer ayant donné à cet établissement un grand développement dans son Inventaire (3). Nous nous bornerons à résumer succinctement ces divers ouvrages en y joignant quelques notes inédites puisées dans la collection de M. de Vissac ou aux Archives municipales.

La maison du Refuge fut fondée pour recevoir les filles laissant à désirer sous le rapport de la moralité ; celles-ci formaient trois classes : 1° les filles débauchées condamnées par sentence à y être enfermées ; 2° des filles de famille amenées par leurs parents par forme de correction ; 3° des filles et femmes privées de raison (probablement les érotiques).

L'Hôpital fut construit rue de l'Écharpe (actuellement rue Delille), là même où se trouvait la maison de M. Feu, curé de St-Gervais de Paris ; il s'étendait jusqu'à la chapelle du Palais.

Le Registre des délibérations de cet hôpital (M. de Vissac en possède une copie), donne les noms des Administrateurs ou Directeurs du Refuge de 1690 à 1714 (40 et quelques noms).

Le 19 mars 1690, la première messe fut célébrée dans l'Hôpital par M. le prévôt Rollet. Chaque semaine les quatre Administrateurs se réunissaient d'abord chez le Lieutenant criminel puis dans la maison pour s'occuper des affaires du Refuge ; l'un d'eux était spécialement désigné pour la sur-

(1) Max. du Camp. *Paris*, p. 322.
(2) Gomot. *Le Refuge*, note 7 de l'Histoire du château de Tournoël.
(3) F. Boyer. Inventaire des archives communales de Riom. GG. 144 à 156 inclus.

veillance de la semaine. La direction de la maison apparte-
nait à une première maîtresse ou surveillante appelée Mère,
et entourée de quelques filles qui s'étaient librement constituées pour se repentir et nommées *Sœurs*.

Le régime était sévère ; au début on ne consacrait qu'un
sol par jour à la nourriture de chaque pensionnaire ; ce n'est
que quelques années plus tard que cette modique somme fut
portée à 3 sols. Les pénitences consistaient en réprimandes,
cachot, mise au pain et à l'eau, fers aux pieds et aux mains,
fustigations répétées pendant un nombre de jours déterminé et
administrées soit par les Dames de la Miséricorde elles-mêmes,
soit par une servante payée 4 sols pour cette besogne.

Dès la première année les filles enfermées cherchent toutes
à s'évader, quelques-unes réussissent dans leur projet, les
autres sont condamnées aux fers.

En 1692, la direction laïque fait place à une direction religieuse ; les Sœurs Montaigne et Chassaigne, de l'ordre de la
Charité de Nevers, traitent avec l'Administration « moyennant 7 écus valant 20 livres. » Le changement de direction
n'arrête pas les évasions ; d'autre part le nombre des filles
internées augmentant, ainsi que les actes d'insoumission, on
place en 1693, au milieu du cachot, un pilier avec une boucle
et une chaîne de fer pour y attacher les récalcitrantes, pendant
qu'elles seront fouettées ; en outre on décide que les coupables
seront vêtues de robes de pénitentes et d'un voile et qu'elles
seront rasées avant d'être fustigées. Ces diverses peines furent
souvent appliquées. Les évasions persistent ; une pensionnaire
en 1697 essaye de mettre le feu à la maison ; les directeurs
comblent ses vœux en la mettant à la porte.

Le Registre nous donne la liste des filles internées avec les
punitions qu'elles ont encourues ; nous taisons leurs noms
qui appartiennent à des familles de Riom ou des environs.

En 1708, création d'un jardin par acquisition de bâtiments
voisins appartenant à M. de Rochefort et M. Favier.

En 1711, 23 mars, bénédiction de la chapelle dédiée à
sainte Magdeleine, et qui remplace la chapelle provisoire.

En 1790, les Administrateurs répondent au questionnaire adressé à tous les hôpitaux. Voici ce document :

Municipalité de Riom

Hôpitaux — Refuge.

« 1° *La fondation, par qui, et de combien est la fondation.*
» — L'Hôpital du Refuge établi en la ville de Riom, a été
» fondé depuis plus d'un siècle par quelques particuliers de la
» ville et son établissemnt a été confirmé par des lettres pa-
» tentes du mois de février 1687. Sa fondation ne consistait
» dans le principe que dans une maison, une chapelle et des
» charités, mais elle s'est accrue par des aumônes, des dons
» et des legs que lui ont fait successivement plusieurs citoyens
» considérés comme bienfaiteurs.

» 2° *La destination de chaque Hôpital.* — La destination de
» cet Hôpital a toujours été d'y recevoir les filles débauchées
» qui sont condamnées par sentence à y être enfermées ; à y
» recevoir aussi des filles de famille qui y sont conduites par
» forme de correction par leurs pères et mères en payant
» pension ; enfin à recevoir encore à titre de pensionnaires les
» filles et femmes privées de l'usage de la raison.

» 3° *L'état des dettes actives et passives.* — Les dettes ac-
» tives et revenus consistent en rentes sur les Postes et sur
» l'Hôtel-de-Ville de Paris, en contrat de par la ville de Riom,
» autres contrats de rentes foncières et constituées très-
» modiques, en douze journaux de terres labourables, en
» deux journaux de prés à Marsat et quelques loyers de
» bâtiments, tous lesquels objets évalués forment une somme
» de treize cent l........................... 1.300 l.

» Il y a de plus un capital de trois mille deux cents livres
» en trois billets provenant de remboursements de princi-
» paux de rentes 160 livres.

» Les dettes passives et charges consistent en une messe
» que l'Hôpital fait acquitter tous les jours en son église, et
» dans les appointements qu'il paye aux personnes chargées
» du service de la maison.

» 4° *Le régime intérieur.* — La maison est régie par trois
» personnes chargées du soin des filles qui y sont renfermées.
» Elles ont aussi le soin de l'église, de la sacristie et de tout
» l'intérieur de la maison.

» 5° *Le régime extérieur pour l'administration des biens.* —
» Ce régime se fait par quatre Administrateurs nommés par
» moitié tous les ans au 1er janvier par le corps municipal.

» 6° *Le nombre des individus qui sont dans l'Hôpital, soit en*
» *malades, soit en pensionnaires, quel est le prix de la pension*
» *de ces derniers ?* — Il n'y a actuellement aucun individu
» dans la maison, soit malades, soit pensionnaires. Le prix
» des pensions n'est pas déterminé, il se règle ordinairement
» sur le prix des denrées.

» 7° *Le nombre des Administrateurs, leurs noms, la date de*
» *leur nomination et la durée de leur administration.* — Les
» Administrateurs sont au nombre de quatre qui sont :

» MM. Lapeyre, nommé en 1785 ; Montanier, en 1786 ;
» Vernière, nommé en 1787 ; Périssel, décédé cette année et
» nommé en 1777.

» 8° *Les derniers comptes rendus et ceux à rendre.* — Le
» dernier compte a été rendu au mois d'avril 1787 ; les héri-
» tiers du sieur Périssel doivent rendre les autres.

» 9° *La position de l'Hôpital.* — La position est dans l'in-
» térieur de la ville et paraît bonne.

» 10° *Si l'air est sain.* — L'air y est très sain et la localité
» ne présente rien de contraire à la salubrité.

» 11° *Les moyens qu'on pourrait prendre pour procurer la*
» *salubrité et la commodité.* — Quelques réparations pour-
» raient rendre l'intérieur de la maison plus commode, mais
» elle peut subsister en l'état actuel.

» Vu par nous, officiers municipaux, et certifié véritable
» d'après les instructions fournies par les Administrateurs.

» A Riom, le 27 décembre 1790.

» Signé : Dutour, Gerle, Chassaing,
» Conchon, Deparades. »

La maison n'avait aucune pensionnaire au moment où il fut répondu au questionnaire. Aucune autre femme ne fut enfermée postérieurement.

1792, 14 août. — La chapelle, devenue libre, est désignée pour servir aux prêtres insermentés qui y célébreront la messe sans que le public soit admis à y assister.

1793, 5 avril. — Les derniers Administrateurs du Refuge rendent leurs comptes à la municipalité et cessent leur administration. Le 12 octobre suivant, un arrêté autorise le comité de surveillance à disposer de la maison du Refuge pour en faire, après inventaire, une maison de réclusion.

An II, 29 fructidor. Le linge du ci-devant Refuge avec 600 livres est donné à l'Hôpital Général dont les besoins sont pressants.

An III, 5 vendémiaire. — La municipalité fait dresser l'état des biens fonds et de l'actif de l'ancien Hôpital du Refuge, devenu maison d'arrêt. Ces revenus s'élèvent à 1.038 livres 4 sols.

La chapelle de Sainte-Madeleine, affectée d'abord aux prêtres insermentés, devint une succursale où fut installé en qualité de succursalier M. Dalbine, plus tard curé de Saint-Amable, qui y avait son domicile. En 1808, la toiture de la chapelle étant tombée de pourriture et de vétusté, la Préfecture, après avoir demandé des renseignements, supprime la succursale du Refuge et fait remettre à la Fabrique du Marthuret tout ce qui lui a appartenu.

Le jardin avait été rattaché à la maison d'arrêt.

Le 1ᵉʳ août 1811, en vertu du décret du 9 avril, la ville est mise en possession des bâtiments du Refuge, servant de prison civile et militaire.

En 1824, la maison est évacuée et n'est plus occupée que par le concierge de la maison de justice.

En 1827, le maire de Riom, de Rochefort, réclame les locaux n'ayant pour le moment aucune destination, soit pour y construire des casernes, soit pour tout autre usage.

En 1829, la plupart des salles servent au dépouillement des

Archives ; le comte de Chabrol, alors préfet de la Seine, tente vainement d'y faire établir une école d'architecture ; cette école fut plus tard installée à Volvic.

Les locaux ne servent plus qu'à abriter les bois de justice ; la chapelle en ruines avait été renversée et remplacée par une cour.

Enfin sur cet emplacement on traça la rue Jean-de-Berry qui fait communiquer les rues Delille et Saint-Louis.

Au n° 2 de la rue Jean-de-Berry, se trouve encore de nos jours la fontaine de l'Hôpital du Refuge avec l'inscription suivante :

1713

Esca fami morbisque salus sitientibus unda
Sunt quæ dat Christi munera vera domus

Les quelques bâtiments qui subsistent servent de hangars et de logement à un cantonnier de la ville.

Les principaux bienfaiteurs de cet Hôpital dont les noms nous sont conservés, sont :

M. Chauveau, chanoine de Saint-Amable	100 livres.
Mᵐᵉ Anne Mouton, veuve Gaumet.......	50 —
Mᵐᵉ Andard (directrice)..............	50 —
Le P. Azan.......................	1.000 —
Mᵐᵉ Rancier.....................	500 —
M. Dourié......	100 —
Mᵐᵉ Chaduc.....................	50 —
Le P. David, de l'Oratoire............	300 —
M. Guérin.....	400 —
M. Delaclède.....................	30 —
M. Sablon......................	100 —
Mˡˡᵉ Chassaing....................	2.000 —
Mˡˡᵉ Menier	500 —
M. du Cheix, administrateur..........	500 —
M. Bordas, chanoine de Saint-Amable ..	100 —
Le P. Michaëlis, professeur de rhétorique à l'Oratoire...................	100 —

HOPITAL DE SAINT-JEAN-DES-ABANDONNÉS

OU HOSPICE DES INCURABLES

(1736-1843)

Les malades atteints d'affections réputées contagieuses, furent, de tout temps, l'objet d'une vive répulsion. Nous avons vu (*Hôpital Général,* chap. VII), que ces malheureux, chassés de l'Hôtel-Dieu et de l'Hôpital Général, étaient relégués dans les tours de la ville ou dans les bâtiments isolés de l'Hôpital Général (ancien refuge de cette Maison). Leur situation misérable émut quelques personnes charitables, et deux fondations en faveur des infirmes, l'une en 1717 par M. Morel-Serny, l'autre en 1722 par Jeanne Pascal, veuve Courtin, font prévoir la possibilité de créer un asile spécial pour ces incurables.

Cette création est réalisée en 1736, grâce aux libéralités de Jean-Paul Courtin, trésorier de France à Riom, fils de l'ambassadeur de France en Suède, mort en 1737, de Antoine Rollet du Lauriat, également trésorier de France à Riom, mort en 1762, et de demoiselle Marguerite Millange. L'assemblée de la ville, réunie le 29 avril et le 7 mai 1736, présente au Roy une requète pour l'érection et l'établissement d'un hôpital réservé aux abandonnés.

En juin de la même année, le Roy accorde les lettres patentes confirmant la fondation de cet hôpital sous le vocable de Saint-Jean-des-Abandonnés.

Voici le texte de ces lettres (1) :

« Louis par la grâce de Dieu Roy de France et de Navarre
» à tous présent et à venir, salut. Nos chers et bien amés
» les Consuls et habitants de la ville de Riom en Auvergne

(1) Archives départ. C. 990.

» nous ont très humblement fait remontrer que les pauvres
» malades de maladie contagieuse comme lèpre, charbon,
» pourpre, dysentérie et plusieurs autres attaques de sem-
» blables maux qui peuvent se communiquer n'étant pas
» reçus dans les hôpitaux de la ville et périssant misérable-
» ment par le défaut d'alimens et de prompts services néces-
» saires à la guérison de ces sortes de maladies violentes et
» infectées, quelques personnes pieuses et charitables tou-
» chées de compassion des grands inconvénients et malheurs
» qui arrivent journellement à cette occasion auraient pro-
» curé une maison dans la rue de Saint-Genest près des
» remparts de ladite ville, laquelle, quoyqu'assez grande pour
» y loger plusieurs malades, elles auraient encore dessein
» d'augmenter par l'acquisition des maisons qui sont atte-
» nantes, comme depuis que cette institution a pris naissance
» elle a été accompagnée de tant de bénédictions que les
» dons, legs et libéralités qui ont été faits pour contribuer à ces
» établissements montent actuellement à plus de vingt mil
» livres et qu'il s'y joint annuellement un casuel provenant
» des aumônes des personnes charitables en sorte que depuis
» plusieurs années un grand nombre de malades y ont reçu
» et y reçoivent journellement beaucoup de soulagemens par
» les soins des filles de la Charité qui sont entretenues dans
» cette maison, lesdits exposants, persuadés de l'utilité de
» cet établissement, auraient pris une délibération en Conseil
» de Ville le 7 mars 1736 par laquelle ils auraient approuvé
» l'établissement de cet hôpital sous le nom de Saint-Jean dit
» des Abandonnés, que le sieur Evêque de Clermont et le
» sieur Intendant de notre province d'Auvergne auraient
» reconnu être très nécessaire de manière que pour mettre la
» derniere main à une aussi bonne œuvre il ne leur reste
» que d'avoir les Lettres patentes qu'ils nous ont très hum-
» blement fait supplier leur vouloir accorder.

» A ces causes, voulant contribuer de notre part à un éta-
» blissement si utile et si avantageux pour les pauvres de la
» ville de Riom, Nous de notre spéciale, pleine puissance et

» autorité Royale, avons permis, accordé et approuvé, et par
» ces présentes signées de notre nom permettons, accordons
» et approuvons l'établissement dudit Hôpital en notre dite
» ville de Riom et pour cet effet voulons que la maison où
» est ledit Hôpital soit appelée *Hôpital de Saint-Jean-des-*
» *Abandonnés*, que ladite inscription soit mise sur le portail
» dudit Hôpital que nous prenons avec tous ses droits et dé-
» pendances en notre protection et sauvegarde, voulons que
» ledit Hôpital soit régi et gouverné par quatre Administra-
» teurs qui seront nommés pour la première fois par le corps
» commun de la ville, pour quatre ans, à l'expiration des-
» quels il en sera nommé et choisi par lesdits Administra-
» teurs deux autres pour succéder à ceux qui seront sortis de
» place, lesquels seront confirmés par l'assemblée de l'Hôtel-
» de-Ville et seront amovibles et non perpétuels et pour deux
» ans seulement, en sorte qu'il en reste toujours deux anciens
» pour instruire les nouveaux venus de l'état dudit Hôpital,
» lesquels Administrateurs seront pris et choisis dans tous
» les corps qu'on jugera à propos sans être obligé d'en pren-
» dre un du corps des marchands et ceux qui seront nommés
» seconds seront autres que ceux qui seront Administrateurs
» de l'Hôtel-Dieu ou de l'Hôpital Général, afin qu'ils puissent
» être plus particulièrement occupés à ce qui concernera
» ledit Hôpital de Saint-Jean-des-Abandonnés et qu'il ne
» puisse y avoir aucune confusion des revenus et des au-
» mosnes.

» Permettons aux Administrateurs de recevoir tous les
» legs, dons, gratifications et autres libérations qui seront
» faites par testaments, codiciles, donations entre vifs ou à
» cause de mort et par tous actes que ce soit et d'en faire les
» acceptations, recouvremens, poursuites nécessaires, en-
» semble d'acquérir tant de notre domaine que d'autres per-
» sonnes, échanger, faire soustitution de rente, ordonner et
» disposer de tous les biens dudit Hôpital, suivant qu'ils
» jugeront à propos, emprunter des sommes telles que le
» besoin dudit Hôpital le requerra, transiger et compromet-

» tre.... accorder et composer de tous les différens mus et à
» mouvoir, lesquels compromis et transactions nous avons
» validé et validons comme si elles avaient été faites entre
» majeurs, tabellions et greffiers dans la ville et ressort de
» la Sénéchaussée d'Auvergne et Siège Présidial de Riom,
» leur enjoignons et aux curés d'envoyer incessamment audit
» Hôpital les extraits des testaments, codiciles, donations,
» contracts, compromis, traités, sentences, jugements et
» autres actes où il y aura dons, legs et autres avantages en
» faveur dudit Hôpital, et de délivrer toutes les expéditions
» nécessaires gratuitement à peine d'en répondre en leur
» propre et privé nom et de tous dépens, dommages et inté-
» rêts ; pourront lesdits Administrateurs agir ès dits noms
» et intervenir pour la demande et condamnation en paye-
» ment des peines qui auraient été stipulées par les compro-
» mis et autres actes au profit dudit Hôpital, contre ceux qui
» se trouveront y avoir contrevenu et pour toutes les autres
» choses où ledit Hôpital se trouvera y avoir intérest ;

» Déclarons appartenir audit Hôpital tous les meubles des
» pauvres qui décéderont en yceluy suivant l'inventaire qui
» en sera fait lors de leur entrée ;

» Pourront lesdits Administrateurs faire tous règlemens et
» statuts pour le gouvernement et direction dudit Hopital
» tant endans d'yceluy qu'au dehors ;

» Déclarons ledit Hôpital exemt de tous droits de guet et
» garde, fortifications, fermeture de ville et fauxbourgs,
» même de logement et passage, aides et contributions de
» gens de guerre ;

» Accordons en outre audit Hôpital l'amortissement des
» bâtiments et héritages servants à l'enclos d'yceluy et de
» ceux qui pourront être acquis par la suite pour l'augmen-
» tation desdits bâtiments et enclos sans que pour raison de
» ce ledit Hôpital soit tenu de Nous payer ni à Nos succes-
» seurs Roys aucune finance ni indemnité, dont en tant que
» besoin serait Nous avons fait don et remise audit Hôpital
» par ces présentes signées de Nostre main nonobstant toutes

» ordonnances, réglemens à ce contraires auxquels nous
» avons pour ce Regard dérogé et dérogeons pour cesdites
» présentes sans préjudice toutefois de l'indemnité des Sei-
» gneurs particuliers si aucun y a qui leur sera payée ;

» Si donnons en mandement à Nos amés et féaux Conseil-
» lers les gens tenant Notre Cour de parlement à Paris et à
» tous autres Nos justiciers et officiers qu'il appartiendra que
» ces présentes ils ayent à enregistrer et le contenu des-
» quelles faire garder et observer selon leur forme et teneur ;
» cassant et faisant cesser tous troubles et empiètements
» contraires ; car tel est Notre plaisir et afin que ce soit
» chose ferme et établie à toujours Nous avons fait mettre
» notre scel à cesdites présentes.

» Donné à Versailles au mois de juin l'an de grâce mil
» sept cent trente-six et de notre règne le vingt et unième.

» *Signé :* Louis.

» *Sur le repli :* Par le Roy, Phélipeau.

» Registré ouy le Procureur Général du Roy pour jouir
» par lesdits impétrants dudit Hôpital et ceux et celles qui le
» desserviront de leur effet et contenu et être exécuté selon
» leur forme et teneur suivant et conformément à l'arrêt de
» ce jour à Paris en Parlement le vingt-trois février mil sept
» cent quarante et un. *Signé :* Dufrane.

» Registré ouy le Procureur du Roy pour lesdites lettres
» être exécutées selon leur forme et teneur, conformément à
» l'arrêt du 21 février 1741, à Riom le 11 avril 1751. *Signé :*
» Bordas.

» Collationné sur l'original représenté et retiré par nous
» ecuïer, conseiller secrétaire du Roy maison.... de France
» audiencier en la chancellerie près la Cour des aides de
» Clermont-Ferrand soussigné : Grangier. »

L'Hôpital fut installé dans un bâtiment situé entre la rue
Saint-Genest (actuellement rue de la Charité) et la muraille
qui clôt la ville au nord ; au-dessus de cette muraille fut aménagée une terrasse.

Dès le début on dirigea sur cette maison les pauvres

atteints d'affections réputées contagieuses, telles que « char-
» bon, pourpre, dysentérie et plusieurs autres maux dont
» les pauvres malades peuvent être attaqués et même se
» communiquer ». Ce fut donc à la fois un hôpital d'infirmes
et un hôpital d'isolement.

A l'origine il n'y eut que douze lits ; ce chiffre était mani-
festement insuffisant. En 1754, les Administrateurs réclament
l'agrandissement de la maison et proposent l'achat de bâtiments attenant et dépendant de la vicairie des Leyrit ; malheureusement il faudrait, pour réaliser ce vœu, un arrêt du
Conseil qui les y autorisât et les dispensât en même temps
de la formalité des lettres patentes, l'Hôpital n'étant pas en
état de faire les frais d'enregistrement. En même temps ils
recommandent leur requête à M. de la Michodière, intendant,
et comptent sur l'activité de M. de la Grandville qui a promis
d'agir pour eux auprès de M. de Saint-Florentin. Ces démarches ne sont pas couronnées de succès ; cependant le nombre
des lits s'élève bientôt à 20 ; aussi verrons-nous l'administration demander en 1800 l'évacuation de l'Hôpital qui est
salubre mais trop restreint, et son transfert dans les bâtiments de la Visitation, au faubourg de Mozat.

L'Hôpital fut dirigé par quatre Administrateurs, conformément aux lettres patentes ; la gestion ou surveillance fut
confiée aux Sœurs de la Charité de Saint-Vincent-de-Paul.
Nous n'avons trouvé trace d'aucun conflit entre les Administrateurs, non plus qu'entre cette maison et les autres maisons charitables de la ville ; de même nous n'avons trouvé
aucune trace de l'inspection de M. Colombier qui, en 1785,
visita les hôpitaux de Riom et notamment Saint-Jean-des-
Abandonnés.

Jusqu'à la Révolution aucun acte ne mérite d'appeler spécialement l'attention (1). On peut toutefois signaler en 1787
la délibération relative à la fondation d'un nouveau lit, à la
suite d'un don de 1.200 livres offert par l'intermédiaire de

(1) Le registre des décès de 1746 à 1788 — 93 décès — se trouve aux
archives de la ville (G. G. 107).

M. Pierre Tailhand, curé de Saint-Amable. Les Administrateurs, après avoir fait remarquer que cette somme ne revient qu'à peu près au tiers d'une véritable fondation, créent néanmoins un lit dont M. Tailhand aura la désignation, et, comme d'autres lits ont récemment été créés sans fondation, arrêtent que « dans le cas — ce qu'à Dieu ne plaise — où il devien-
» drait nécessaire de diminuer le nombre des lits existants
» dans l'Hôpital, celui qui sera établi en vertu de la présente
» délibération ne pourra être retranché par nous ou nos suc-
» cesseurs qu'après ceux dont l'établissement a été purement
» gratuit » (1).

Nous connaissons exactement la situation de l'Hospice des Incurables au commencement de la Révolution, grâce à deux pièces que nous reproduisons ; l'une est la réponse au questionnaire adressé à tous les hôpitaux ; l'autre est relative aux objets de consommation dont le prix augmenta dans des proportions qui dépassent ce que l'on peut imaginer. Jusqu'alors la situation financière de l'Hospice avait été prospère et les Administrateurs avaient pu, en 1788, avancer 4.000 livres à l'Hôpital-Général que le service des enfants trouvés avait mis dans une extrême détresse.

DISTRICT DE RIOM
—
Municipalité de Riom

Hôpital des Incurables
DIT AUSSI HOSPICE D'HUMANITÉ [2]

« 1° *La fondation. Par qui et de combien est la fondation ?*
— Cet hôpital a été fondé par une première donation faite, en 1717, par M. Guillaume-Marcel Serny, prébendé de l'église de Saint-Amable de Riom, d'un champ de terre estimé 1,100 l. et d'une rente de 35 l. au principal de 700 l.

» Par une autre donation du 16 novembre 1722, dame Jeanne Pascal, veuve de M. Courtin, a aussi fait don, pour l'établissement dudit hôpital, de 12,000 l. sur la rente de 600 l.,

(1) Copie de l'époque. Collection de Vissac.
(2) Id.   Id.

16

mais après son décès, le principal ayant été remboursé, il a été placé par l'hôpital sur le clergé qui en a payé le revenu jusqu'au 1er avril 1790.

» Ensuite, cet hôpital des Incurables a été établi et augmenté en vertu de lettres patentes du Roy du mois de juin 1736, enregistrées en la Cour de Parlement le 6 août suivant.

» 2º *La destination de l'hôpital.* — La destination de cet hôpital de charité a été pour les pauvres malades atteints de maladies contagieuses comme *lèpre, charbon, pourpre, dyssenterie et plusieurs autres maux dont ils peuvent être attaqués et mesme se communiquer,* de manière que cet hôpital demande des attentions particulières pour le bien et l'avantage des malheureux qui y sont placés.

» 3º *L'état des dettes actives et passives.* — Les dettes actives sont les baux de ferme et de loyers, les rentes foncières et constituées, dont on a fourni l'état cy-joint, montant pour un revenu annuel . . . . 4,201 l.
non compris quelques effets exigibles pour l'augmentation de l'hôpital ; et les dettes passives sont les charges dudit hôpital comprises dans le même état cy-joint montant . . . . . .   946 l. 8 s.
portant reste de revenu . . . . 3.254 l. 14 s.

» 4º *Le régime intérieur.* — L'hôpital a deux Sœurs de Charité qui sont payées, lesquelles ont le soin et l'administration intérieure des pauvres pour les panser, médicamenter, soigner, blanchir, vêtir, nourrir et instruire : conformément aux règles et à la dicipline établie dans ledit hôpital, que MM. les Administrateurs ont attention de faire observer ; il y a de plus un capucin qui vient dire la messe à la chapelle de l'hôpital, dont on paye annuellement 183 l. pour les honoraires desdites messes, de plus un prêtre à qui on paye 120 l. pour confesser et instruire les pauvres, ainsi qu'il est fait mention dans l'état des charges cy-joint.

» 5º *Le régime extérieur pour l'administration des biens.* —

Il n'y a point d'autre régime extérieur pour l'administration desdits biens que les beaux de ferme compris dans l'état cy-joint.

» 6º *Le nombre des individus qui sont dans l'hôpital, soit en malades, soit en pensionnaires. Quel est le prix de la pension de ces derniers ?* — Le nombre des pauvres dans l'hôpital, hommes ou femmes, est de vingt-neuf, et une pensionnaire depuis plusieurs années, attaquée du mal d'épilepsie et ac-tuellement hors de son bon sens, pour laquelle ses parents ont donné à l'hôpital pour une fois payé 4,000 l.

» 7º *Le nombre des Administrateurs, la date de leur nomi-nation et la durée de leur administration.* — Le nombre des Administrateurs dans ledit hopital est de quatre, savoir :

» M. Rollet-Davaux, premier administrateur, depuis le 1er janvier 1765,

» M. Touttée fils, second administrateur, depuis le 1er jan-vier 1771,

» M. Defaye, troisième administrateur, depuis le 1er jan-vier 1772,

» Et M. Armand, greffier aux enquêtes, quatrième admi-nistrateur, depuis le 1er janvier 1767.

» 8º *Les derniers comptes rendus et ceux à rendre.* — Le dernier compte a été rendu le 3 mars 1772. Et actuelle-ment on est occupé au compte qui sera rendu avec exacti-tude lors de la nomination qui sera faite, au mois de jan-vier prochain, des deux Administrateurs qui sont dans le cas d'être nommés ou continués chaque année, suivant les statuts.

» 9º *La position de l'hôpital.* — La position de l'hôpital ne saurait être mieux placée ; elle est proche des boulevards de la ville à l'aspect de bise.

» 10º *Si l'air est sain.* — D'après cette position, l'air est très sain pour toutes les personnes qui habitent la maison.

» 11º *Les moyens que l'on pourrait employer pour la salu-brité et la commodité.* — Mais pour la plus grande salubrité et

Tableau (1) **de la consommation faite dans le cy-devant hôpital de Saint-Jean-des-Abandonnés, aujourd'hui hospice des Incurables de la commune de Riom,** *pris sur les registres des dépenses des années 1788, 1789 et 1790, d'après lesquels il est formé une année commune de dépense pour parvenir à un aperçu des dépenses à faire dans ledit Hospice, avec des observations relatives à l'augmentation de toutes espèces d'objets de dépense et de consommation.*

OBJETS de dépense et de consommation	ANNÉES	QUANTITÉ des objets consommés	PRIX commun	ANNÉE COMMUNE		OBSERVATIONS	MONTANT de la dépense présumée à faire
				QUANTITÉ	PRIX		
1° Blé	1788 1789 1790	82 sept. à 16¹ le sept. 83 sept. à 18¹ le sept. 72 sept. à 24¹le sept.		à 19¹	1520¹	1° Cet objet a pris une augmentation considérable dans le moment actuel, de manière qu'il doit être porté à une somme dix fois plus forte que le prix commun des années 1788-89-90 qui n'était qu'à 18 l. et qu'aujourd'hui il vaut jusqu'à 270. Cet article peut être au moins à quinze mille deux cents livres.....	15200 liv.
2° Façon et cuisson du pain	1788 1789 1790	49.4 52 43.4			48¹	2° Cet article doit être aussi notablement augmenté puisque la main-d'œuvre et le bois de chauffage ont suivi la même progression que le blé; il paraît devoir être porté à la somme de quatre cent quatre-vingts livres......	480 liv
3° Viande	1788 1789 1790	4800 liv. à 4 sols 4800 liv. à 4 sols 4800 liv. à 4 sols		4800 livr. à 4ˢ	960¹	3° Cet objet de 4 s. la livre est monté au moins à 40 sols; il doit être porté à 9.600 l...........	9600 liv
4° Bois et charbon	1788 1789 1790	202 274 204			225¹	4° Dans les années 1788-89-90, la corde de bois se vendait 3 l., le charbon six deniers; actuellement, la corde de bois se vend 30 l., le charbon suit la même progression; cet article présente une dépense au moins de 2250 livres................	2250 liv
5° Vin	1788 1789 1790	151 pots à 1¹, 12 s. 199 pots à 1¹, 12 s. 257 pots à 3¹		202 pots à 2¹ le p.	454¹	5° Il se consomme aujourd'hui la même quantité de vin; il se vend au moins 20ˢ le pot, ce qui paraît faire porter cet article à.	4040 liv
6° Sel	1788 1789 1790	56 liv. 28 liv. 24 liv.			36¹	6° Il vaut actuellement 20ˢ la livre. C'est une dépense et au delà dix-huit fois plus considérable, ce qui doit faire porter cet objet à la somme de.........	720 liv

(1) Copie de l'époque, collection de Vissac.

OBJETS	ANNÉES	QUANTITÉ	PRIX	QUANTITÉ	PRIX	OBSERVATIONS	MONTANT
7° Linge Meubles	1788 1789 1790	280 770 290			280¹	7° L'augmentation des toiles et étoffes est connue de tout le monde. Personne n'ignore les difficultés qu'on a à s'en procurer; ainsi cet objet paraît devoir se porter à une somme de quatre mille deux cents livres................	4200 liv.
8° Pharmacie	1788 1789 1790	70 liv. 80 liv. 90 liv.			80¹	8° Le prix des drogues est parvenu à la plus haute augmentation, ainsi on évalue cet objet à douze cents livres..........	1200 liv.
9° Dépense journalière y compris l'achat d'huile, chandelle et ustensiles	1788 1789 1790	289 liv. 308 liv. 310 liv.			303¹	9° Vu l'augmentation de tous ces objets, qui ont tous surpassé dix fois leur valeur ancienne, on pense qu'il est nécessaire d'une somme de trois mille trente livres..................	3030 liv.
10° Entretien des bâtiments et fontaines	1788 1789 1790	40 liv. 50 liv. 60 liv.			50¹	10° Cet article coûterait aujourd'hui au moins dix fois plus que la somme énoncée; ainsi il paraît devoir être porté à la somme de 500ᵈ................	500 liv.
11° Gages du barbier	1788 1789 1790	5 liv. 5 liv. 5 liv.			5¹	11° Cet objet est aujourd'hui à la somme de dix-huit livres...	18 liv.
12° Gages des servantes	1788 1789 1790				150¹	12° Avant la sortie des filles de la Charité de cet Hospice, il n'y avait point de servantes; à leur sortie, on fut obligé de prendre des servantes, à qui l'on a fixé un gage de 75ᵈ par année chacune et qui sont couchées et nourries dans l'Hospice comme les pauvres..................	150 liv.
					4111¹		41388 liv

Cet Hospice est sous la surveillance et les soins de deux citoyennes cy devant filles de la Charité qui n'ont d'autres traitements que leur pension; il y a dans cet Hospice trente-trois lits y compris ceux des deux servantes.

Fait et arrêté au bureau de l'Hospice des Incurables ce 9° pluviôse de l'an III de la République une et indivisible.

Signé : CHOSSIER, GOMOT p. et TAILLAND, dûment administrateurs.

Vu, vérifié et approuvé par nous maire et officiers municipaux de la commune de Riom, ce treize ventôse, an III de la République française une et indivisible.

Signé : Armand FARADESCHE et CHAPSAL maire.

commodité dudit hôpital et pour le soulagement d'un plus
grand nombre de malheureux, il serait de la plus grande
importance de faire réunir à cette maison la vicairie appelée
Desleyris, composée de bastiments en ruine et d'un petit jardin,
qui sont derrière ledit hôpital et qui y joignent à l'aspect de
bize, ayant vue sur les boulevards de la ville, de manière que
par cette réunion l'on ferait construire de nouveaux bastiments jusqu'aux boulevards, qui serviraient à placer dans
l'hôpital un plus grand nombre de pauvres malades incurables qui souffrent faute de secours ; depuis longtemps des
Administrateurs zélés de cet hôpital ont fait des desmarches
pour obtenir depuis quelque tems un arrêt de commodo et
incommodo, mais deffunt M. Leyrit, un des patrons et titulaire pour lors de ladite vicairie, s'est toujours refusé à prendre des arrangements pour faire cette réunion.

» Mais maintenant que les obstacles ont cessé par la noù-
velle législation, MM. les Administrateurs prient MM. du
département de porter leurs attentions charitables sur ces
observations, qui tendent à secourir de plus en plus l'humanité, d'autant qu'il y aura et que l'on trouvera des ressources
de bienfaisance et de charité, pour fournir à cette réparation
importante tant pour les pauvres que pour le bien public. »

A cette même époque (an III) la répartition des malades
dans les divers hôpitaux était la suivante :

Hôpital Général (Secours publics), vieillards ou enfants
    indigents. 160
Hôtel-Dieu (Humanité), lits journellement remplis. 60
Incurables (Bienfaisance),   id.   31
                                        Total. 251

En même temps que l'Hôpital de Saint-Jean-des-Abandonnés prenait le nom d'Hospice de Bienfaisance, les Sœurs
disparaissaient ou plutôt le service était confié à trois employées (ci-devant religieuses), chargées de servir, panser et
soigner les malades, et recevant, outre la nourriture, un traitement d'une valeur métallique de 50 francs chacune.

Personnel. — Sœur Madeleine (de la Charité), économe.

Sœur Marie,   id.   lingère.

Sœur Marthe,   id.   **aux** salles.

M. Morel, chapelain.

Une servante.

Un boulanger.

An V. 10 pluviôse. — L'Hospice de Bienfaisance est placé ainsi que l'Hospice d'Humanité et l'Hôpital de Secours publics, sous la direction d'une Commission administrative unique.

An VIII. — Projet de transférer l'Hospice de Charité dans les bâtiments de l'ancienne Visitation, faubourg de Mozat. Ce projet est abandonné.

An XIII. — Traité entre l'administration des Hospices et la Congrégation des Sœurs de la Charité, par lequel les Sœurs sont chargées du service de l'Hôpital-Général et de l'Hôpital des Incurables (pendant la Révolution, les Sœurs n'avaient pas quitté cet hôpital, où elles servaient sous leur nom de famille).

1822. — Construction de classes pour jeunes filles au-dessus du lavoir. Manque d'escalier. Projet de construire un escalier dans la rue des Morts, que la ville se propose de supprimer depuis 1820. Délaissement par l'administration du Bureau de Bienfaisance de ce bâtiment des classes pendant 30 ans, sans rétribution.

1825. — Suppression de la partie nord de la rue des Morts. Réunion le 7 décembre du Bureau de Bienfaisance et de l'administration des Hospices. Enquête favorable. Adoption du projet, et abandon par les Hospices au Bureau du bâtiment neuf servant d'école gratuite, de lavoir et de buanderie.

1831. — Projet de réunir les Incurables à l'Hôpital-Général.

1841, 1er février. — Reprise du projet de réunion de l'Hospice des Incurables à l'Hôpital-Général, lequel s'est déjà accru de l'Hôtel-Dieu et des salles militaires. Economies résultant de cette réunion,

1842, 9 mai. — On retrouve nombre de papiers et documents appartenant à l'Hospice des Incurables ; indication de plusieurs messes fondées que l'on ne célébrait plus.

— 26 juillet. — Demande en autorisation de vendre au Bureau de Bienfaisance les bâtiments de l'Hospice des Incurables et rappel du projet de 1831 de réunir tous les services à l'Hôpital-Général.

1843, 20 décembre. — Réunion définitive de l'Hospice des Incurables à l'Hôpital-Général. Les malades sont transférés soit à pied, soit en chaise. Depuis cette époque, l'ancien Hospice des Incurables est resté la propriété du Bureau de Bienfaisance qui y a installé ses divers services. Dans la salle du Conseil sont les portraits de Jean-Paul Courtin, trésorier de France à Riom, mort en 1737, et de Joseph-Antoine Rollet du Lauriat, trésorier de France à Riom, mort en 1762.

APPENDICE

La Maison de l'Aumosne

(ACTUELLEMENT BUREAU DE BIENFAISANCE)

Les Dames de la Miséricorde. — L'Œuvre de la tunique des pauvres. — Les Sœurs de Notre-Dame. — L'Hospice des secours à domicile. — Le Bureau de Bienfaisance (an V). — L'installation du Bureau dans les bâtiments devenus libres de l'Hospice de Saint-Jean-des-Abandonnés (1843).

Le Bureau de Bienfaisance de Riom a, comme les Hôpitaux, une origine fort ancienne. Aussi loin que l'on remonte dans l'étude des pièces réunies aux archives communales, on trouve une institution de *secours à domicile* bien organisée, qui a pour but de soulager les indigents et les malades non hospitalisés. Cette institution, dite *Maison de l'Aumosne* ou *Œuvre de l'Aumosne*, ou encore *Bureau de l'Aumosne*, est entre les mains des femmes de magistrats, hauts fonctionnaires, ou riches bourgeois de la cité ; sous le nom de *Dames de la Miséricorde* ou de *Dames de l'Aumosne*, ces femmes charitables visitent les pauvres dans leurs misérables logis, leur distribuant du pain, du sel, de la viande, du bois, des médicaments, des vêtements. La direction de l'œuvre appartient au curé ; mais la haute administration est aux Consuls qui sont, au xiiie et au xive siècle, qualifiés d'Administrateurs de la charité, d'ayant charge et gouvernement des Hôpitaux et Maison de l'Aumosne de la ville.

Dames de la Miséricorde ou Consuls ont qualité pour recevoir les dons, legs, etc., destinés à grossir le bien des pauvres. On trouve aux archives communales les indications de nombreuses acquisitions, de donations, reconnaissances de cens, amendes, au profit de l'Aumosne (1) ; la plus ancienne de ces pièces remonte à 1266.

La distribution des aliments était quotidienne ; elle était plus abondante certains jours de fête : Saint-Amable, la Toussaint, la Sainte-Croix. Le jour de Noël, l'*Œuvre de la Tunique des pauvres*, dirigée aussi par les Dames de l'Aumône, procurait aux indigents des vêtements et du linge de toute sorte.

L'insuffisance de l'Hôtel-Dieu, souvent encombré de malades, notamment pendant les années de disette, causa maintes fois des embarras aux Dames de la Miséricorde, qui durent installer des infirmes, soit dans les tours de la ville, soit dans des maisons abandonnées ou généreusement offertes par des bienfaiteurs. Cette sorte d'hospitalisation ne fut qu'exceptionnelle. Cependant, en 1419, une dame Pairette, de Riom, fait donation aux bonnes et notables femmes, gouvernantes de l'Aumosne, de tous ses biens dont elle se réserve l'usufruit durant sa vie, à condition qu'elle sera logée dans l'hôtel de l'Aumosne dans la ville de Riom. Quelques cas isolés ne suffisent pas à mériter le titre d'hôpital à cette œuvre, qui fut avant tout une œuvre de secours à domicile.

La création de l'Hôpital-Général (1658) ne ralentit pas le zèle des Dames de la Miséricorde. Sans doute le nombre des indigents à secourir était restreint du fait de cette création, mais il y avait toujours bien des infortunes. C'est en vain que les Administrateurs de l'Hôpital-Général interdisent les quêtes, une des principales ressources de l'Aumône ; surmontant tous les obstacles, les Dames de la Miséricorde créent l'Hôpital du Refuge, pour lequel elles obtiennent des lettres patentes (1687), enregistrées en 1690, et plus tard l'Hôpital de Saint-Jean-des-Abandonnés (1736). Par cette dernière création, l'important service des infirmes était désormais assuré.

La distribution des aliments, des médicaments, exigeait

---

(1) Boyer. — Inventaire des archives de Riom. G, G., 141, 142, 143, 143 bis.

la présence constante au bureau de quelques-unes des Dames de l'Aumosne. Aussi eurent-elles recours à la collaboration de religieuses. En 1666, elles obtiennent pour les religieuses de Notre-Dame de la Miséricorde, l'autorisation de fonder un couvent. Les Sœurs de Notre-Dame, appartenant à la Congrégation de Saint-Lazare (Sœurs de Charité), s'établirent à Riom au nombre de cinq. En 1780 leurs revenus s'élevaient à 500 ou 600 livres ; une demande d'augmentation qu'elles adressèrent à M. Necker fut repoussée, malgré l'appui de Mme Adélaïde et de Mme de Narbonne (1).

Pendant la Révolution, le « cy-devant bureau des Dames de la Miséricorde » devient l'*Hospice des secours à domicile de la commune de Riom*. Il porte chaque jour, en pain, en viande, en remèdes, en pansements de plaies et au moins à soixante indigents malades, infirmes, vieillards ou enfin hors de travail, tous les secours dont ils ont besoin, jusqu'à ce qu'ils puissent être reçus dans les différents Hospices d'Humanité, des Incurables ou des Secours publics. Leur état de maladie ou infirmité est constaté par les visites journalières de deux citoyennes préposées à la distribution de ces secours. Ces deux citoyennes sont deux des cinq filles de la Charité de la cy-devant Congrégation de Saint-Lazare, qui sont restées dans la maison, se contentant du logement et de leurs pensions. » (2)

Les consommations pour l'an III, vu l'augmentation du prix des denrées au commencement de l'année 1795, sont ainsi évalués :

	valant antérieurement	dépense probable
1. Blé, 143 septiers. . .	2.717^l	27.170^l
2. Viande, 4.335 liv...	867^l	8.670^l
3. Bois et chandelle....	226^l	4.520^l
4. Sel, 73 livres.......	73^l	1.460^l
5. Pharmacie........	402^l	4.040^l

(1) Archives départementales. C. 992.

(2) Ces documents et ceux qui suivent sont empruntés à des pièces des archives communales non inventoriées et réunies en liasse sous l'étiquette : « Hôpitaux, pièces postérieures à 1789. »

	valant antérieurement	dépense probable
6. Toiles et droguets...	672ˡ	7.000ˡ
7. Distrib. en argent...	363ˡ	3.000ˡ
8. Entret. des bâtim...	40ˡ	400ˡ
9. Gage de la servante..	50ˡ	350ˡ
	5.410ˡ	56.610ˡ

Les dépenses prévues pour 1795 ont donc plus que décuplé. Le Bureau ne reçoit de la Commission des Secours publics qu'une somme de 24,000 livres. Cependant le nombre des indigents secourus passe de 60 à 100; la dépense de l'an III jusqu'au premier vendémiaire an IV, se monte à 43.443 livres et le Bureau doit interrompre ses secours faute de fonds.

Les besoins pour l'an IV sont ainsi évalués :

1.	Blé, 225 septiers..................	337.500ˡ
2.	Viande, 4,000 livres..............	24.000ˡ
3.	Droguets et toile.................	10.000ˡ
4.	Entretien de la pharmacie........	15.000ˡ
5.	Bois, 60 cordes...................	9.000ˡ
6.	Charbon..........................	2.000ˡ
7.	Chandelle, 60 livres.............	3.300ˡ
8.	Entretien de la maison..	600ˡ
9.	Cuisson du pain.................	1.200ˡ
10.	Blanchissage...................	1.500ˡ
11.	Sel, 6 quintaux	2.600ˡ
		406.700ˡ

Ainsi, le budget avait, en quelques années, presque centuplé; des monceaux d'assignats furent envoyés par les pouvoirs publics pour combler ces déficits. La Maison de l'Aumosne ne retrouva le calme et la prospérité qu'un peu plus tard. Le 10 pluviôse an V, un décret organisa la commission du Bureau de Bienfaisance, à côté d'une autre commission affectée aux Hospices. Le Bureau de Bienfaisance fut alors constitué d'une façon peu différente de ce qu'il est de nos jours.

En 1842, le Bureau demande l'achat des bâtiments de l'Hospice des Incurables. Le service des infirmes est transféré à l'Hôpital-Général, le 20 décembre 1843 ; le Bureau prend possession des bâtiments de l'ancien Hôpital de Saint-Jean-des-Abandonnés et y organise ses services, avec la gestion des Sœurs de Saint-Vincent, qui se trouvaient dans cet hospice depuis sa fondation. (Voir *Hôpital de Saint-Jean-des-Abandonnés.*)

Les services du Bureau comprennent, outre le service proprement dit du Bureau, un orphelinat de jeunes filles et deux salles d'asile fondées en 1862, lors du passage à Riom de l'Empereur et de l'Impératrice.

Le Bureau possède un revenu d'environ 25,000 francs ; les secours distribués consistent en repas, en bons de pain, de graisse, de charbon, en vêtements, en argent pour les loyers. En outre, un service de lingerie permet à cent familles pauvres de porter chaque semaine les chemises sales, chaque mois la paire de draps, et de recevoir du linge propre (1).

PERSONNEL EN 1898

Administrateurs : MM. Millet, maire ; Vacher, premier président de la Cour d'appel ; Gardet, curé de N.-D. du Marthuret ; Champagnat, négociant ; Deschamps, pharmacien ; Reynard, agent-voyer d'arrondissement ; Serre, avoué à la Cour d'appel.

Receveur : M. Bergougnoux, receveur des hospices.

12 Sœurs de Saint-Vincent-de-Paul.

(1) Voir Bouchereau et Grasset. *Topogr. méd. de Riom.* 1894.

TABLE DES MATIÈRES

SECONDE PARTIE
Les Hôpitaux disparus

APPENDICE
La Maison de l'Aumosne
(Actuellement Bureau de Bienfaisance)

Clermont-Ferrand, imprimerie L. BELLET. — 6803.

CLERMONT-FERRAND, IMPRIMERIE L. BELLET

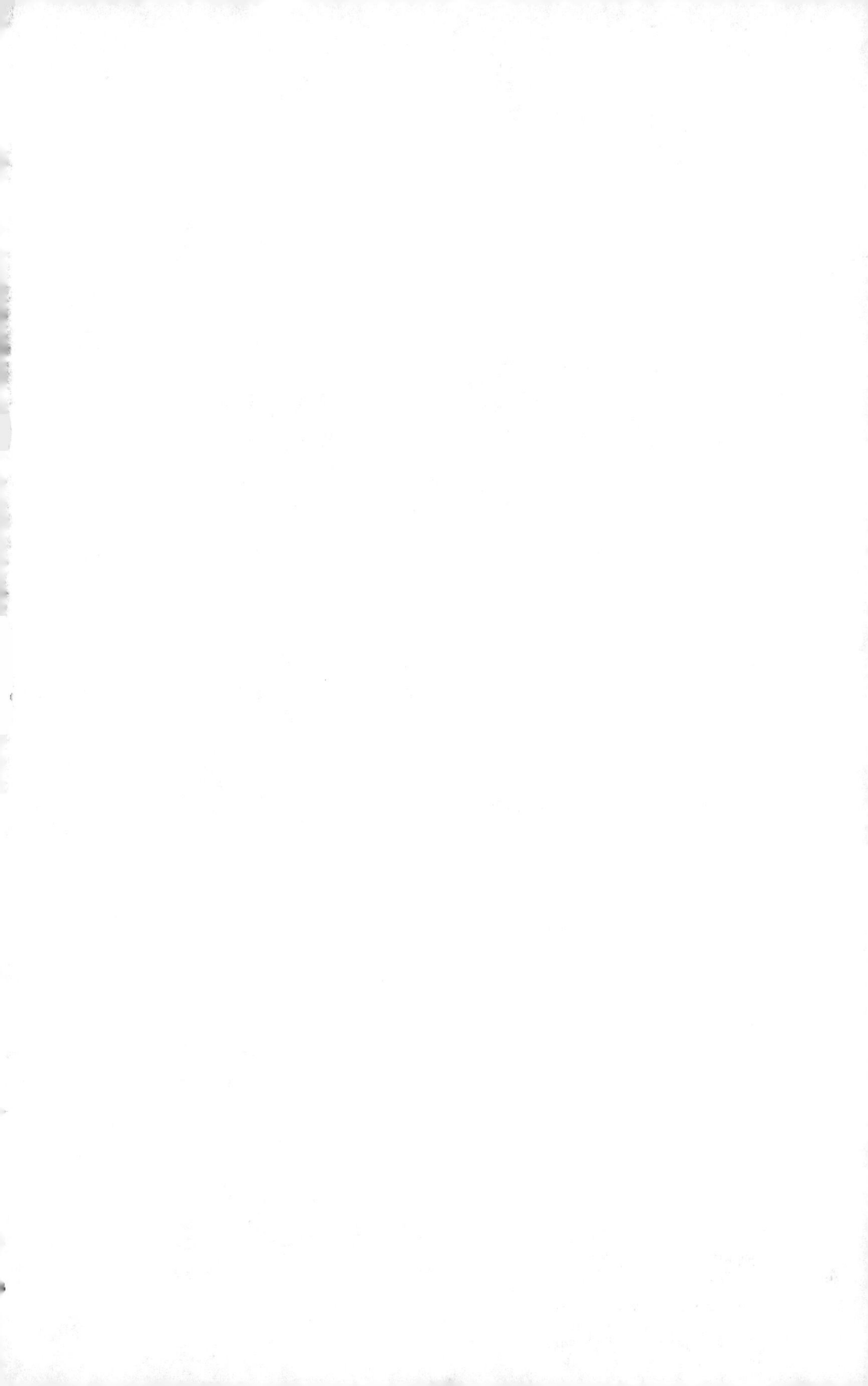